動きながら考える！
内科救急診療のロジック

著者

広島大学病院 脳神経内科
松原 知康

飯塚病院 総合診療科
吉野 俊平

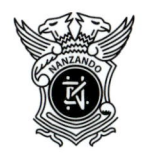

南山堂

はじめに

　この本は，内科救急診療（特に救急車で運ばれてくるような重症例）が漠然と苦手であると感じている人や，いろいろ勉強して知識は増えた気がするのに内科救急診療が上手くできないと感じている人のために書きました．

　ER*での救急車診療は，日中の一般内科外来診療や，歩いて来院される方の救急外来診療（"walk in"の救急外来診療）と比べて重症例であることが多いです．
　そのため，以下のような特徴に留意しなければなりません．

- 複数の疾患・病態を合併している可能性が高い
- 多彩な検査や処置をする必要がある可能性が高い

にもかかわらず，

- 意識障害などによって問診で十分な病歴を得られないことがある
  （さらには家族が来院しておらず，情報が乏しいまま診療にあたる場合さえある）
- 診療に割くことができる時間が限定されている．一方で，必要な処置が遅れると状態が悪化する可能性が高い
- 複数人で同時に診療にあたることが多く，指示を出したり，状況・情報を共有したりしながら，診療を進めなければならない

これらが内科救急診療を難しいと感じさせる要因だと思います．

　本書では，このような状況であっても上手く診療を進めていく方法を提案します．その診療法の作成にあたっては，内科救急診療が苦手であると感じている人が，経験値の影響を受けずに，どのような症例にでも対応できるような方法を目指しました．
　そこで，この本を読み終えたあと，以下の内容ができるようになることを目標としました．

- 内科救急診療（特に救急車での搬送例）において，上手く情報を集める技術（＝「体の動かし方」）を身につけることができる
- 情報を上手く整理して使う技術（＝「頭の動かし方」）を身につけることができる
- これらの技術を本書内の症例を通じて理解し，内科救急診療に対する苦手意識を払拭できる

　この本が，手にとっていただいた方々の診療の一助になればと願っています．
　最後に，この本を世に出すことを応援してくださった井村 洋 先生（飯塚病院副院長・総合診療科 部長）に，心より感謝申し上げます．

2016年1月

筆者を代表して　松原 知康

---

* ER　本来は診療スペースである救急救命室のことを意味するが，北米型の救急診療システム（24時間・365日，すべての救急患者の受け入れ，ER専門医の存在）を指すこともある．本書では広く救急車搬送の患者を受け入れる「救急外来」，「救命救急センター」を含めるものとする．

本書の構成

第Ⅰ部：総論

1. 内科救急診療のロジック（行動編，思考編）

本書の根幹となる内科救急診療における診療方法を説明します．この方法（ロジック）で診療を行えば，どのような症例にでも行動や思考を止めることなく立ち向かうことができるようになります．

2. ERで必要なスキル（血液ガスの解釈，エコー検査）

ERでの救急車診療において知っておくと飛躍的に診療速度がアップする2つのスキル（血液ガスの解釈とエコー検査）を説明します．ややこしい原理などはすべて省略して，明日から使えるミニマム＆エッセンシャルをお伝えします．

第Ⅱ部：各論

シナリオ①「きつくて動けない」	シナリオ⑤「つじつまが合わない」
シナリオ②「心窩部痛・ふらつき」	シナリオ⑥「屋内で低体温」
シナリオ③「呼吸困難」Part 1	シナリオ⑦「呼吸困難」Part 2
シナリオ④「側腹部痛」	

第Ⅱ部では，第Ⅰ部で覚えたロジックとスキルの使い方を習得するための症例（シナリオ）を提示します．実際のERにおける救急車診療の雰囲気が出るとよいと思い，初期研修医（はじめ先生），後期研修医（すすむ先生），指導医（みちお先生）の3人の目線で1つの症例を追体験する形式としました．提示する症例は，"実際に出遭った"もので診断が難しかった症例を参考にしています（主訴をタイトルにしていますが，いかにも難しそうですよね？）．そのような症例でも，本書で紹介するロジックを用いて診療を進めていくことで，「このロジックを使えばきちんと診療できるんだ」と感じていただけると思います．

血液ガスについては，シナリオの最後にまとめて解釈法を掲載しています．シナリオの途中で読んでもよいですし，自分なりに解釈しておき，あとで答え合わせをするという血液ガス解釈ドリルのような使い方も可能です．シナリオ①〜④の終了後には，その症例で提示した疾患についてのMinimal reviewを掲載しています．次回その疾患に出遭ったときに，スムーズに診療ができるポイントを押さえられるはずです．

☑ チェックリスト

最後に，本書の内容の理解度を確認できるチェックリストを掲載しています．本書で押さえておいてほしい重要項目をピックアップしていますので，要点のおさらいなどに活用してください．

Contents

I. 総論

1 内科救急診療のロジック … 2

＜行動編＞ … 2
- **0** Preparation … 3
- **1** Pre-Primary survey … 5
- **2** Primary survey … 6
- **3** 初期検査提出 … 10
- **4** Secondary survey … 12
- **5** 追加検査提出，治療介入 … 14

＜思考編＞ … 15
- **1** プロブレムを列挙する (List up) … 16
- **2** プロブレムの優先順位づけをする (Prioritization) … 17
- **3** 鑑別診断を考え，プロブレムを統合する (Grouping) … 19
- **4** 各グループに対して必要な治療を開始し，入院の必要性の判断を行う (Disposition) … 23
- ***** Advanced：Grouping後のプロブレムについて見解を述べる … 24

2 ERで必要なスキル … 26

＜血液ガスの解釈＞ … 26
- **1** 覚えなければならない"4つの基準値"と"3つの公式" … 27
- **2** anion gap (AG) を用いた血液ガス解釈法 … 28

＜エコー検査＞ … 33
- **1** RUSH examのエッセンス … 34
- **2** 本書におけるエコー検査の活用法 … 48

Ⅱ. 各論

◉ イントロダクション ……………………………………………………………………… 54

シナリオ 1　「きつくて動けない」…………………………………………………… 56
水源地を探せ！ ― 病態の上流までさかのぼる
搬送依頼　59歳，女性．4日前より食欲低下し，動けない．
▶ Minimal review ① 糖尿病性ケトアシドーシス(DKA) / 高浸透圧高血糖症候群(HHS) … 75

シナリオ 2　「心窩部痛・ふらつき」………………………………………………… 80
何に着目すべきか？ ― high yield symptomを見つけ鑑別を絞り込む
搬送依頼　70歳，男性．本日より心窩部痛，嘔吐，起立時のふらつき．
▶ Minimal review ② 急性副腎不全(副腎クリーゼ) ……………………………… 100

シナリオ 3　「呼吸困難」Part 1 …………………………………………………… 104
急がば回れ！ ― システマティックなアプローチで致死的疾患を拾いあげろ！
搬送依頼　70歳，女性．呼吸困難．救急隊が自宅へ到着時は，SpO_2：88％と低下．
▶ Minimal review ③ 急性肺血栓塞栓症 ……………………………………………… 121

シナリオ 4　「側腹部痛」……………………………………………………………… 128
検査結果に翻弄されるな！ ― 手持ちの武器の特徴を知る
搬送依頼　61歳，女性．3日前からの左側腹部痛．バイタルサインは安定．
▶ Minimal review ④ 急性膵炎 …………………………………………………………… 147

シナリオ 5　「つじつまが合わない」………………………………………………… 152
ERですべきことは何か？ ― 診断の確定に固執しない
搬送依頼　80歳，男性．本日起床時より発言のつじつまが合わない．

シナリオ 6　「屋内で低体温」………………………………………………………… 170
思考の早期閉鎖に陥るな！ ― 診断に違和感がないか常に検討せよ
搬送依頼　82歳，女性．自宅内で倒れて動けなくなっているのを家族が発見し，救急車を要請．呼びかけで開眼するが，すぐに傾眠となる．血圧は110/45mmHg．脈拍は30〜40回/分．体温は腋窩で測定不能(体は非常に冷たい)．

シナリオ 7 「呼吸困難」Part 2 191
いつでも"動きながら考える"── 超重症例でも行動と思考を使い分け，局面を冷静に俯瞰する

搬送依頼 55歳，男性．近隣の精神科病院から救急転院搬送依頼．本日夕方より呼吸状態悪化．SpO$_2$：88％（室内気），酸素 5 L／分の投与で SpO$_2$：92％．

✓ チェックリスト 216

おわりに 222

Index 223

Mini Lecture

- プローブの種類 33
- 壊死性筋膜炎の症状 61
- high yield と low yield 89
- 急性副腎不全（副腎クリーゼ）の症状・所見 93
- 「AG上昇性代謝性アシドーシス」の原因が乳酸アシドーシスだけなのか確認する方法 168
- rewarming shock 177
- オッカムのカミソリ（Occam's razor）とヒッカムの格言（Hickham's dictum） 182
- 心原性肺水腫と非心原性肺水腫 198

Column

- ERでの抗菌薬 73
- ERでの輸液 98
- ERからのコンサルト 119
- 検査の価値を感度・特異度だけで割り切らない 145
- 付き添いの人・家族への配慮 169
- 救急隊への配慮 169
- ERにおける病歴の落とし穴 189
- 既往歴は誰に聞く？ 190
- 気管挿管の適応と人工呼吸の適応 213
- ERでの造影CT 214

I 総論

1 内科救急診療のロジック

2 ERで必要なスキル

1 内科救急診療のロジック

　診療にかける時間の余裕は，病棟診療 ≧ 一般内科外来診療 ≧ "walk in" の救急外来診療 ≧ 救急車診療のような関係性にある（一般的に，病棟診療が最も時間に余裕があり，救急車診療が最も時間に余裕がない）．そのため，前者では問診 → 診察 → 検査 → 治療の順で系統だてて（教科書どおりに）診療を行うことができるが，後者になればなるほど，時間の制約により問診，診察，検査が入り交じりながら同時進行で診療が進んでいく．教科書どおりの順序で系統だてて診療するほどの時間的余裕がないことが多い．つまり，救急車診療では診療の質を保ちながら，迅速に入院の必要性を判断し，治療へとつなぐ診療速度が重視される．そのため，「動きながら考える」ことが必要不可欠となる．

　本書では，「動きながら考える」ために，初期診療を＜行動＞と＜思考＞の2つに分けて考え，それぞれを行き来しながら診療を進めていくことを提案する．

　以下に筆者らが考案した，初期診療を＜行動＞と＜思考＞の2つに分けて考える内科救急診療方法の詳細について説明する．

行動編

　ERでの診療における行動を6つのステージに分け，各ステージで行うべきことを定めた．これによって診療中に「あれもしなければならない，これもしなければならない」などと迷うことで，手や足が止まってしまう可能性は少なくなる．

　初期ステージ（Pre-Primary survey と Primary survey）に費やすことができる時間は限られているため，まずは生命の維持に欠かせないABCD，つまり「A」（airway），「B」（breathing），「C」（circulation），「D」（dysfunction of central nervous system〔CNS〕）の異常に着目して診察を行う．ABCDが安定し，比較的時間に余裕ができた後期ステージ（Secondary survey以降）では，初期ステージで拾いきれなかったプロブレムに対し詳細な問診やtop to bottom（頭から足先まで）を意識した診察を行い，詳しく情報を収集する．

Essence

▶ 行動編で説明する各ステージ
　⓪ Preparation（救急車到着までに行うこと）
　① Pre-Primary survey（救急車到着から診療ブースへの移動の間に行うこと）　┐
　② Primary survey（診察ブースに到着後，最初の数分で行うこと）　　　　　　├ 初期ステージ "迅速に"
　③ 初期検査提出　　　　　　　　　　　　　　　　　　　　　　　　　　　　　┘
　④ Secondary survey（Primary surveyのあとに時間をかけて行うこと）　　　　┐ 後期ステージ "丁寧に"
　⑤ 追加検査提出，治療介入　　　　　　　　　　　　　　　　　　　　　　　　┘

0　Preparation

「Preparation」は，搬送依頼があってから救急車の到着までに行うことである．

Essence

▶ 過去のサマリー，過去の診療情報提供書，外来カルテなどを参照し，これから運ばれてくる患者の医学的背景，社会的背景を把握する

　救急車が**到着する前にあらかじめ情報を得ておく**ことで，より適切な問診・診察を行うことができ，時間の節約にもなる．患者本人や家族から曖昧な既往歴を聞くことで，かえって混乱を招くことも防げる．
　また情報が増えるという点では，＜思考編＞でプロブレムリストを作成する際にも役立つ．
　通院期間の長い患者などでは，慣れないうちは何が必要な情報で何が不要な情報なのかわからないことも多い．一般的に，既往歴，薬剤歴，アレルギー歴，最近の検査歴とその結果（血液検査，心電図検査，画像検査，その他の特殊検査），前医・主治医からの引き継ぎ項目といった医学的背景や，本人のADL（日常生活動作）や家族関係，キーパーソンなどの社会的背景などに目を通しておくとよい．表Ⅰ-1にその概要をまとめた．
　心電図でST上昇が認められていることが来院前からわかっている場合や，発症からまもない（t-PAの適応がありうる）脳梗塞が疑われる場合などgolden hourがあるような疾患の場合は，救急車の到着前に各科専門医とコンタクトをとり，到着時から連携して診療・治療を開始することが必要となることがある．これらの事前連絡の必要性の判断もPreparationの段階で行うとよい．同様に，重症な呼吸不全など気管挿管の必要性が高いと考えられる場合は，来院後すみやかに気管挿管が施行できるように，機材の準備・チェックもPreparationの段階で行っておくとよい．

表 I-1 特に目を光らせておくべき情報の例

	項目	内容
医学的背景	肝硬変	・肝硬変患者特有の疾患が想定できる（食道静脈瘤，腹水，特発性細菌性腹膜炎，肝性脳症，肝細胞癌，Vibrio vulnificus 感染症など[1~3]） ・薬剤の選択に影響する[4]
	腎不全	・造影CTや造影MRIを撮影できるかの判断にeGFRが使われる[5~9] ・薬剤の選択や投与量調整に腎機能が影響する[4, 10]
	急性冠症候群	・急性冠症候群の再発リスクと抗血小板薬内服による出血リスクがある ・経皮的冠動脈形成術（PCI）の既往がある場合は，ステントの種類も重要になる（ステントの種類によってステント内再狭窄率や遅発性ステント血栓症の発症率が異なる．そのため，抗血小板薬の2剤併用が推奨される期間がステントの種類によって変わってくる[11~13]） ・抗血小板薬の2剤併用中は，特に出血リスクが高くなる[14, 15] ・可能ならPreparationで過去の心電図や心エコー検査所見も用意しておきたい
	心房細動	・心原性脳塞栓症や，ほかの塞栓症のリスクとなる[16] ・抗凝固療法中の場合は，出血のリスクも考慮する必要がある
	脳出血，脳梗塞	・麻痺などの後遺症が残存している可能性がある（今回の症状との区別が必要となる） ・脳梗塞の場合，抗血小板薬や抗凝固薬を内服していることが多く，これらの内服中は出血のリスクも考慮する必要がある
	喘息，COPD（慢性閉塞性肺疾患）	・主訴が呼吸器症状の場合，これらの急性増悪も考慮する必要がある
	慢性心不全	・過去の心エコー検査所見などと比較することができれば，今回の増悪の程度が評価しやすい．可能ならPreparationで過去の心電図や心エコー検査所見も用意しておきたい
	糖尿病	・低血糖や糖尿病性ケトアシドーシスの可能性も考慮する必要がある
	アレルギー歴	・造影剤アレルギーがわかっている場合は，施行できる検査が限られる ・治療の際に選択する薬剤に影響する
	手術歴	・すでに摘出された臓器を知ることができる（脾臓の摘出後であれば肺炎球菌などの莢膜を有する菌への免疫力低下が示唆され，重症化が予想される[17, 18]．胆嚢摘出術後であることがわかれば胆嚢炎は鑑別診断から除外されるなど）
	血液透析	・心血管リスクや感染症のリスクが一般人口より高い[19, 20] ・血液検査データの基準値が一般患者と異なることがある[21]
	腹膜透析	・特有の感染症を考慮する必要がある（出口部感染・トンネル感染やCAPD腹膜炎など[22, 23]）
	過去の抗菌薬使用歴，過去の培養での検出菌*	・3ヵ月以内の抗菌薬使用歴がある場合は，耐性菌[24, 25]や Clostridium difficile[26] のリスクが高い ・過去の培養での耐性菌の検出の有無も確認する[27]
	体内人工物の有無（ペースメーカー，人工関節など）	・デバイス感染の可能性を考慮する必要がある ・症状がデバイス特有のものである可能性を考慮し，状況に応じて専門医や臨床工学技士への早急な相談が必要になる可能性がある．また，MRIの撮影の可否なども確認しておくとよい
	化学療法歴	・骨髄抑制により好中球減少（薬剤によって頻度や発症時期が異なる[28, 29]）が，投与1~2週間後が多い[30]）や血小板減少をきたしている可能性がある
	ステロイドや免疫抑制剤の内服歴	・感染症の場合に想定する起炎菌が変わってくる（詳細はp.81の表II-8を参照） ・ステロイドは突然の中断による副腎不全のリスクもある
社会的背景	最近のADL	・今回の症状によって以前と比べてADLがどれくらい変化しているのかを把握できる
	advance directives（事前指示）	・DNAR（do not attempt resuscitation）かどうかは診療方針に大きく影響する
	キーパーソン	・診療方針の決定時などに重要な存在となる

これら以外にも重要となる情報が含まれている可能性もあるので，時間の許す限り，過去の情報に目を通しておくようにする．

*：過去の培養での検出菌について
　　過去の培養で，ある菌（たとえばMRSAやESBL産生大腸菌など）が検出されたからといって，毎回同じ菌が検出されるとは限らない．もちろん感染臓器によって原因となる菌は異なり，同じ臓器の感染症であっても必ずしも同じ菌が起炎菌になるとは限らないからである．ただし，過去にも検出されたということは同じ菌が検出される可能性もあることを想定することが参考になる場面もある．たとえば，敗血症性ショックのように全身状態が悪く，起炎菌の想定を誤るとあとがないという場面では，そのような菌が起炎菌になりうる可能性を考慮することは重要となる．

1 Pre-Primary survey

「Pre-Primary survey」は，救急車の到着から診察ブースに到着するまでに行うことである．

> **Essence**
> - 「A」：言葉を発することができるか
> - 「B」：胸郭の動きの程度・左右差，呼吸の速さの推測
> - 「C」：橈骨動脈の拍動，末梢の冷感
> - 「D」：名前，見当識（特に場所，日時），グーパー（従命）できるか

ER到着から診察ブースまでの移動時間は非常にわずかな時間だが，この**移動時間も診察時間にすること**で，すみやかな診療のスタートを切ることができる（とはいうものの，移動の邪魔にならない程度でよい）．

移動時間は長くて1分程度しかないので，型として上記「Essence」の項目を聞くようにする．聞き方として，筆者らは以下のようにしている．

1 » 「A」と「D」を確認

言葉を自発的に話していることを確認することにより，気道が開通しているかを確認し，発語がなければ呼びかけてみる（「わかりますか？」など）．

会話可能であればJCS（Japan Coma Scale）とGCS（Glasgow Coma Scale）を採点するのに必要な見当識，名前について確認する．

生年月日や年齢は答えてもらっても，こちらがすぐにわからないことが多いのでこの場面では割愛している．見当識の「人」についても，この段階では割愛している（健常人であっても，いきなり目の前に現れた人物について質問されたら戸惑ってしまうことが多いと思われるため）．

2 » 「B」を確認

胸郭の動きの程度や左右差を視診で確認する．同時に呼吸数が多そうかどうかも確認する（実際の呼吸数の測定は，後述のPrimary surveyの段階で行う）．服が邪魔になって見えにくいこともあるが，薄手の服の場合は着衣のままでわかることも多い．移動中に服まで脱がすことは，プライバシー保護の面から，また手間もかかるので行っていない．この段階では，「わかる範囲で迅速に」としている．

3 » 「C」と「D」を確認

手を触り末梢の冷感を確認し，その後，橈骨動脈の拍動を確認する（頻脈傾向なのか，徐脈傾向なのか，脈拍が触知できないのか，この程度の大雑把な把握でよい）．

続いて，「手をグーパーしてください」などのように従命できるかを確認する．このとき，「手を握ってください」とはしていない理由は，把握反射などの反射を従命できると間違えてしまう可能性があるからである．握って離すまでを確認できれば「手を握る」でもよい．

Ⅰ. 総 論

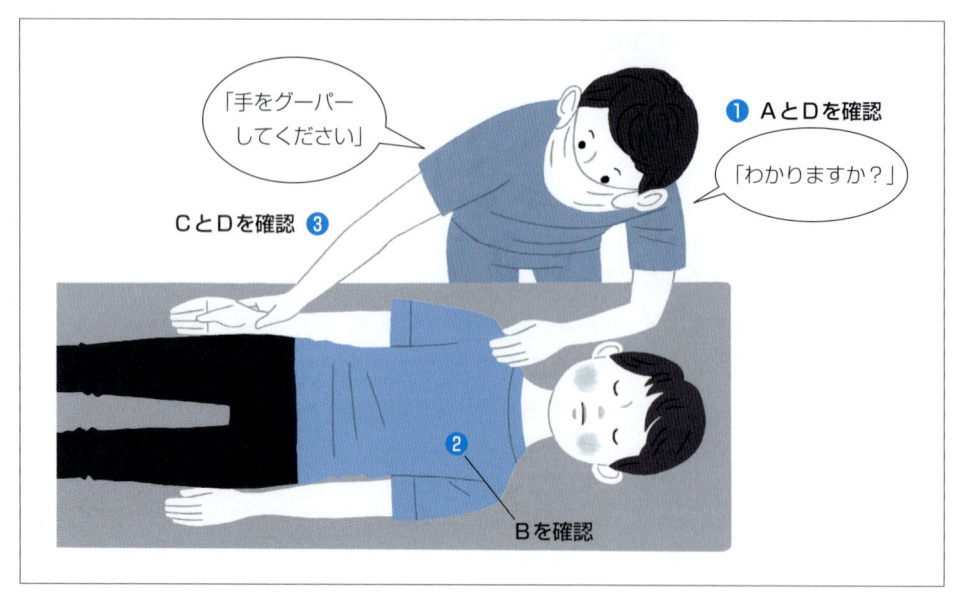

図Ⅰ-1 Pre-Primary surveyにおけるABCDの確認

以上の1》と2》と3》を同時進行で行う(図Ⅰ-1). 慣れるまでは1》→2》→3》の順でもよい.

このようなPre-Primary surveyは, すなわち, 経験豊富な医師の"第一印象"と呼ばれるものを簡易診察で表現できるように体系化したものである.

2 Primary survey

「Primary survey」は, 診察ブースに到着後, 採血と点滴ルート確保を終わらせるまでに行うことである.

Essence
- ▶「A」:気道開通の評価:シーソー呼吸・陥没呼吸・stridorの有無
- ▶「B」:呼吸数, SpO_2, 聴診(前胸部と側胸部で, 呼吸音の左右差と明らかな呼吸副雑音の有無を評価)
- ▶「C」:血圧, 心拍数, 下大静脈径の呼吸性変動の有無, 心嚢液・胸水・腹水の有無(できれば左心室の壁運動の評価も行う)
- ▶「D」:JCS・GCSによる意識レベル, 共同偏視・瞳孔左右差・麻痺の有無

＊Primary surveyでなんらかの異常が見つかれば, まずそれに対して集中的に評価・治療介入を行う. それらの**安定化を確認後にSecondary surveyに進む**.

ERで診察を行う場合，完全に1人で診療を行うことは少なく，ほかの医師や看護師がともに診察にあたることが多いと思われる．このとき，ほかのスタッフが採血と点滴ルート確保を行っている数分の間に行うべきことをPrimary surveyとする．
　ここでもすべての詳細な診察をする必要はない．来院時の**致死的所見の拾いあげが目的**である．
　前述の「Essence」の項目などを中心に，原則として，A→B→C→Dの順に診察を進める．その理由は，Aの異常によりB，C，Dの異常が出現したり，Bの異常によりC，Dの異常が出現したりするなど，A→B→C→Dの上流の異常は下流の異常に影響を与えるからである．つまり，Bの異常（低酸素血症）によりCの異常（循環不全）やDの異常（意識障害）が出現することがある，ということである．
　まずAの異常として，気道閉塞を起こしていないかの確認は重要である．会話ができていれば閉塞こそしてはいないが，シーソー呼吸や陥没呼吸がみられる場合や聴診でstridorが聞こえる場合は，気道の狭窄を示唆している．今後増悪した場合には閉塞に至るおそれがあるため，まず視診でシーソー呼吸や陥没呼吸の有無を確認し，聴診でstridorが聞こえないかを確認すべきである．
　続いて聴診器を用いてBの確認をする．おそらく，Primary surveyの段階ではモニターをつけたり，服を脱がせたり，数人でゴソゴソと作業をしている状況である．そんな状況でゆっくり聴診はできないし，したとしても周囲の雑音で細かな音は十分に聞きとることはできない．この段階では，即座に対応が必要になりうる気胸の有無や，明らかな聴診異常を聞きとれれば十分である．そのため，側胸部で数ヵ所，前胸部の2ヵ所程度で，呼吸音の左右差や明らかな呼吸副雑音の有無を確認する．この作業をしているうちにモニターの装着が完了すると思われる．聴診をしながら顔を上げてモニターに目をやり，SpO$_2$の値を確認する．呼吸数の確認もこの時点で行う．
　そしてそのままCの異常の確認に移る．モニターで血圧と心拍数の値を確認する．エコーが用意されていてすぐに使えるなど機器に恵まれているERの場では，その後，エコー検査に移る．日本ではエコーの普及率が高く，ERではエコー検査も身体診察の一部と考えてもよいと筆者らは考えている（身体に触れる手技であり，かつリアルタイムに結果が得られるという点で身体診察と類似）．このときに行うエコー検査の項目は患者の主訴や検者の技術にもよるが，せいぜい1～3分以内に終わるもので，比較的得られる情報が多いものがよいと思われる．Primary surveyとして，心囊液・胸水・腹水の有無の評価と下大静脈径の呼吸性変動の有無，そして可能であれば左心室の壁運動の評価を行う（左心室の動きは，パッと当てて見るだけで十分である．これだけでも明らかに虚脱していれば輸液負荷に耐えることができると思われる．逆に明らかに左心室の動きが悪ければ輸液の入れすぎには注意するだろうし，循環器疾患の評価を行おうと診療の舵をとることができる．詳細はp.37の「ERで必要なスキル」を参照）．
　その後，Dの異常の確認として，再度，JCS・GCSを評価する．そして，共同偏視・瞳孔左右差・四肢の麻痺の有無を確認する（変化の有無の確認が重要．変化していれば状態が分

単位で悪化していることを示す).意識障害(Dの異常)があっても血圧が低い(Cの異常)場合は,頭蓋内疾患だけを考えるのではなく,ショックのようなCの異常の結果としてDの異常が起きている可能性を考える.

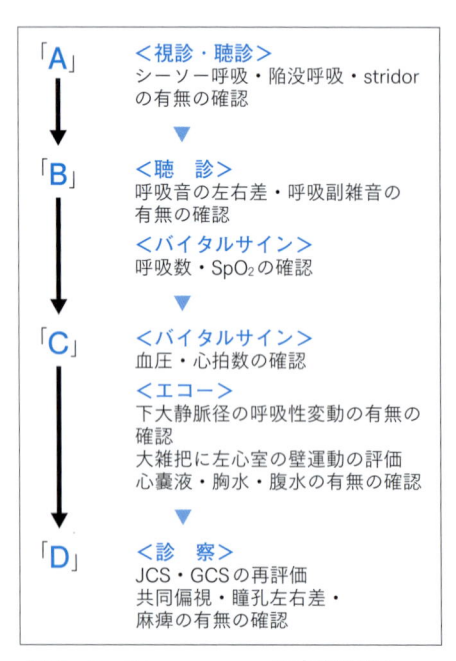

図Ⅰ-2にPrimary surveyの過程を示した.このようにA→B→C→Dの順に診察を行い,その順で評価を行う.これらは,慣れてくれば5分程度でできるようになる.**Primary surveyでなんらかの異常が見つかれば,まずそれに対し,集中的に評価・治療介入を行う.Primary surveyで見つかる異常はすべて命を脅かす危険性が高い**.たとえば,Aの異常があれば気管挿管や気管切開による気道確保を念頭に置き行動する必要がある.Bの異常の検索を行い,右胸で呼吸音が消失していれば気胸や胸水を想定する.特に緊張性気胸の場合,X線撮影を待たずに緊急ドレナージを行う必要がある.Cの異常の検索を行い,血圧が下がっていれば,ショックに準じて対応する必要がある.**血圧の低下は伴っていなくても,ほかのABCDの異常がある場合,それらがショックの初期症状という場合もあるので,このような場合もショックに準じて対応する必要がある**.

逆にPrimary surveyがすべて異常なければ,ひとまず安心してよいといえる.時間をかけて今回の症状の原因を探す時間を得たと思ってよい.

Primary surveyで異常がないことを確認するか,異常があれば安定化させてからSecondary surveyを行う.

問診はこのPrimary surveyを行いながら,同時進行してもよいが,周囲が雑然としていて会話しにくいこと,本人もいきなり診察台にのせられ,多くの人に囲まれて気が動転している可能性もあるため,大雑把に症状の流れを把握するにとどめ,Secondary surveyのときに詳しく問診する(診療の流れを止めないことが重要である).

「A」
<視診・聴診>
シーソー呼吸・陥没呼吸・stridorの有無の確認

「B」
<聴 診>
呼吸音の左右差・呼吸副雑音の有無の確認
<バイタルサイン>
呼吸数・SpO$_2$の確認

「C」
<バイタルサイン>
血圧・心拍数の確認
<エコー>
下大静脈径の呼吸性変動の有無の確認
大雑把に左心室の壁運動の評価
心嚢液・胸水・腹水の有無の確認

「D」
<診 察>
JCS・GCSの再評価
共同偏視・瞳孔左右差・麻痺の有無の確認

図Ⅰ-2　Primary surveyの実際の流れ

付き添いで家族がいる場合，「家族から病歴を聞く」という作業は，Primary surveyの項目の安定化を自分の目で確認したあとに行う．こうすることで病歴を聞きに行くために患者から目を離している間に急変するリスクを低くすることができる．

また，いったん，Primary surveyに異常がないと判断し，それ以降のステージに進んでいたとしても，**診療の経過中に予想しない状態の悪化が起こったときは，もう一度Primary surveyに立ち返り再評価**を行う．

Primary surveyについて，「なぜ，わざわざ全例でこのようなことをしなければならないのか」という意見もあるかもしれない．しかし，図I-3のような症例を経験することがあるため，来院後すぐにPrimary surveyを行い，系統的なアプローチでバイタルサインの異常の有無について評価をすることを勧める．たとえば，Case 1は，Primary surveyに沿って診療を行っていれば，「血圧低め＋意識障害」という状態に加え，呼吸数増加や頻脈という所見を見つけることで，ショックの初期状態であることに気づき，すみやかに輸液負荷を行うことができていたかもしれない．Case 2は，Primary surveyに沿って診療を行っていれば，呼吸数の異常に気づき，早めの酸素投与ができたかもしれない．Case 3は，Primary surveyに沿って診療を行っていれば，聴診で呼吸音の左右差に気づき，早期に緊急脱気に移ることができたかもしれない．

収縮期血圧：80 mmHg，心拍数：170/分，SpO_2：88％のような「目に見える」所見には気づきやすいが，図I-3のCaseのような「目にとまりにくい」所見は見落としがちである．さらに，急いでいるときほど見逃しやすさは増すものである．だからこそ当たり前のように思える「来院時の致死的所見の拾いあげ」，すなわちPrimary surveyを系統的に，どの症例でも繰り返すことが非常に重要であると強調したい．

Case 1
- 来院時の血圧は92/40 mmHgであったが，ストレッチャーの上で息を荒げて怒鳴り散らしている．同伴した家族の話では，もともとおとなしい性格だが，今日は妙に怒りっぽいとのこと．
    ↓
- 意識障害と判断し，各種血液検査を提出し，頭部CTをオーダーして撮影室から呼ばれるのを待った．
    ↓
- その後，患者はいつの間にかおとなしくなってきた．頭部CTを撮影し，戻ってきたあとに血圧を再検すると70/35 mmHgと低下していた．

Case 2
- 来院時，肩で呼吸をしていた．バイタルサインを測定したところ，血圧：125/70 mmHg，心拍数：93/分，体温：38.8℃，SpO_2：99％（室内気）であった．
    ↓
- 息は苦しそうだが，ひとまずバイタルサインは安定していると判断し，患者の家族に問診をしにいった．
    ↓
- 戻ってくると，SpO_2が88％に落ちていた．

Case 3
- SpO_2低下を主訴に来院．非常に苦しそうで，来院時はSpO_2：86％（室内気），血圧：145/70 mmHgであった．すぐに酸素を投与したが，来院後，血圧が落ちてきている．現在は血圧：88/55 mmHg．
    ↓
- 原因の鑑別のために緊急でポータブルX線をオーダーし，急いで撮影してもらった．
    ↓
- そこに写っていたのは，透過性が亢進した右肺野と左に強く偏倚した縦隔であった．

図I-3　Primary surveyで予防可能な状態悪化の例

I. 総論

3 初期検査提出

> **Essence**
> ▶ 下記のような検査を(必要に応じて)オーダーする
>   • 血液検査(血算,生化学,凝固,血液ガスなど)
>   • 尿検査,各種培養
>   • 心電図
>   • 胸部単純X線写真,腹部単純X線写真

　主訴とPrimary surveyまでに得た情報を参考に,血液検査や尿検査,各種培養,心電図,X線写真などの検査を必要に応じてオーダーする.実際には各病院のシステムや取り決めに則って行ってほしい.

　ここまでの段階で内服薬がわかっている場合,薬物が今回の症状と関与している可能性があり,なおかつ,血中濃度が測定できる薬剤であるならば,**薬物血中濃度も測定**する(例:薬物過量内服の疑い,抗けいれん薬の内服中のけいれん発作時など).また,コントロールの指標が定められている薬物があるならば,その**コントロール指標となる検査も提出**する(ワルファリン内服中のPT-INRなど).

　Preparationの段階で過去の心電図が準備できる場合は,**現在の心電図と過去の心電図を**

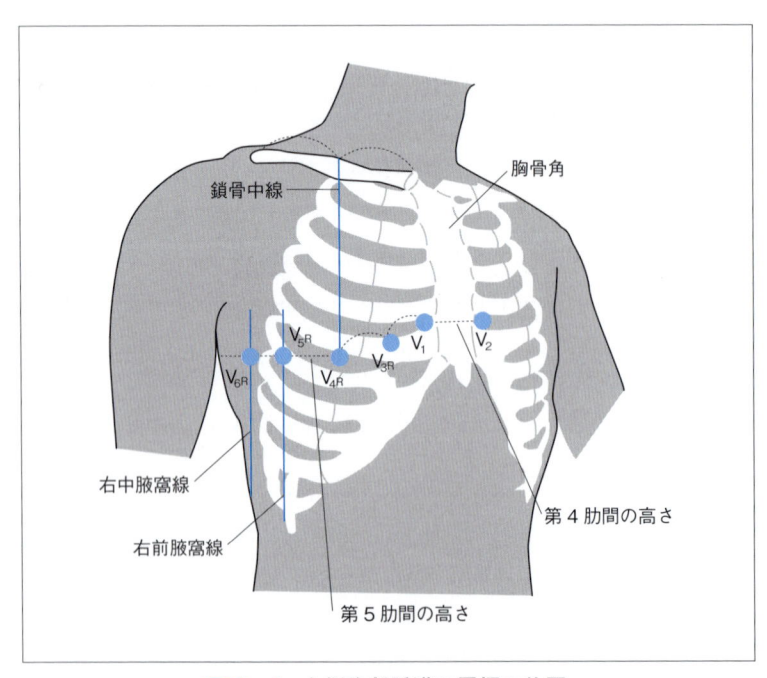

図Ⅰ-4　右側胸部誘導の電極の位置
V_1,V_2と四肢誘導は位置を変えない.

比較するとよい(このようにすれば心電図の変化に気づきやすい).

右室梗塞が疑われる場合は**右側胸部誘導**も撮影する(図Ⅰ-4)[31]. 右側胸部誘導を撮影する場合, V_3〜V_6誘導を高さは変えずに正中線に対称の位置に貼付する(V_{3R}〜V_{6R}と呼ぶ).

胸部単純X線の撮影方法は, **ポータブル撮影装置による座位A→P像**(antero-postero像：前後像)となることが多い. この撮影方法は, 放射線室で撮影する通常の立位P→A像(postero-antero像：後前像)と比べて, 以下のような特徴がある[32].

> **➡ ポータブル撮影装置による座位A→P像の特徴**
> - 画像が不鮮明(ポータブル撮影装置の出力が低いため)
> - 体の前方にある構造物(特に心臓)が拡大されて写る(A→P像では心臓などの体の前方に存在する構造物とX線フィルムとの距離が離れるため)
> - 吸気が不十分になりやすく評価できる肺野が狭い(座位は立位より横隔膜が下がりにくく, 深吸気が行いにくいため)

そのため, 特に肺野の読影や心拡大の読影においては, これらの特徴を把握し注意する必要がある(図Ⅰ-5).

撮影体位の選択も重要である. たとえば, 気胸であれば座位や立位に比べ仰臥位では検出力が劣ることが知られている[32, 33]. また, 胸水がある場合は, 仰臥位では胸水が肺野全体に拡がって写り, 肺野の評価が困難となることもある. 胸部単純X線では, ポータブルの条件下でも座位をとることが可能であれば, できる限り座位での撮影を行うようにする.

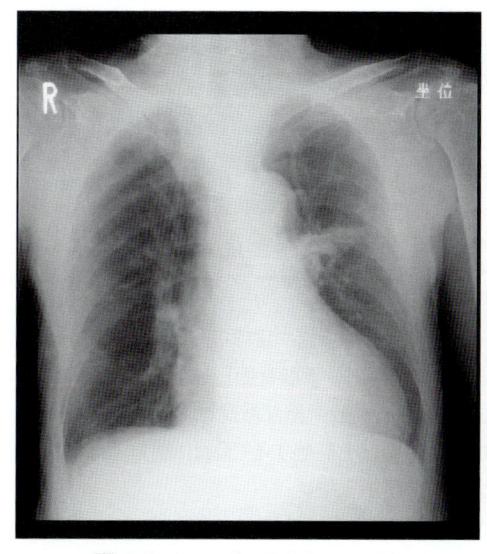

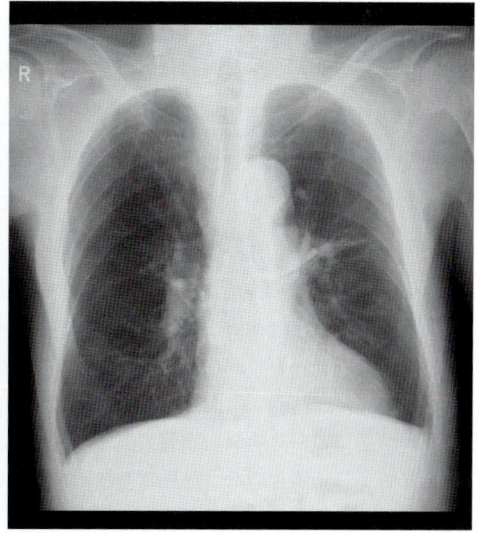

ⓐ 座位ポータブル撮影(A→P像)　　　**ⓑ** 座位通常撮影(P→A像)

図Ⅰ-5　撮影方法による写り方の違い
いずれもほぼ同時期に撮影した胸部X線写真である(当患者の入院理由は下肢の骨折の保存的加療のためであり, 胸部X線の所見の差の原因として器質的な変化はないものと思われる).

4 Secondary survey

「Secondary survey」は，Primary surveyで異常がない場合（もしくは異常を解決したあと）に行うことである．

> **Essence**
> ▶ 頭から足先まで全身を診察する（top to bottom approach）
> ▶ エコー検査も身体診察の一部と心得る
> ▶ 本人・家族からの病歴聴取もこのステージで行う

この段階で初めて，**時間をかけて問診**をしたり，**頭から足先まで診察**を行ったりする．

ちなみに来院後，バイタルサインの安定化を確認したあとは，オーダーした検査結果が出揃うのを待っているというような診療風景や，1つの異常所見を見つけただけで満足し，そこでさらなる診察をやめてしまうという診療風景も見かける．これらは，診療速度を求められ，なおかつ，多くの検査を出すことが許容されるERという現場にありがちな落とし穴である．救急車でERに来院するような患者は，歩いて来院する患者に比べて重篤であることが多く，複数の病態を合併していることも少なくない．一方，本人の意識レベルが悪い，家族やかかりつけ医とすぐに連絡がとれないなどの状況による情報不足になることも多い．そのため，少しでも多くの情報を得て，見逃しや見誤りを減らすためにもSecondary surveyで，時間の許す限り丁寧にくまなく問診・診察することが重要となる．

この「くまなく」を達成するために，あらかじめ各人で（自分用の）系統的問診・診察項目（review of system）をまとめておくとよい．もちろん多忙なERですべてを行うのは困難ではあるが，今回の病態の原因を探るうえで必要なもの，管理上重要なもの，診察が漏れやすいものについては積極的に聞くようにし，それ以外は入院後に行う（入院後，詳しく情報を集めてもらう旨を申し送るなど）べきである．

以下，参考までに救急車診療で見逃しやすい所見として思いつくものを列挙する．

> **見逃しやすい所見**
> ▶ 項部硬直，Kernig徴候，皮疹（特に背部，大腿，手掌），褥瘡，足壊疽（靴下を脱がす），肝叩打痛，肋骨脊柱角の圧痛，浮腫（寝たきりの人は仙骨部や下肢背面），関節の腫脹・熱感（特に膝），直腸診（BUN上昇時など消化管出血を疑ったとき），陰部診察
> ▶ 腹部エコーで胆嚢，水腎，胸水・腹水増加の有無なども評価する（胆嚢に関しては，CTよりもエコー検査のほうが異常を検出しやすい可能性がある[34]）

また，表Ⅰ-2に筆者らが使用しているreview of systemの例を示す．

表Ⅰ-2の項目数の多さに驚くかもしれないが，日々繰り返し所見をとることで素早く短時間でこれらの項目を診察し，カルテに記載することができるようになる．

表Ⅰ-2　review of systemの例

<自覚症状>
頭痛，複視，眼痛，耳痛，耳鳴り，鼻汁，咽頭痛，咳嗽，喀痰，頸部痛，胸痛，肩痛，背部痛，呼吸困難感，腹痛，腹部膨満感，腰痛，嘔吐，下痢，血便，黒色便，頻尿，残尿感，排尿時痛，血尿，関節痛，悪寒戦慄，口渇

<既往歴>
高血圧，糖尿病，脂質異常症，心疾患，肝疾患，腎疾患，喘息，結核，悪性腫瘍

<診察所見>
- 頭部：頭部皮疹，外傷
- 眼：結膜（黄染，蒼白，出血斑），対光反射
- 耳・鼻：鼓膜，外耳道変形・出血，副鼻腔圧痛
- 口腔・咽頭：口腔内潰瘍，乾燥，咽頭発赤，白苔，咽頭後壁リンパ濾胞，舌咬傷
- 頸部：リンパ節（前頸部と後頸部），甲状腺，項部硬直，頸静脈怒張
- 心臓：心音（Ⅰ，Ⅱ，Ⅲ，Ⅳ音），心雑音，心尖拍動
- 肺：呼吸音，呼吸副雑音（crackles, wheezes, rhonchiなど）
- 腹部：腸蠕動音，手術痕，筋性防御，圧痛，Murphy徴候，肝叩打痛・脾叩打痛
- 背部：肋骨脊柱角の圧痛・叩打痛，脊椎叩打痛
- 泌尿器・生殖器：前立腺腫大・圧痛，陰嚢腫大・圧痛，性器排膿・分泌物，鼠径リンパ節腫大
- 四肢：浮腫，チアノーゼ，壊疽，皮疹，ばち指，Osler結節，Janeway結節
- 神経：JCS，GCS，各脳神経所見，指鼻指試験，膝踵試験，Barre徴候，Mingazzini徴候，Babinski反射，Chaddock反射

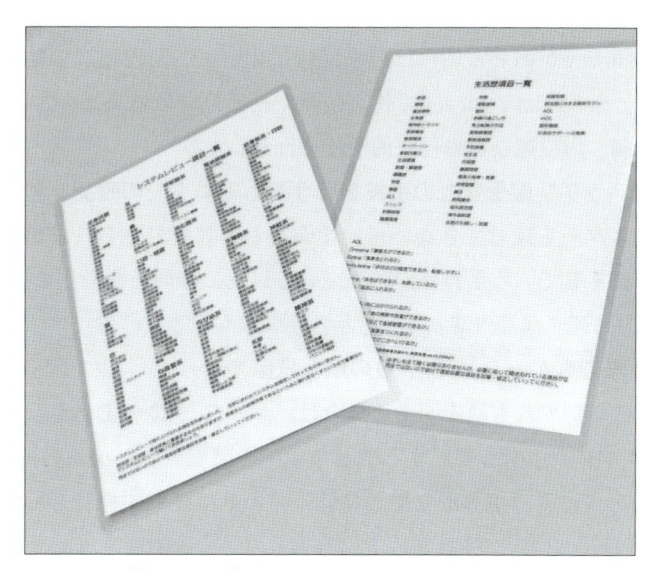

図Ⅰ-6　自作のreview of systemカード

　慣れるまでは表Ⅰ-2を参考にしながら系統的に問診・診察を行うようにし，慣れてくれば各自で内容の省略もしくは追加を行ってほしい．項目そのものは暗記する必要はなく，筆者らはこれらの項目を白衣のポケットに入るサイズにまとめ，ラミネート加工して持ち歩いている（図Ⅰ-6）．

　Review of systemにおける問診はそれらの「あるなし」を聞くものではなく，あくまでスクリーニングであることを忘れてはならない．ある項目が陽性（Yesとの回答）であれば，引き続きその項目について詳しく情報を得るべきである．

たとえば糖尿病があるのであれば，発症時期はいつか，今はどんな治療をしているのか，最近の薬剤アドヒアランスはどうか，HbA1cなどコントロール指標はどうか，細小血管障害（神経症，網膜症，腎症）は指摘されているのか，合併症はどこで加療されているのか，大血管合併症はあるのかなどについて追加の問診をするなどである．

また，review of systemは，あくまでどの患者にも聞くべき比較的一般的な項目にすぎない．このほかに疾患・臓器に特異的な問診・診察項目が存在する（たとえば髄膜炎であれば，先行感染の有無，ワクチン接種歴，Kernig徴候，Brudzinski徴候など）．これらは各自で経験した症例などを通じて学習を進めていってほしい．

5 追加検査提出，治療介入

Essence
- ▶ 追加検査，CT，各種穿刺などの特異的な検査を行う
- ▶ ERで開始できる治療介入について検討し，可能であれば開始する

　Secondary surveyが終わる頃には，来院時にオーダーした検査の結果も出ていると思われる．そこで，Secondary surveyで得た情報や初期検査の結果をもとに，検査の追加やCT撮影，各種穿刺，内視鏡などの侵襲的手技を行う．

　侵襲的検査，ライン確保などの手技を行う際もモニターの確認を怠らない．手技に集中することでモニターを確認できない可能性があると判断したら，誰かにモニターの管理を依頼する．手技をしていると自分が感じている以上に時間を費やしているものであり，「気がついたら血圧が著しく低下していた」という事態も起こりうる．

　手技を行う際でもA→B→C→Dの順を意識する．たとえば，気管挿管と中心静脈カテーテルの挿入のいずれも適応がある場合は，A→B→C→Dの順に手技を進める．すなわち，挿管（A，B）の適応を判断することなく中心静脈カテーテルの挿入（C）を行うことがないように気をつける．明らかな酸素化低下であれば迷わず挿管を行うだろうが，換気不良（呼吸性アシドーシス）や呼吸筋疲労は意識しないと忘れてしまいがちである．このことに注意していなければ，中心静脈カテーテルの挿入が終わる頃に，いつの間にか血液ガスの値がパニック値を示していたということになりかねない．

　以上が行動編である．これらの行動によって得た情報を思考編でまとめていく．思考編で詳しく説明するが，行動編と同時進行することが重要である．

思考編

　行動編で説明したアクションを行いながら，**同時進行でプロブレムリストを用いて目の前の患者に今起こっていることをアセスメント（評価）する**．プロブレムリストを使う理由は問題点の漏れが少ないからである．救急車診療をしていて，「一本釣り診療」をしてしまうことや，1つのプロブレムに夢中になってしまい，ほかの重要なプロブレムについての評価ができていない，といった状況を経験することがある．たとえば，酸素化低下と意識障害を主訴に来院した患者の診察中に，片側肺野に浸潤影を認めたため肺炎と診断し，肺炎の治療や肺炎の管理に必要な検査（喀痰培養・グラム染色・尿中肺炎球菌抗原）に夢中になるあまり，もう1つの重要なプロブレムである意識障害の原因検索のために必要な頭部CTや腰椎穿刺の必要性について検討することを忘れていたという例などである．

　このような落とし穴にはまらないように，現状を把握する目的でプロブレムリストを利用する必要がある．

　一般的にプロブレムリストの基本は，「現病歴，既往歴，社会歴，身体所見，検査所見などから問題となる点を**すべて書き出すこと**」である．しかし，救急車診療で求められるプロブレムリストは，このような網羅的なプロブレムリストが必須というわけではない．

　その理由は，

①ERでは分単位，時間単位で病態が変わる（＝問題点が**流動的である**）

②分単位でさまざまな検査が追加され，結果が出る（＝**問題点が膨大な数**になるにもかかわらず**時間がない**）ため，網羅的なプロブレムリストを作成することが難しい

③ERにおける初期診療の最大の目的は，**入院加療の必要性の判断**であり（＝一般的な診療の目的が病因の診断・治療であるのと異なる），そのために必要なことは，問題点の把握，評価・介入すべき問題点の選定に集約できる

ということである（表Ⅰ-3）．

　本来は問題点を整理するためのプロブレムリストではあるが，状況によっては「すべてを列挙することに固執しすぎて時間が経過してしまい，その結果，治療介入を遅らせてしまう」，「問題点が多すぎて全体像の把握ができなくなり，行動が止まってしまう」こともある．

　そのため，本書では**救急車診療に適した**プロブレムリストの作成方法を提案する．

表Ⅰ-3　救急車診療と病棟診療でのプロブレムリストの違い

	救急車診療でのプロブレムリスト	病棟診療でのプロブレムリスト
プロブレムリストの項目	・流動的 ・経過中に消失したり，新たに加わったりすることが多い （分単位〜時間単位で）	・ある程度固定される
リスト作成のための時間的猶予	・少ない	・時間的猶予はある
プロブレムリストの目的	・問題点の把握 ・評価・介入すべき問題点の選定	・診断の精度・管理の質の向上

I. 総論

> **Essence**
> ▶ 救急車診療に適したプロブレムリストの作成方法
> step 1. プロブレムを列挙する(List up)
> step 2. プロブレムの優先順位づけをする(Prioritization)
> step 3. 鑑別診断を考え，プロブレムを統合する(Grouping)
> step 4. 各グループに対して必要な治療を開始し，入院の必要性の判断を行う(Disposition)
> ＊Advanced：Grouping後のプロブレムについて見解を述べる

1 プロブレムを列挙する(List up)

> **Essence**
> ▶ 診療の経過に応じて，発見した順にプロブレムを列挙する

　現病歴，既往歴，社会歴，身体所見，検査所見などから問題となる点を書き出す．この点は一般のプロブレムリストと同様である．

　診療を開始した時点(正確にはPreparationの段階)からプロブレムを**発見した順に列挙する**(List up)．そして来院時(Pre-Primary survey)，Primary survey後，血液ガスの結果判明後，病歴聴取後，検査データの結果判明後，CT撮影後，入院前などの各タイミングでプロブレムリストを追加・更新する．このタイミングは個人の好みでかまわない．また症例ごとに更新のタイミングを変えてもよい．重要なことは，**診療経過に応じてプロブレムリストを更新すること**である．

　プロブレムリストの作成方法として，発症した時系列順に列挙する方法や，臨床的な重要度の順に列挙する方法もあるが，忙しい救急車診療中にそのようなルールに従って列挙することで手間がかかり診療速度が落ちてしまうことがあれば本末転倒である．また，ERでは経過中にプロブレムが改善し，消失することもあるので，本書では行動編に従って動き，発見した順にプロブレムを列挙し，診療がある程度落ち着いたところでプロブレムリストを整理するという形を提案している．

　もし，プロブレムとして列挙すべきか迷う項目がある場合，ひとまずはプロブレムとしてあげるべきである．列挙してあれば，このあとの思考編の過程の中でリストから削除することは容易だからである．また，診療が進み，ほかの所見が集まってくることで隠れた病態の発見に役立つこともあるため，重要な項目に限定して列挙することにこだわりすぎる必要はない．

1» プロブレムの所見，症候，疾患名の区別について

ERでの診療中はプロブレムの所見，症候，疾患名の区別は不要である．プロブレムリストとして列挙していく段階では，プロブレムの項目は所見であっても，症候であってもよい．思考編の過程の中でプロブレムリストを整理していく段階（プロブレムの統合〔Grouping〕の段階）があるからである．

逆に，「○○の疑い」のような形でプロブレムとすると，ほかの疾患の可能性を見落とす可能性があるため，「今，判明している事実」のみをプロブレムとする．

【例】
(×) #1．敗血症の疑い　　(×) #2．脱水の疑い
(○) #1．発熱　　　　　　(○) #2．尿量減少

2» プロブレムリストの更新のための工夫

ERでのプロブレムリストは書き加えたり，消去したり，まとめたりすることが頻回にある．そのため，あらかじめ，A4用紙を数枚もしくはホワイトボードを用意しておくとよい．

2　プロブレムの優先順位づけをする（Prioritization）

Essence

- ▶ "ENTer"の項目を参考に，各プロブレムの優先順位を評価する
  - E：emergency（バイタルサインへの影響度が高いもの〔現段階だけでなく，今後悪くなると予想される場合も含む〕）
  - N：new-onset（新たに発症したもの〔慢性の病態の急性増悪も含む〕）
  - Ter：treatable（治療可能なもの〔ERで，もしくは入院初日に〕）
  　＊これらの頭文字をとって，"ENTer"＝"入口"と覚える

問診や診察が終わり，初療が落ち着き，ひととおりプロブレムの列挙が完成したところでプロブレムリストの整理を行う．この段階まででプロブレムの数が非常に多数（十数個など）になっていることも多い．この状態からいきなり診断を思いつくことは，おそらくできない．**各プロブレムの優先順位を評価し，その中から特に優先順位の高いプロブレムを選定し，鑑別診断を考える**（Prioritization）のが合理的である．

ERにおいて優先順位が高いと考えられるプロブレムの特徴は，前述の"ENTer"の項目である．これらの項目を満たす数が多いものを，優先順位が高いプロブレムとする．

たとえば，乳酸アシドーシスは進行すればショックの原因となり，輸液負荷で改善する見込みもある．そしておそらく急性の経過で進行したと考えられるため，**ENTer**の項目のすべてを満たす重要なプロブレムとなる．

一方，高リン血症は，それ自体がすぐにバイタルサインの変化をきたすものではなく，治療するとしてもリン吸着剤（数日かかる）もしくは透析（ただし，ERでは施行できず，そもそも高リン血症だけでは緊急透析の適応とならない）が必要となるため，ENTerという視点からは救急車診療においてプロブレムとしての優先順位は高くないと考えられる．

　また，糖尿病性ケトアシドーシスは致死的になりうるため，すぐに治療介入を行わないといけない緊急事態であり，優先的にプロブレムにあげる項目（ENTerの項目をすべて満たす）だが，糖尿病そのものは慢性疾患であり，ENTerという視点からはプロブレムとしての優先順位は高くない（もちろん糖尿病という情報は，既往歴としては重要な情報である．ここでの「必要がない」とは，あくまでERにおける救急車診療のプロブレムリストとして必要はないという意味である）．

> **➡ 優先順位の高いプロブレムの例（プロブレムリスト作成時に漏らしてはならない）**
> - ショック
>   → ENTerの3項目をすべて満たす
> - 乳酸アシドーシス
>   → ENTerの3項目をすべて満たす
> - 高カリウム血症（K：8.6 mEq/L）
>   → ENTerの3項目をすべて満たす
> - 急性腎障害（X-3日のCr：0.6 mg/dL → X日のCr：0.6 mg/dL → 3.5 mg/dL）
>   → ENTerの2項目を満たす（これ自体はバイタルサインの異常に直結しない）

　つまり，これらENTerの項目を満たす数によってプロブレムの優先順位を決定する．満たす項目数が多いほど，優先順位の高いプロブレムである．ここまでの段階で列挙したすべてのプロブレムについてENTerで優先順位を評価し，優先順位の高いものから鑑別診断を考えるのである（ここから先は次のステップで説明する）．

　そして，プロブレムリストにあがっているプロブレムのうち，ENTerの3項目のいずれも満たしていないものがないか確認する．そのようなプロブレムが列挙されている場合は，リストから削除するか，カッコをつけるなどしてほかのプロブレムと区別する．その理由は，本来のERで着目すべきプロブレムから目をそらしてしまうことを防ぐためである．

　プロブレムリストの優先順位づけの例を，次頁の図に示す．この例では，ENTerの項目をすべて満たすようなプロブレムは1つのみであったが，ENTerの項目をすべて満たすようなプロブレムが2，3個同時に存在するような重症患者に出遭うこともある．

1 内科救急診療のロジック

💣💣💣	頻呼吸・呼吸性アルカローシス
💣💣💣	低酸素血症 (PaO_2：60 mmHg, P/F比：300)
💣💣	意識障害（GCS：E2 V2 M5）
💣💣	発熱
💣	胸部X線写真で片側性の浸潤影

"ENTer"の項目すべてを満たすプロブレムは ■
2つを満たすプロブレムは ■
1つを満たすプロブレムは □

3 鑑別診断を考え，プロブレムを統合する (Grouping)

Essence

- ▶ 優先順位が高いプロブレムの鑑別診断を考える（3つのC (common, curable, critical) を満たすものを意識して列挙する）
- ▶ 同じ鑑別診断で病態が説明できるプロブレムを，1つのグループとしてまとめる
- ▶ グループごとに鑑別診断リストの絞り込みのための追加検査をオーダーする

　前のステップで特に優先順位が高いと判断したプロブレムについて鑑別診断を考え，列挙する．特に優先順位が高いプロブレムが複数ある場合はそれぞれについても鑑別診断を考え，列挙する．このときの鑑別診断は網羅的にすべてを列挙する必要はなく，また，限られた時間内ですべて漏れなく列挙することは非常に難しい．まれな疾患まで網羅することよりも，重要な疾患を見逃さない鑑別診断リストを作成することが重要である．そのため，ERでの鑑別診断は，「**頻度が高く (common)，治療可能で (curable)，バイタルサインに影響を与える (critical)**」の3Cをキーワードとして，これらの項目を多く満たすものを思いつく順に列挙する（鑑別診断の列挙は各種マニュアル本やスマートフォンアプリを活用してもよい）[*1]．

　次に，列挙した鑑別診断でほかのプロブレムが説明できないか検討する．列挙した鑑別診断で病態が説明できるプロブレムは，優先順位の高いプロブレムと想起する疾患・病態が同一と考えられるため，同一のグループとして統合する．列挙した鑑別診断で病態を説明できないプロブレムは別のグループとして独立させ，新たに鑑別診断を列挙する．すべてのプロブレムがいずれかのグループに属し，鑑別診断が想起されるまでこの作業を続ける．この一連の作業をGrouping（グルーピング）と呼ぶこととする．この作業によって複数

[*1] ERでの鑑別診断が必ずしも網羅的である必要はなく，3Cの項目を軸として思いつく限りでよい理由は，ERは時間制限があることと，流動的で情報も十分に出揃っていないことも多いからである．そのような状況では，3Cの項目の多くを満たす鑑別診断を思いつく範囲で列挙し，まずそれらの疾患・病態の可能性を検討する．その結果，それらの可能性がすべて否定的もしくは非常に低いと考えたときにほかの疾患の可能性を考えるという方針が適していると考えられる．

のプロブレムからグループという単位が構成され，グループが複数集まり，プロブレムリストが構成されるという形になる．

【例】
#1．発熱
→（鑑別診断）尿路感染症，肺炎，胆嚢炎，胆管炎，化膿性脊椎炎，腸腰筋膿瘍，硬膜外膿瘍……
#2．腰痛
→（鑑別診断）尿路感染症，化膿性脊椎炎，腸腰筋膿瘍，硬膜外膿瘍，椎体骨折，尿路結石……

⬇

#1．発熱　　#2．腰痛
→（鑑別診断）尿路感染症，化膿性脊椎炎，腸腰筋膿瘍，硬膜外膿瘍

Groupingが終了したところで，鑑別診断の絞り込みを行う追加検査をオーダーする．その検査結果に応じて鑑別診断を絞り込む．

これらの追加検査の結果が出たあとにも，再度プロブレムリストの整理を行う．追加検査の結果によって，別々の疾患が想定されていたグループが同じ疾患で説明されるということに気づくことがあるためである．もし，同じ疾患で説明することができるグループが複数あるとすれば，それらを1つのグループとして統合する．

また，この時点で診断がついているものは診断名をプロブレムとする．まだ診断が確定していない症候などはそのままでプロブレムに残す．

1» プロブレムの統合・整理について

プロブレムを統合・整理することに固執する必要はない．ERでの診療は時間が限られており，制限された時間内にプロブレムを適切に統合するには，ある程度の慣れと知識が必要である．無理にプロブレムをまとめようとして情報が抜け落ちてしまうほうがかえって危険である．統合に自信のないプロブレムがあれば，あえてそのままにし，入院後に時間をかけてプロブレムの吟味・統合を行うようにする姿勢も重要である（ERでの担当医と入院後の担当医が異なる場合は特に）．

2 » 鑑別診断を考え，プロブレムを統合すること（Grouping）の具体例

特に既往のない80歳男性が呼吸不全・意識障害で来院し，最終診断が「肺炎＋髄膜脳炎」であったという症例をもとにGroupingについて考えてみる．

❶ 最も優先順位が高いプロブレムである低酸素血症の鑑別診断で思いついたものを列挙した．頻度が高く（common），治療可能で（curable），バイタルサインに影響を与える（critical）の3Cの項目を多く満たすものを選ぶように心がけた．

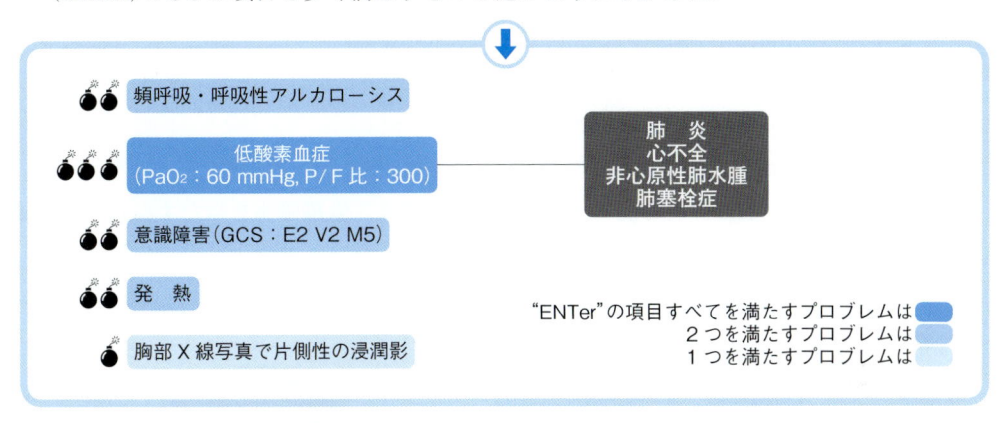

- 頻呼吸・呼吸性アルカローシス
- 低酸素血症（PaO₂：60 mmHg, P/F比：300）
- 意識障害（GCS：E2 V2 M5）
- 発熱
- 胸部X線写真で片側性の浸潤影

→ 肺炎／心不全／非心原性肺水腫／肺塞栓症

"ENTer"の項目すべてを満たすプロブレムは ■
2つを満たすプロブレムは ■
1つを満たすプロブレムは ■

❷ 次に，列挙した鑑別診断でほかのプロブレムが説明できないか考えた．列挙した鑑別診断のうち，特に肺炎であればほかの頻呼吸・呼吸性アルカローシス，発熱，胸部X線写真での片側性の浸潤影を説明しやすい．

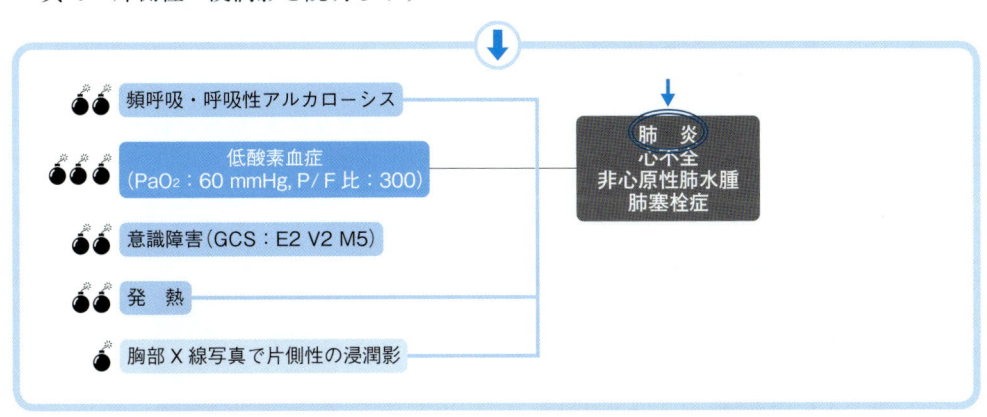

- 頻呼吸・呼吸性アルカローシス
- 低酸素血症（PaO₂：60 mmHg, P/F比：300）
- 意識障害（GCS：E2 V2 M5）
- 発熱
- 胸部X線写真で片側性の浸潤影

→ **肺炎**／心不全／非心原性肺水腫／肺塞栓症

Ⅰ. 総 論

❸ しかし，列挙した鑑別診断では比較的高度の意識障害は説明できない．低酸素血症も酸素を投与後に改善していれば，意識障害の原因として考えにくい．

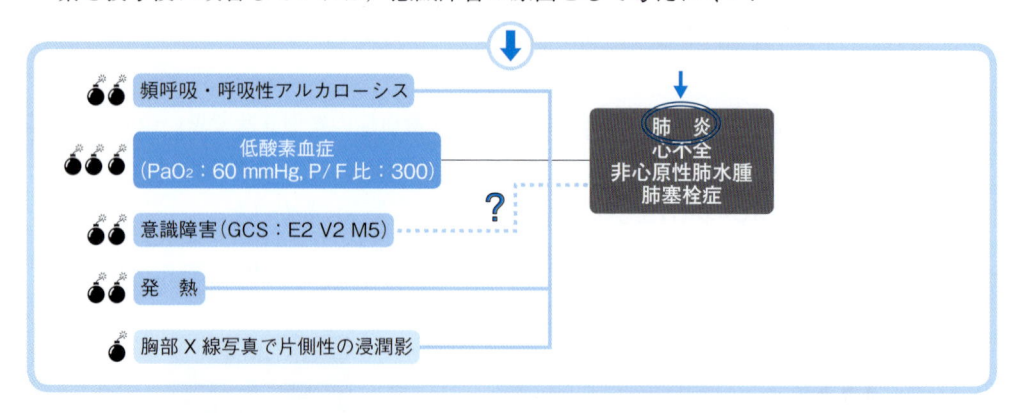

- 頻呼吸・呼吸性アルカローシス
- 低酸素血症（PaO₂：60 mmHg, P/F 比：300）
- 意識障害（GCS：E2 V2 M5）
- 発　熱
- 胸部 X 線写真で片側性の浸潤影

→ 肺　炎／心不全／非心原性肺水腫／肺塞栓症

❹ そのため，意識障害を別のグループとして考え，意識障害をきたす疾患の鑑別診断を新たに考える．いくつか思いついた疾患を列挙した．

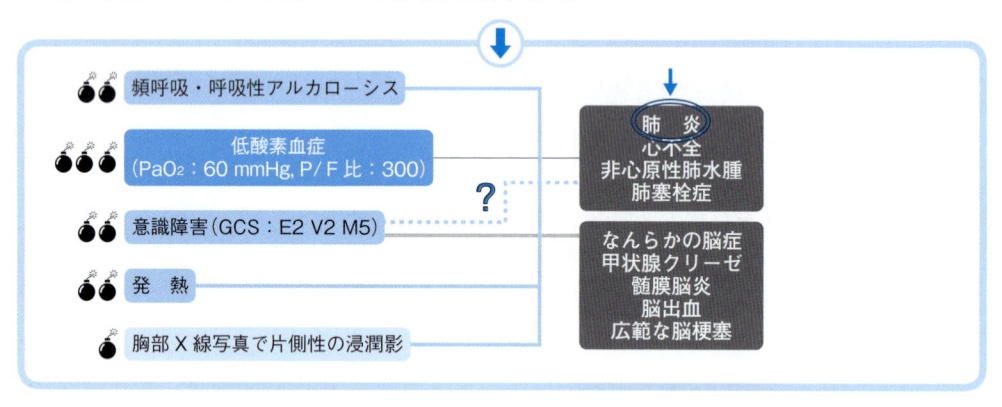

- 頻呼吸・呼吸性アルカローシス
- 低酸素血症（PaO₂：60 mmHg, P/F 比：300）
- 意識障害（GCS：E2 V2 M5）
- 発　熱
- 胸部 X 線写真で片側性の浸潤影

→ 肺　炎／心不全／非心原性肺水腫／肺塞栓症

→ なんらかの脳症／甲状腺クリーゼ／髄膜脳炎／脳出血／広範な脳梗塞

❺ これらの鑑別診断の絞り込み，除外のために必要な検査（腰椎穿刺・頭部 CT など）を追加する．

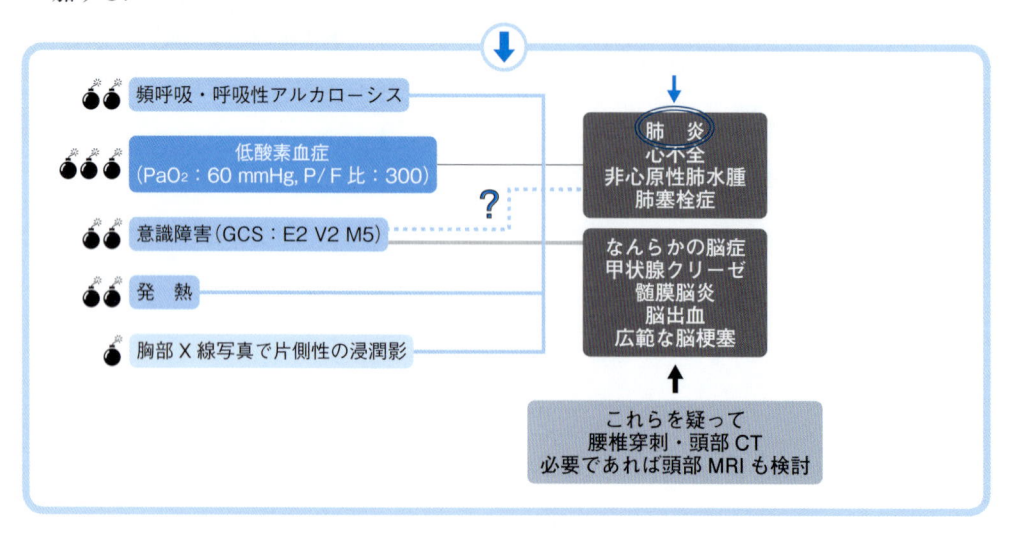

- 頻呼吸・呼吸性アルカローシス
- 低酸素血症（PaO₂：60 mmHg, P/F 比：300）
- 意識障害（GCS：E2 V2 M5）
- 発　熱
- 胸部 X 線写真で片側性の浸潤影

→ 肺　炎／心不全／非心原性肺水腫／肺塞栓症

→ なんらかの脳症／甲状腺クリーゼ／髄膜脳炎／脳出血／広範な脳梗塞

これらを疑って腰椎穿刺・頭部 CT 必要であれば頭部 MRI も検討

4 各グループに対して必要な治療を開始し，入院の必要性の判断を行う（Disposition）

Essence

▶ 各グループに対し必要な治療を検討し開始する

▶ できあがったプロブレムリストをもとに入院（帰宅）の判断を行う

入院（帰宅）の判断は，"ENTer"の項目を満たすプロブレムの診断・改善の目処が立つかどうかという医学的要素に，患者本人をとりまく環境である社会的要素を加味して判断する

1～3のstepでプロブレムリストの整理が完了したこととなる．リスト上で整理された各グループに対して必要な治療を検討・施行し，入院（帰宅）の判断を行う．

治療については専門的知識・技術を要するものがある．必要があれば各科専門医や上級医と相談のうえ，施行する．

また，時間制限がある治療（急性冠症候群の再灌流療法，脳梗塞のt-PAや血管内治療，敗血症の抗菌薬投与）などもあるため，遅らせないように注意する（場合によってはほかのstepの途中でも，これらに対する治療を検討する姿勢も必要になる）．

» 入院の必要性について

入院の必要性は相対的なものである．医学的な要素に加えて，社会的な要素も加わるためである．まず，医学的要素については，前述のENTerの項目がそれにあたる．ENTerの項目を満たすプロブレムについて入院して評価・治療継続が必要か，帰宅し経過観察が可能であるか（もしくは外来での加療が可能か）を考える．ENTerの項目を満たすようなプロブレムがあり，それが自然に改善しないとわかった場合や，そのプロブレムについてさらなる評価が必要と考えられる場合には入院の必要性があるといえる（ERでの入院の判断は診断名さえ不要のこともある）．たとえば乳酸アシドーシスというプロブレムがあるとする．原因が循環不全によるものと考えてERである程度の輸液を行ったあとに再度乳酸値を測定してもまだ改善が乏しい場合は（加療継続の必要性という意味でも，原因精査という意味でも），入院する必要があるといえる．

ENTerの項目を満たすプロブレムの原因が判明し，すでに改善したか確実な改善の見込みがあるならば帰宅という判断を下すことができる．たとえば，スポーツの試合の応援中に生じた軽症熱中症というプロブレムの場合，輸液とクーリングにより，来院時に認めた異常所見が改善してしまえば帰宅することが可能と考えられる．一方で，明らかな原因が推定・特定できていない失神というプロブレムの場合，今は症状がなく一見帰宅できるようにみえるかもしれないが，失神の原因が特定できていなければ，その原因として致死的な疾患が隠れているリスクがあるため，経過観察と追加評価のために入院する適応は十分あると考えられる．

これらの医学的要素に加えて，社会的要素を加えて入院するか帰宅するかを判断する．**社会的要素とは，その患者本人の社会的状況や本人を取りまく環境のことである．**患者の社会的要素に不安な点がある場合，そのプロブレムが完全に改善したとわかるまでは入院し，経過観察を行うほうが無難となる．たとえば，脱水というプロブレムでは，ADLが自立した若者であればERで点滴による補液を行ったあとは，自宅での安静と，飲水を励行することで帰宅可能となるかもしれない．一方，小児や認知症の高齢者などの場合は，自ら飲水行動に移ったり他者に飲水欲求を伝えたりすることができず，予想どおりに改善しない可能性がある．さらに，増悪・急変した場合に自力で医療機関を再受診することができない可能性もある．そのため，このような患者背景の場合は，完全に回復したとわかるまで入院が必要となるかもしれない．ほかの例として軽症頭部外傷の症例を考えてみると，ERでの精査で異常がなく帰宅の方針となるという場面で，その患者が一人暮らしであった場合，万が一，意識障害が進行したときに誰にも気づかれず医療機関へ再受診することができないというリスクがある．そのような場合，経過観察であっても入院するという判断も必要となる．

Advanced：Grouping後のプロブレムについて見解を述べる

最後にカルテ記載を行う．検討したプロブレムリストを記載するが，各グループについて初療医の見解を述べる．診断であればその根拠を，所見であれば鑑別診断をあげる．加えて，ERで行った検査，治療を記載する．入院後に行ってほしいことも記載できればなおよい．この内容はERでの救急車診療の範疇を超えているので，記載方法の詳細はカルテ記載に関する他書に譲ることとする．

以上が内科救急診療の進め方，すなわち「内科救急診療のロジック」である．この行動編と思考編を分けるという方法，特にプロブレムリストを用いた思考編の内容は現段階ではイメージしにくいかもしれない．この考え方に慣れてもらうために，このあとに各論を用意した．各論で具体的な症例を通じてこの思考編のプロセスに慣れていってほしい．また，各論では，これらの進め方の理解を促すためにプロブレムリスト作成の過程を図示している．少しでも理解の助けになればと思う．

文献

1) Tsochatzis EA, Bosch J, Burroughs AK：Liver cirrhosis. Lancet, 383(9930)：1749-1761, 2014.
2) Liou IW：Management of end-stage liver disease. Med Clin North Am, 98(1)：119-152, 2014.
3) Daniels NA：Vibrio vulnificus oysters：pearls and perils. Clin Infect Dis, 52(6)：788-792, 2011.
4) Ulldemolins M, et al：Antibiotic dosing in multiple organ dysfunction syndrome. Chest, 139(5)：1210-1220, 2011.
5) 日本腎臓学会，日本医学放射線学会，日本循環器学会 編：腎障害患者におけるヨード造影剤使用に関するガイドライン2012. 東京医学社, 2012(http://www.jsn.or.jp/guideline/pdf/CIN_2012.pdf).

6) No authors listed：Section 4：Contrast-induced AKI. Kidney Int Suppl(2011), 2(1)：69-88, 2012.
7) Stacul F, et al：Contrast induced nephropathy：updated ESUR Contrast Media Safety Committee guidelines. Eur Radiol, 21(12)：2527-2541, 2011.
8) NSFとガドリニウム造影剤使用に関する合同委員会（日本医学放射線学会・日本腎臓学会）：腎障害患者におけるガドリニウム造影剤使用に関するガイドライン（第2版：2009年9月2日改訂）(http://www.jsn.or.jp/jsn_new/news/guideline_nsf_090902.pdf).
9) Thomsen HS, European Society of Urogenital Radiology(ESUR)：ESUR guideline：gadolinium-based contrast media and nephrogenic systemic fibrosis. Eur Radiol, 17(10)：2692-2696, 2007.
10) 日本腎臓病薬物療法学会：腎機能低下時，最も注意が必要な薬剤投与量一覧(2015改訂26版)(http://jsnp.org/docs/yakuzai_toyoryo.pdf).
11) Levine GN, et al：2011 ACCF/AHA/SCAI Guideline for Percutaneous Coronary Intervention：a report of the American College of Cardiology Foundation/American Heart Association Task Force on Practice Guidelines and the Society for Cardiovascular Angiography and Interventions. Circulation, 124(23)：e574-e651, 2011.
12) Task Force on Myocardial Revascularization of the European Society of Cardiology(ESC) and the European Association for Cardio-Thoracic Surgery(EACTS), et al：Guidelines on myocardial revascularization. Eur Heart J, 31(20)：2501-2555, 2010.
13) Vandvik PO, et al：Primary and secondary prevention of cardiovascular disease：Antithrombotic Therapy and Prevention of Thrombosis, 9th ed：American College of Chest Physicians Evidence-Based Clinical Practice Guidelines. Chest, 141(2 Suppl)：e637S-e668S, 2012.
14) Bhatt DL, et al：Clopidogrel and aspirin versus aspirin alone for the prevention of atherothrombotic events. N Engl J Med, 354(16)：1706-1717, 2006.
15) Diener HC, et al：Aspirin and clopidogrel compared with clopidogrel alone after recent ischaemic stroke or transient ischaemic attack in high-risk patients (MATCH)：randomised, double-blind, placebo-controlled trial. Lancet, 364(9431)：331-337, 2004.
16) Lip GY, Tse HF, Lane DA：Atrial fibrillation. Lancet, 379(9816)：648-661, 2012.
17) Rubin LG, Schaffner W：Clinical practice. Care of the asplenic patient. N Engl J Med, 371(4)：349-356, 2014.
18) Di Sabatino A, Carsetti R, Corazza GR：Post-splenectomy and hyposplenic states. Lancet, 378(9785)：86-97, 2011.
19) Sarnak MJ, Jaber BL：Mortality caused by sepsis in patients with end-stage renal disease compared with the general population. Kidney Int, 58(4)：1758-1764, 2000.
20) Foley RN, Parfrey PS, Sarnak MJ：Epidemiology of cardiovascular disease in chronic renal disease. J Am Soc Nephrol, 9(12 Suppl)：S16-S23, 1998.
21) 秋澤忠男 監，深川雅史 編：透析患者の検査値の読み方 改訂第3版. 日本メディカルセンター，2013.
22) Li PK, et al：Peritoneal dialysis-related infections recommendations：2010 update. Perit Dial Int, 30(4)：393-423, 2010.
23) Cho Y, Johnson DW：Peritoneal dialysis-related peritonitis：towards improving evidence, practices, and outcomes. Am J Kidney Dis, 64(2)：278-289, 2014.
24) Shindo Y, et al：Health-care-associated pneumonia among hospitalized patients in a Japanese community hospital. Chest, 135(3)：633-640, 2009.
25) Mandell LA, et al：Infectious Diseases Society of America/American Thoracic Society consensus guidelines on the management of community-acquired pneumonia in adults. Clin Infect Dis, 44 Suppl 2：S27-S72, 2007.
26) Dial S, et al：Patterns of antibiotic use and risk of hospital admission because of Clostridium difficile infection. CMAJ, 179(8)：767-772, 2008.
27) 前崎繁文，ほか：臨床感染症ブックレット 2巻. 文光堂，2010.
28) Bennett CL, et al：Colony-stimulating factors for febrile neutropenia during cancer therapy. N Engl J Med, 368(12)：1131-1139, 2013.
29) Smith TJ, et al：2006 update of recommendations for the use of white blood cell growth factors：an evidence-based clinical practice guideline. J Clin Oncol, 24(19)：3187-3205, 2006.
30) 日本臨床腫瘍学会：臨床腫瘍学 第3版. p.1136-1150, 癌と化学療法社, 2003.
31) 日本循環器学会，ほか：ST上昇型急性心筋梗塞の診療に関するガイドライン(2013年改訂版)(http://www.j-circ.or.jp/guideline/pdf/JCS2013_kimura_h.pdf).
32) Goodman LR：Felson's Principles of Chest Roentgenology, A Programmed Text 3rd Ed. Saunders, 2006.
33) Carr JJ, et al：Plain and computed radiography for detecting experimentally induced pneumothorax in cadavers：implications for detection in patients. Radiology, 183(1)：193-199, 1992.
34) Harvey RT, Miller WT Jr：Acute biliary disease：initial CT and follow-up US versus initial US and follow-up CT. Radiology, 213(3)：831-836, 1999.

2 ERで必要なスキル

ERでは，種々多様な診断ツールがある．身体診察や血液検査に始まり，心電図，胸部単純X線，腹部単純X線，エコー検査，CT，MRIなど枚挙にいとまがない．

これらの診断ツールのうち，診療の初期段階から活用できるものとして，血液ガスの解釈とエコー検査がある．系統的に学ぶ機会は少なかったかもしれないが，これらを習得することで飛躍的に診療速度を向上させることができる．そのため，この項ではその有用性ついて概説する．

血液ガスの解釈

血液ガスは診断における感度，特異度という観点からは，ほかの検査に見劣りする検査かもしれないが，検体採取後数分以内にその結果を得ることができるという利点がある．その他の血液検査は結果が出揃うまでに1時間程度かかることと比較すると，情報量の少ない診療初期の段階では診療の幅を拡げることができる非常に有用なツールだといえる．そのような血液ガスだが，解釈法を知らないと1つひとつの値を拾い読むだけになってしまうことも多い．血液ガスの結果は以下に紹介するような方法[1〜5]で解釈すると，1つひとつの値を拾い読むだけではみえなかった，裏に潜む病態まで深く推測することができる[*1]．

本書で紹介する血液ガス解釈法は，主に『図解 水・電解質テキスト』[1]に記載してある解釈法を参考に，ほかの文献のエッセンスを加えたものである．同じanion gap（以下，AG）を用いた血液ガス解釈法でも文献によって多少の違いがあるが，本書では**救急の現場でも使用しやすいように，覚えるべきことが少なく，計算が簡単であること**，「**疾患の特定**」よ

[*1] 血液ガス解釈法には，ここで紹介するanion gap（AG）を用いた解釈法以外にもStewart法[6〜9]，Base-excess法[8,10]などの方法もあるが，"疾患の想起"においてはAGを用いた解釈法のほうが有利な面が多いと考えられる．本書の内容は，疾患の想定さえできていない診療の初期段階での使用を念頭に置いているため，AGを用いた解釈法についてのみ説明する．ちなみに，これらの解釈法は，いずれかの方法のみで酸塩基平衡異常を完全に説明できるというものではなく[11]，酸塩基平衡についてそれぞれ別の視点から眺めているものと捉えるべきである．AGを用いた解釈法の血液ガス解釈法は，最大3つの酸塩基平衡異常の合併を（わかりやすく）見いだすことができるという点が強みで，これにより想起する疾患の幅を拡げることができると考えている．一方，ほかの方法の強みもあり，たとえばStewart法は病態の理解・管理に強く，主にICUで使用されることが多い．本書内でAlb値によってAGの値を補正することを強調しているのはStewart法の影響もある[12,13]．本書ではほかの血液ガス解釈法については紙面の関係上説明できないが，もし興味があれば文献6〜10)で勉強をしてみてほしい．酸塩基平衡や電解質についての理解がより深まると思われる．

りも「疾患の可能性の拾いあげ」ができることを重視してあるものを選択した．

　血液ガスの解釈の方法を学ぶ前に，まず血液ガス特有の用語を理解する必要がある．また，次の項でAGを用いた血液ガスの解釈をするために必要な「4つの基準値と3つの公式」を説明する．AGを用いた血液ガス解釈を行うためにこれらは必須となるので，解釈を行うに際し，覚えておいてほしい．

> **血液ガス用語**
>
> - アシデミア
>   血液pH＜7.40の状態のこと．つまり血液のpHが酸性に傾いているということ．
> - アルカレミア
>   血液pH＞7.40の状態のこと．つまり血液のpHがアルカリ性に傾いているということ．
> - アシドーシス
>   血液のpHを酸性に動かす力が働いていること．
> - アルカローシス
>   血液のpHをアルカリ性に動かす力が働いていること．
>
> ＊pHが7.40であっても，アシドーシス（酸性に向かわせる力）とアルカローシス（アルカリ性に向かわせる力）が同時に同程度存在する可能性がある．

1　覚えなければならない"4つの基準値"と"3つの公式"

● 基準値

- pH ……………… 7.40
- $PaCO_2$ ………… 40 mmHg
- HCO_3^- ………… 24 mEq/L
- anion gap（AG）…… 12 mEq/L

● 公　式

①anion gap（AG）＝ Na^+（mEq/L）－ Cl^-（mEq/L）－ HCO_3^-（mEq/L）

　Anion gap（AG）とは，血液ガスで測定されない陰イオンと測定されない陽イオンの差を示しており，正常の状態では12 mEq/L程度のAGが存在するとされている．AGが基準値より上昇すると，乳酸，ケトン体，その他の不揮発性酸などの陰イオンが上昇していると考える．これらは酸性物質であり，AGの上昇は血液を酸性に傾けようとする力が働いている（アシドーシス）と考える．

　血液ガスで測定されない陰イオンの1つに，イオン化アルブミン（Alb^-）がある．健常人では血中Albはおおむね4.0 g/dL程度であり，この程度のAlbが存在するという前提のもとでAGは12 mEq/Lと設定されているので，たとえば低栄養状態などでAlb値が低下していれ

ばイオン化アルブミン（Alb⁻）も減少し，AGは低下する．その場合，仮にその背後で乳酸などのイオンが産生されていても，一見，AGが上昇していないようにみえてしまうことがある．そのため，Albが低い場合は以下の計算式を用いて，イオン化アルブミン（Alb⁻）の低下分を補正してAGを計算するとよい．

補正AG ＝ AG ＋ 2.5 ×（4 － 血中Alb）

② ΔAG ＝ AG － 12

これはAGの増加量を表しており，③の補正HCO_3^-の計算に利用する（ΔAGそのもので何かを判断することはない）．

③ 補正HCO_3^- ＝ HCO_3^- ＋ ΔAG

補正HCO_3^-とは，仮にAGを上昇させる陰イオンの増加がなかったとした場合のHCO_3^-の値である（すなわち，AG上昇性代謝性アシドーシスがなかったらHCO_3^-の値はどんな値になっているかを計算してみたものということである）．AGが上昇しており，Cl^-とHCO_3^-以外の陰イオン（酸性物質）が増加している場合，緩衝作用でHCO_3^-が減少する．そのためAGの増加がなければ，HCO_3^-は実測HCO_3^-にΔAG（AGの増加分）を足した値になるはずである．このとき，補正HCO_3^-の値が24となっていれば，HCO_3^-の変化はAGを上昇させる陰イオンの増加によるものだけであると判断できるが，もしも，補正HCO_3^-の値が酸性に傾いていれば（補正HCO_3^- ＜ 24 mEq/L），AG上昇性代謝性アシドーシスに加えて，AG正常代謝性アシドーシスがあるということがわかる．補正HCO_3^-の値がアルカリ性に傾いていれば（補正HCO_3^- ＞ 24 mEq/L），実はAG上昇性代謝性アシドーシスの裏に代謝性アルカローシスが隠れているということがわかる．

以上を記憶したうえで，以下のAGを用いた血液ガス解釈法に進む．

2 anion gap（AG）を用いた血液ガス解釈法 _{（文献1～5）を参考に作成）}

【1】 pHをみて，アシデミアかアルカレミアか判断する

・pH ＜ 7.40であればアシデミア．
・pH ＞ 7.40であればアルカレミア．

【2】 アシデミア（アルカレミア）の主となる原因が，呼吸性か代謝性か判断する

●アシデミアのとき

・$PaCO_2$ ＞ 40 mmHgであれば，主となる原因は呼吸性アシドーシス．
・HCO_3^- ＜ 24 mEq/Lであれば，主となる原因は代謝性アシドーシス（ただし，この時点ではAG上昇性かAG正常かは判断できず，次の【3】や【4】の項目を経てどちらの代謝性アシドーシスであるか決定する）．

●アルカレミアのとき

- $PaCO_2 < 40$ mmHgであれば,主となる原因は呼吸性アルカローシス.
- $HCO_3^- > 24$ mEq/Lであれば,主となる原因は代謝性アルカローシス.

【3】 AG($= Na^+ - Cl^- - HCO_3^-$)からAG上昇性代謝性アシドーシスの有無を判断する

- AG > 12 mEq/Lであれば,AG上昇性代謝性アシドーシスあり.
  - ＊Albが低いときは,補正AG $=$ AG $+ 2.5 \times (4 - $血中Alb$)$を用いる.

【4】 AGが上昇している場合,⊿AG($=$ AG $- 12$)から補正HCO_3^-($=$ HCO_3^- $+$ ⊿AG)を計算し,補正HCO_3^-を用いてAG正常代謝性アシドーシス,代謝性アルカローシスの有無を判断する

- 補正$HCO_3^- < 24$ mEq/Lであれば,AG正常代謝性アシドーシスの合併あり.
- 補正$HCO_3^- > 24$ mEq/Lであれば,代謝性アルカローシスの合併あり.
- 補正$HCO_3^- = 24$ mEq/Lであれば,合併なし.

【5】 代償式を用いて代償性変化が予測範囲内か確認し,さらなるアシドーシス,アルカローシスの有無を判断する(表Ⅰ-4)

表Ⅰ-4 酸塩基平衡異常に対する生理的代償性変化

pH変化の主因	代償式
代謝性アシドーシス	予測$PaCO_2 = 1.5 \times$ 実測$HCO_3^- + 8$ or 予測$PaCO_2 = $ pHの小数点以下2桁 $\times 100$
代謝性アルカローシス	予測$PaCO_2 = 0.6 \times$ 実測$HCO_3^- + 26$ or 予測$PaCO_2 = $ 実測$HCO_3^- + 15$
呼吸性アシドーシス	＜急性経過＞ 予測$HCO_3^- = 0.1 \times$ 実測$PaCO_2 + 20$ ＜慢性経過＞ 予測$HCO_3^- = 0.4 \times$ 実測$PaCO_2 + 8$
呼吸性アルカローシス	＜急性経過＞ 予測$HCO_3^- = 0.2 \times$ 実測$PaCO_2 + 16$ ＜慢性経過＞ 予測$HCO_3^- = 0.5 \times$ 実測$PaCO_2 + 4$

代償性変化を考えるときは,補正HCO_3^-ではなく実測HCO_3^-を用いて考える.

(文献2, 5)より作成)

I. 総論

【6】 上記の項目で検出された酸塩基平衡異常の、それぞれの原因となる病態を考える（以下の表Ⅰ-5〜10を参照しながら）

● AG上昇性代謝性アシドーシス

表Ⅰ-5 AG上昇性代謝性アシドーシスの主要な原因

- 乳酸アシドーシス（表Ⅰ-6参照）
- ケトアシドーシス*（糖尿病性, アルコール性, 飢餓）
- 腎不全（急性, 慢性含む）
- 中毒（サリチル酸, メタノール, エチレングリコール, パラアルデヒドなど）

＊：ケトアシドーシスの項目に含まれる疾患や中毒の項目に含まれる薬物は、乳酸以外の酸による代謝性アシドーシスもきたすが、さらに乳酸アシドーシスを合併することもある．

（文献2, 4, 5, 14より作成）

表Ⅰ-6 乳酸アシドーシスの主要な原因

type A（低灌流による組織への酸素供給不足）
・ショック（循環血漿量減少性・敗血症性・心原性・閉塞性のすべてを含む） ・心肺停止蘇生後 ・組織循環不全（腸管虚血・四肢の虚血・熱傷・外傷・壊死性軟部組織感染症） ・高度な低酸素血症・一酸化炭素中毒
type B（type A以外の機序のもの）
・糖尿病性ケトアシドーシス* ・中毒（アルコール類, コカイン, シアン） ・薬剤性（メトホルミン・核酸系逆転写酵素阻害剤・サリチル酸・β₂刺激薬など） ・筋肉の過剰運動（けいれん, 激しい運動, 呼吸筋疲労） ・ビタミンB₁欠乏 ・悪性腫瘍（血液腫瘍 ＞ 固形腫瘍） ・肝不全 ・ミトコンドリア病

＊：糖尿病では、ケトアシドーシスに加えて乳酸アシドーシスも合併することがあることが知られているが、機序は不明である[15]．

（文献5, 16〜19より作成）

● AG正常代謝性アシドーシス

表Ⅰ-7 AG正常代謝性アシドーシスの主要な原因

低カリウム血症を合併するもの	高カリウム血症を合併するもの
下痢（ERでの最も主要な原因）	尿細管性アシドーシス（Ⅳ型）
尿細管性アシドーシス（Ⅰ型/Ⅱ型）	Cl⁻を多く含む輸液の大量投与（Kの値はさまざま）
アセタゾラミド	副腎不全
アムホテリシンB	腎不全の初期（Kは正常〜上昇）
尿路変更術後	薬剤（スピロノラクトン, ST合剤, ACE-Ⅰ, ARB, NSAIDsなど）
膵液瘻・腸瘻・胆汁瘻	その他の腎疾患（尿細管障害など）

※太字は特に頻度が高いもの．

（文献2, 5, 14, 20より作成）

◉ 代謝性アルカローシス

表 I-8　代謝性アルカローシスの主要な原因

- 嘔吐，胃管からの胃液の喪失
- **利尿薬**
- **有効循環血漿量の低下**(contraction alkalosis)[*1]
- 鉱質コルチコイド過剰（アルドステロン症とその類縁疾患など）
- 低カリウム血症
- 低マグネシウム血症
- 高カルシウム血症
- アルカリの投与（メイロン®，大量の輸血など）[*2]

※太字は特に頻度が高いもの．
*1：「有効循環血漿量の低下」とは腎臓へ流入する循環血漿量の低下のことである．そのため，実際に体液量が低下している脱水状態の場合もあるが，高度な心不全で腎臓への血流を送り出せない場合もある．診察で体液量を評価したうえで輸液を行うかを判断する必要がある[21]．
*2：アルカリの投与だけではアルカローシスは持続しない．なんらかの腎臓からのHCO$_3^-$排泄障害（腎機能障害やほかの代謝性アルカローシスの原因となる病態）を合併している[22,23]．

（文献2, 4, 5, 21〜25）より作成）

◉ 呼吸性アシドーシス

表 I-9　呼吸性アシドーシスの主要な原因

- **意識障害**（中枢神経疾患や薬剤など原因はさまざま）
- 気道閉塞
- 呼吸筋疲労・神経筋疾患に伴う筋力低下
- **慢性閉塞性肺疾患（COPD）**
- 拘束性換気障害（胸郭の外傷・骨格異常，肺水貯留，急性呼吸促迫症候群〔ARDS〕）
- 高度な肥満

※太字は特に頻度が高いもの．
呼吸性アシドーシスに対して，pHの補正のために炭酸水素ナトリウム（NaHCO$_3$）を投与すると呼吸性アシドーシスが増悪するため禁忌である．

（文献2, 5, 26）より作成）

◉ 呼吸性アルカローシス

表 I-10　呼吸性アルカローシスの主要な原因

・不安	・サリチル酸中毒[*2]
・疼痛	・肝不全
・発熱（敗血症）	・甲状腺機能亢進症
・低酸素血症[*1]	・妊娠

*1：肺炎や肺水腫などの疾患は，病初期には呼吸性アルカローシスを呈する．その後，病勢が進行し，意識障害が生じた場合や呼吸筋疲労が起こった場合に呼吸性アシドーシスへと移行する．
*2：原因がよくわからない「AG上昇性代謝性アシドーシス ＋ 呼吸性アルカローシス」に遭遇したら，サリチル酸中毒と敗血症をまず疑う[4]．

（文献2〜5, 27）より作成）

I. 総論

　前述のように解釈すれば，呼吸性アシドーシスと呼吸性アルカローシスのいずれか，AG正常代謝性アシドーシスと代謝性アルカローシスのいずれか，そしてAG上昇性代謝性アシドーシス，の**最大で3つの酸塩基平衡異常**を拾いあげることができる．

　この解釈法で血液ガスから病態を推測できるようになり，診療の初期段階で敗血症を疑うことができたり，中毒の存在を疑うことができたりすれば，問診時に，より詳細かつ適切な質問ができる可能性がある．また，生化学などの血液検査の結果を待つことなく，治療や診断的検査に取りかかることができることさえある．

　覚えることも多いため，血液ガスは難しいという印象をもってしまうかもしれないが，最初は上記の解釈法を書いたノートなどをポケットに忍ばせ，症例ごとに繰り返し使っていくことで徐々に覚えていってほしい．

　本書の後半の「各論」でも全症例（シナリオ）に血液ガスの検査結果を載せているので，それらの解釈をしながら血液ガスの解釈手順を身につけてほしい．

　症例の途中で血液ガスの解釈についての解説を載せると書面が読みにくくなり，会話の流れが途切れてしまうため，本文では解釈結果のみを載せ，各症例の終わりに具体的な解釈と解説をまとめて掲載している．ひとまずは解釈結果のみを見て本文を読み進めて，あとから血液ガスの振り返りをしたり，症例の本文を読みながら腕試しとして自力で解釈し，あとで模範解釈と照らし合わせてみるなど上手く活用してほしい．

エコー検査

ERで必要なスキルのもう1つは，エコー検査である（→ Mini Lecture）．近年，ERにおけるエコー検査の重要性が取り上げられている．侵襲性もなく，ベッドサイドで行うことができ，リアルタイムに検査結果を確認できるという点で，身体診察と通じるものがあり，特に診察ブースから安易に移動させることができないショック状態の患者の診療において，非常に有用と考えられる．

海外ではRUSH (Rapid Ultrasound in SHock) examと銘打って，ER診療で体系的にエコーを活用しようという試みも行われている[28, 29]．RUSH examのほかにもUHP protocol (Undifferentiated Hypotensive Patient protocol)[30] やACES protocol (Abdominal and Cardiac Evaluation with Sonography in Shock protocol)[31]，Jonesらのprotocol[32] などが，ERでの状態不安定な患者に行うエコー検査のプロトコルとして開発されている．これらのプロトコルの中でRUSH examが最も扱う疾患の範囲が広いため，ここではRUSH examの概要を紹介する．

まず，以下にRUSH examとそれにかかわるエコー検査の要点を概説し，最後に本書で提案する診療法（ロジック）におけるPrimary surveyでのエコー検査の活用法について述べる．

Mini Lecture

プローブの種類（図Ⅰ-7）

エコーには複数のプローブがあり，目標とする臓器の体表からの深さに合わせてプローブの種類を選択する．ERにおけるエコー検査で使用するものは以下の3種類が主となる．

コンベックス(a)とセクタ(b)は体表から深い部分，リニア(c)は体表から浅い部分の観察に適している．大まかにはコンベックスで腹部臓器，セクタで心臓・大血管，リニアで肺・体表血管を見るという認識でよい．

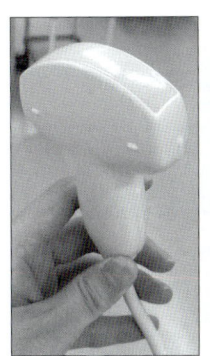

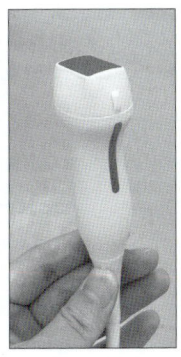

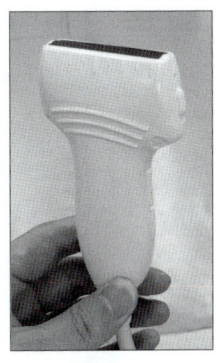

a コンベックス　**b** セクタ　**c** リニア
図Ⅰ-7　プローブの種類

I. 総論

1 RUSH examのエッセンス

　エコー検査の内容をPump（心臓のポンプ機能），Tank（血管内容量），Pipe（血管系の異常）の3つのStepに分けて考える（表I-11）．例として，RUSH examの考え方に基づいたショック患者へのエコー操作の流れを図I-8に示す．

表I-11　RUSH examの検査項目

Pump	Tank	Pipe
・心嚢液の有無 ・左心室の全体的な収縮力 ・左心室径と右心室径の比較	・下大静脈径と呼吸性変動 　（内頸静脈径と呼吸性変動） ・胸水・腹水の有無 ・気胸の有無 ・肺水腫の有無	・腹部大動脈瘤の有無 ・大動脈解離の有無 ・深部静脈血栓症の有無

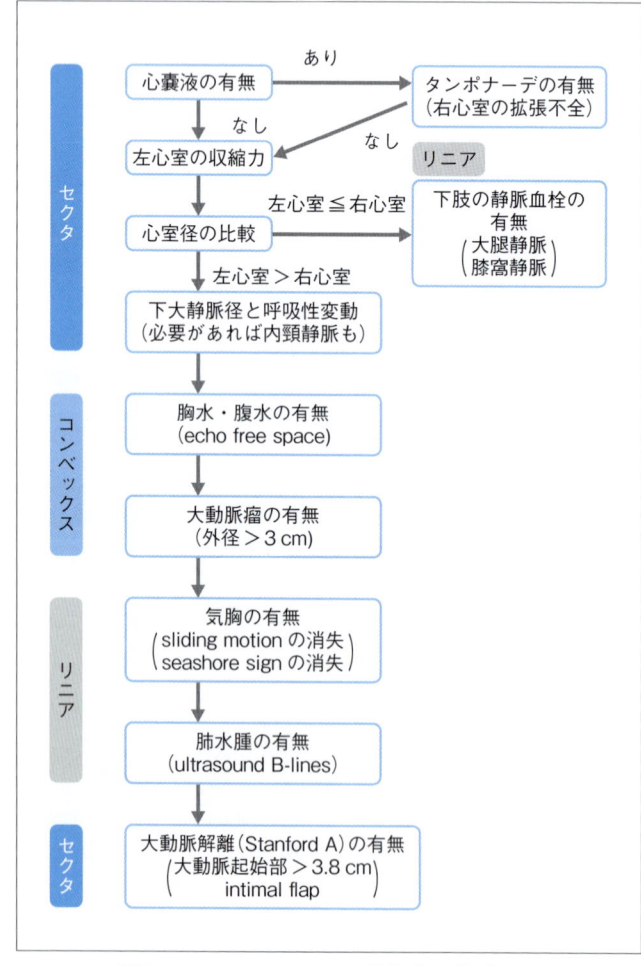

図I-8　RUSH examの考え方に基づいたショック患者へのエコー操作の例

34

1 » Pump

Pumpでは心嚢液の有無，左心室の全体的な収縮力，左心室径と右心室径の比較を行う．

まずRUSH examにおいて，施行できるようになっておくべき心エコー検査のwindow & viewとして取り上げられているものは，傍胸骨左縁からの**左心室長軸像**と**左心室短軸像**，**心尖部からの四腔像**，**心窩部からの四腔像**であり，これらの中から，見たいものや被検者の体型や状況などに合わせてwindow & viewを選択する（心エコーを当てる部位を図Ⅰ-9に示す）．

左心室長軸像（図Ⅰ-10）は，傍胸骨左縁の肋間（第3～第4肋間であることが多い）でプローブのインデックスマーク（側面についている突起のこと）を被検者の右肩方向に向けると描出できる．

左心室短軸像（図Ⅰ-11）は，左心室長軸像を描出している状態で，プローブの位置は動かさず90°時計回りに回転させる．短軸像を描出できたら，プローブを（スライドさせるのではなく）上下に倒すことで左心室全体を順次見ていく．

心尖部からの四腔像（図Ⅰ-12）は，心尖拍動のある部位でプローブのインデックスマークを，3時方向（つまり向かって右方向）に向けると描出できる．心尖部からの四腔像は左側臥位をとると描出しやすい．四腔像は心尖部と心窩部から描出でき，心尖部から描出するほうが望ましいとされているが，左側臥位がとれない場合や，肺気腫がある場合，胸壁が厚い場合などは心尖部から上手く描出できないことがある．その際は，心窩部から同様にアプローチすると描出できることがある．心窩部からの四腔像（図Ⅰ-13）は，（腹部診察のときのように）膝を立てた仰臥位をとり，胸骨剣状突起の直下にプローブのインデックスマークを3時方向（つまり向かって右方向）に向けて当て，頭側に（つまり心臓を見上げるように）プローブを倒すと描出できる（描出できない場合はそのまま左肩方向にプローブを向けるとよい）．心尖部アプローチと心窩部アプローチを，状況に応じて使い分けることができるようになっておくとよい．

以上，簡単にではあるが，心エコー検査の各window & viewの描出法について説明した[33]．とっつきにくいイメージのある心エコー検査だが，実際に当てて経験を積むことでコツがつかめてくるので，積極的にエコーを行ってみてほしい．

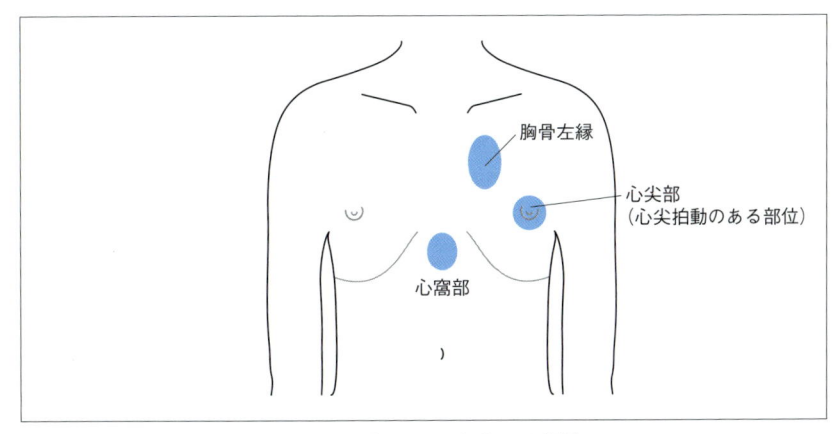

図Ⅰ-9 心エコーを当てる部位

Ⅰ. 総論

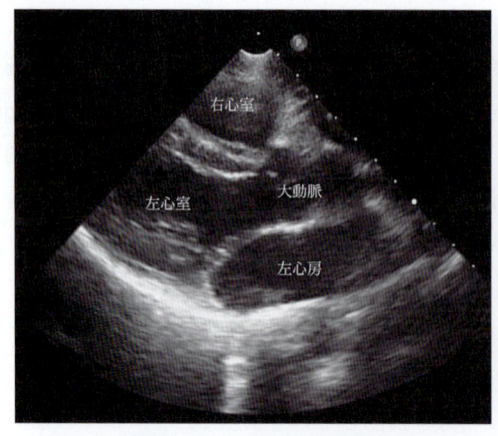

図Ⅰ-10 左心室長軸像

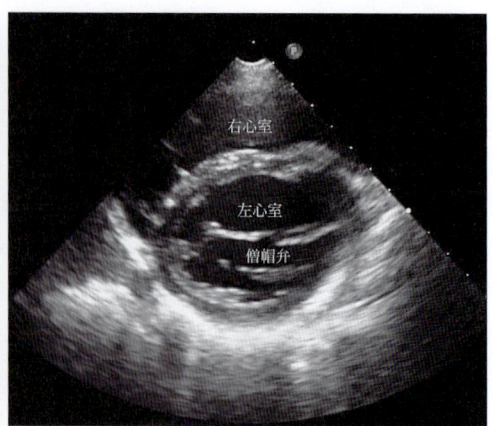

図Ⅰ-11 左心室短軸像

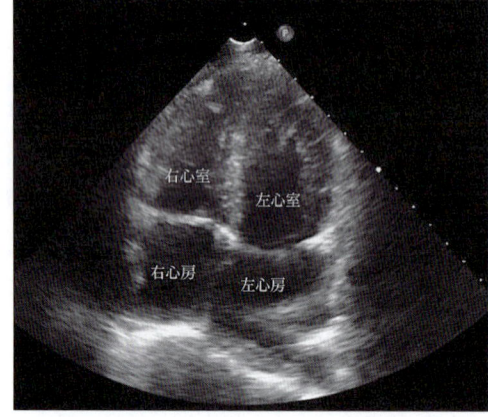

図Ⅰ-12 心尖部からの四腔像

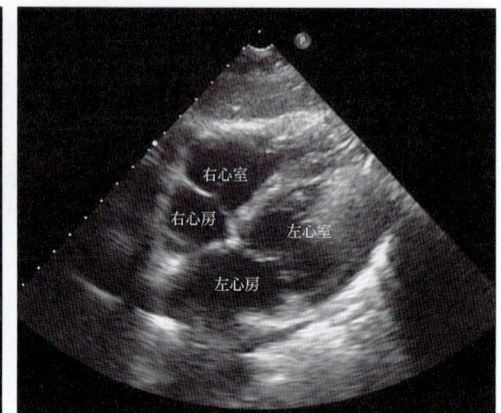

図Ⅰ-13 心窩部からの四腔像

⊙心囊液の有無とタンポナーデ

- 用いるプローブ：セクタ（心窩部からコンベックスでも可能）
- 推奨されるwindow & view：どのwindow & viewでも可能
- ポイント

　心囊液の描出は，どのwindow & viewでも可能である．たとえば傍胸骨左縁からの左心室長軸像での観察中，**心臓の外周にecho free spaceを認める**場合，それが心囊液である．

　体液貯留の一症状として心囊液貯留をきたすこともあるが，さまざまな疾患の結果として二次性の心囊液貯留をきたすこともあるため，心囊液貯留を見たときはこれらの鑑別を要する（表Ⅰ-12）．

　心囊液の貯留を認めた場合，続いて**タンポナーデの有無を確認する．心囊液の貯留＝心タンポナーデとはならない．**心タンポナーデというには，心囊液の貯留に加えて，低圧系である右心系の拡張不全（≒拡張期になっても右心室が拡張しない所見）を確認する必要がある．そして右心室の拡張不全があれば，下大静脈の呼吸性変動も消失していることが多い．これらの所見を伴う心囊液の貯留があれば心タンポナーデ（図Ⅰ-14）と判断し，緊急心囊穿刺を行う．

表 I-12 心嚢液貯留の鑑別診断

感染性
• ウイルス(特にエコー・コクサッキー)
• 細菌(特に結核に注意)
• 真菌・寄生虫(まれ)

非感染性
• 膠原病
• 心膜障害(心筋梗塞後など)
• 悪性腫瘍(主に転移)
• 代謝性(粘液水腫・尿毒症)
• 外傷(医原性も含む)
• 放射線照射
• 薬剤性(プロカインアミド・ヒドララジン・イソニアジド・フェニトイン・ペニシリン・抗がん剤・免疫抑制剤など)
• 循環動態性(心不全・低アルブミン血症・肺高血圧)

(文献34)より作成)

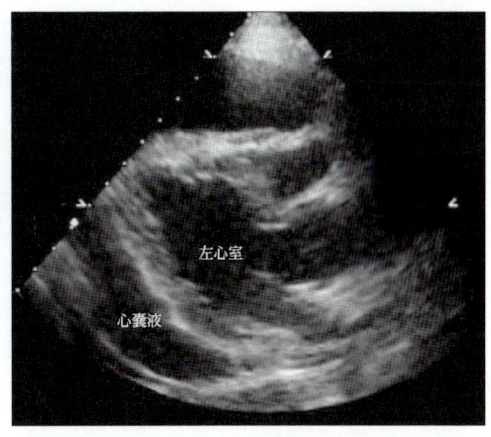

図 I-14 心嚢液の貯留
傍胸骨左縁からの左心室長軸像(心タンポナーデの症例).
(提供:広島市立安佐市民病院臨床検査部 二宮信雄 氏)

● 左心室の全体的な収縮力と局所的な壁運動異常

• 用いるプローブ：セクタ

• 推奨される window & view

　左心室の全体的な収縮力：傍胸骨左縁からの左心室長軸像

　局所的な壁運動異常：傍胸骨左縁からの左心室短軸像

• ポイント

　細かな左室駆出率(ejection fraction)の測定はこのRUSH examでは不要とされている．つまり，「パッと見た」印象，目算でよいということになる．**ERでの判断に必要となる範囲の心収縮力の評価については，目算による評価で十分と考えられている**[35, 36](左室駆出率が不要な概念というわけではなく，ERの初療において，その後の初療内容が変わるかどうかという観点においては目算で十分という意味である).

> ➡ **目算で左心室の収縮が良好(いわゆる"よく動いている")と考えられる所見(図 I-15)**
> ①心室壁が一様に同期して動き，収縮期に向かい合う心室壁が接触する(kissing sign)
> ②拡張期に僧帽弁前尖が心室中隔に接触する

　上記の所見を参考にして左心室の全体的な収縮力を評価する．収縮力が悪ければ，「大量輸液をすると肺水腫になりやすい」，「輸液負荷しすぎると肺水腫をきたすと予想されるので(血圧が低い場合の)昇圧剤の使用の閾値を低くするべき」とか，過収縮であれば「血管内容量が少ない状況である」などと判断する．

　このような全体的な収縮力は原則的には傍胸骨左縁からの左心室長軸像で観察する(判断に迷う場合には四腔像や左心室短軸像も追加し，総合的に判断する)．Mモードを使うことができるならば，収縮と拡張の様子を経時的に観察できるのでこれらの所見を確認しやすい．

Ⅰ. 総論

a 収縮期　　　　　　　　　　　　　　　**b** 拡張期

僧帽弁前尖が心室中隔に接触

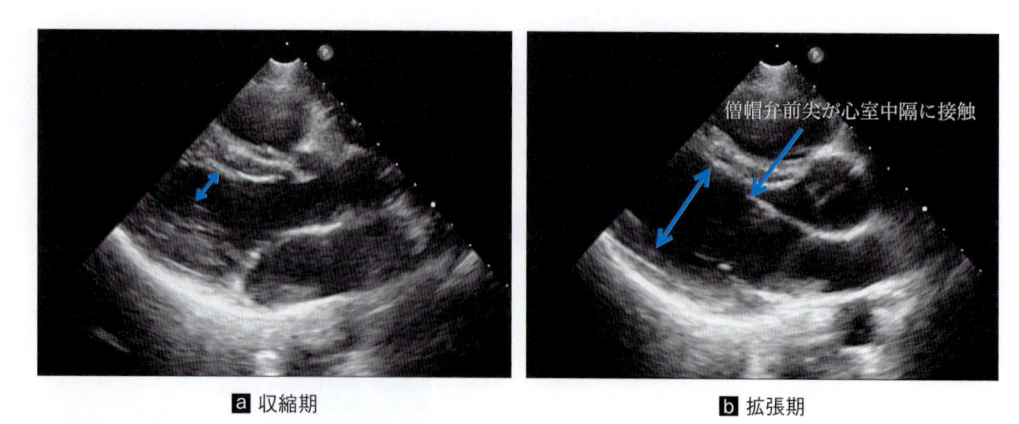

図Ⅰ-15　左心室の収縮力が良好な例
収縮期と拡張期で内腔径の差が著しい場合（内腔がほとんどなくなるように見えることさえある）や，拡張期に僧帽弁前尖が心室中隔に接触するような場合，「収縮力はよい」と判断できる．

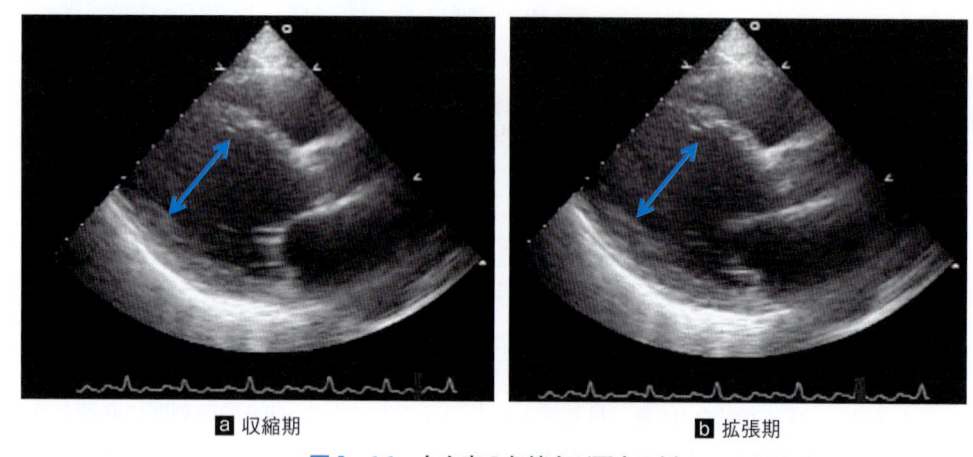

a 収縮期　　　　　　　　　　　　　　　**b** 拡張期

図Ⅰ-16　左心室の収縮力が不良の例
収縮期（a）と拡張期（b）で心臓の内腔径がほとんど変化していなければ，「収縮力は悪い」と判断できる．
（提供：広島市立安佐市民病院臨床検査部　二宮信雄　氏）

　局所的な壁運動異常に関しては，傍胸骨左縁からの左心室短軸像で観察することが多い．これも目算で評価するが，正確な評価を行うためにはより多くの経験が必要である．非循環器医はまずは全体的な収縮力を評価することができれば十分と思われる（図Ⅰ-15, 16）．

◉右心室径と左心室径の比較

- 用いるプローブ：セクタ
- 推奨されるwindow & view
　　どのwindow & viewでも可能（できれば心窩部からの四腔像以外のほうが正確）
- ポイント
　　左心室と右心室を比較した場合，通常は左心室のほうが大きい．**目安としては右心室径/左心室径＝0.6程度（右心室径：左心室径＝0.6：1.0）といわれている**[37, 38]．右心室径/左

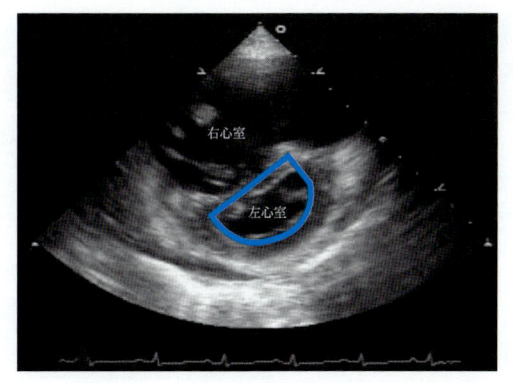

図Ⅰ-17　肺血栓塞栓症のD-shape
右心室が左心室を圧排することにより，左心室短軸像
で左心室が"D"のような形に変形されている所見．
（提供：広島市立安佐市民病院臨床検査部　二宮信雄 氏）

心室径 ≧ 1.0のように右心室と左心室の大きさが逆転する場合は，なんらかの右室負荷がかかる病態が存在することを示す[37,38]．また，通常は，心室中隔は高圧系の左心室側から低圧系の右心室側へ向かって押されているが，これが逆に右心室から左心室へ押されて見えることがある（septal flattening[39]やD-shapeと呼ばれる）．これも同様に右心系に負荷がかかる病態が存在することを示す．これらの所見を示す典型的な急性期疾患として，肺血栓塞栓症（特に肺動脈主幹部の塞栓）などがある（図Ⅰ-17）．肺血栓塞栓症は非常に診断が難しい疾患と知られている．肺血栓塞栓症の重症例では，バイタルサインの高度な異常を認めていることも多く，造影CTまで行き着くのが難しい場合もあるので，ベッドサイドですぐにできる手技であるエコー検査で，肺血栓塞栓症を強く疑うことができるという点で，この所見は非常に有用である．

　右心室径の拡大に右室壁の肥大を伴っている場合は慢性的な変化である可能性があるが，肺血栓塞栓症は見逃すと生命にかかわるため，仮に壁肥大を伴う右心室の拡大であってもその可能性を安易に否定しないことが重要である．

2 » Tank

Tankでは下大静脈（内頸静脈），胸水・腹水，気胸，肺水腫の評価を行う．

◉下大静脈径と呼吸性変動

- 用いるプローブ：セクタ，もしくはコンベックス
- ポイント

プローブを心窩部（胸骨剣状突起の直下）に長軸方向に（すなわち縦向きに）当てる．そこから被検者の右側に向かってプローブを移動させると右心房に流入する下大静脈（長軸像）が描出できる．近傍に大動脈もあり，下大静脈と間違いやすいが，大動脈は比較的壁が厚いこと，拍動をすること，圧迫してもほとんど変形しないことなどが鑑別点となる．また，解剖学的に大動脈は下大静脈より左側にあるため，血管が2本描出できれば被検者の右側

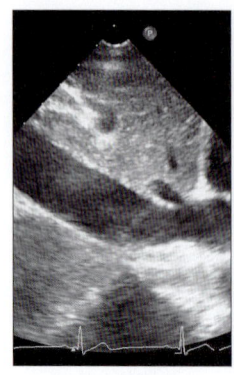

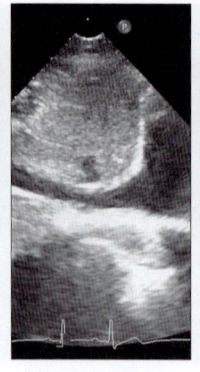

a 下大静脈（呼気）　**b** 下大静脈（吸気）

図Ⅰ-18　健常成人の下大静脈（長軸像）
吸気時に呼気時の50％以下に虚脱している．

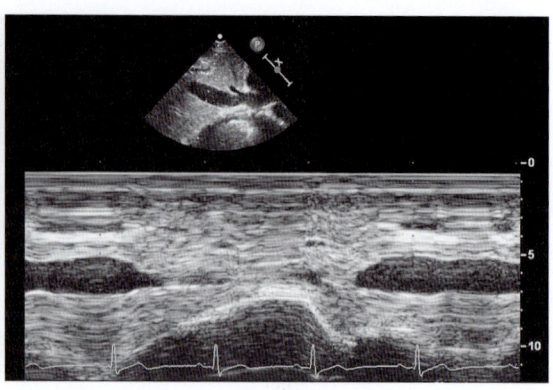

図Ⅰ-19　下大静脈（Mモード）
図Ⅰ-18のMモードの画像．Mモードにすると呼吸性変動の様子がわかりやすい．

にあるほうが下大静脈である．このようにして心窩部から描出した下大静脈の径（最大径と最小径）と呼吸性変動について評価を行う（図Ⅰ-18）．呼吸性変動の評価には虚脱率を用いる［虚脱率＝（最大径－最小径）／最大径とする］．下大静脈径は右心房から2cmの距離の部位で測定する[29,40]（本書では，下大静脈径の測定部位はRUSH examの推奨に準ずる）．これらの下大静脈径や呼吸性変動についても，Mモードを使うと直感的にわかりやすい（図Ⅰ-19）．

描出に際する注意点として，下大静脈の長軸像だけを見て評価すると下大静脈の辺縁部の断面を見て評価してしまい，径が小さく評価されてしまう恐れがある．そのため，下大静脈について評価を行うときは，長軸像と短軸像の両方で下大静脈を確認したり，長軸像でもプローブを左右に動かしたりして下大静脈の中心部を描出できていることをしっかり確認したうえで評価を行うようにする．

また，下大静脈についての評価は自発呼吸の場合と陽圧換気の場合では分けて考える必要がある．自発呼吸下（陰圧換気）では下大静脈径は呼気時に最大となり，吸気時に最小となる．陽圧換気下では逆になり，呼気時に最小となり，吸気時に最大となる．

呼吸性変動の程度と中心静脈圧（central venous pressure：CVP）は相関するといわれており，表Ⅰ-13のように推定できると知られている．

ところが，中心静脈圧や右心房圧は輸液に対する反応性と相関は低いということが示され[43]，下大静脈径も同様に輸液反応性の評価には不適であると考えられるようになった[44]（expert opinionではあるが，下大静脈径について表Ⅰ-14のように扱うとよいという意見もある[45]）．

一方，動的パラメーターである下大静脈の呼吸性変動の場合は，輸液に対する反応性と中等度ではあるが相関があるとされている[46]．ある研究では，自発呼吸下での下大静脈の虚脱率≧40％という所見は，輸液反応性ありという診断に対して，感度70％，特異度80％，陽性尤度比3.5，陰性尤度比0.375であったと報告されている[47]．

表Ⅰ-13 下大静脈径による中心静脈圧の推定値

基　準	中心静脈圧
下大静脈径 ≦ 2.1 cm ＋ 虚脱率 ＞ 50 %	0〜5 mmHg
下大静脈径 ＞ 2.1 cm ＋ 虚脱率 ＜ 50 %	10〜20 mmHg
上記以外	5〜10 mmHg

これらは仰臥位の受動呼吸下で測定した下大静脈径のデータをもとにして作成されていることに注意．

（文献41, 42）より作成）

表Ⅰ-14 ショック時の下大静脈径の評価（自発呼吸がある場合）

下大静脈径	輸液反応性
＜ 1 cm	ありと予想される
＞ 2.5 cm	なしと予想される
1〜2.5 cm	ほかの指標を参考に

（文献45）より作成）

　つまり，下大静脈の評価のみで体液量や輸液反応性を判断することはできないが，下大静脈径や呼吸性変動をその他の病歴や所見と合わせて用いれば参考になる可能性があるといえる．

　また，下大静脈の呼吸性変動は，単回の測定だけでなく診療経過に応じた経時的変化を追う目的でも使用することができる（例：下大静脈の虚脱率が高かったので輸液負荷を行った．輸液が500 mL投与終了した時点で再度下大静脈径と虚脱率の評価を行い，さらなる輸液負荷が必要か評価する，など）．

◉内頸静脈

- 用いるプローブ：リニア
- ポイント

　頸部を触診し，総頸動脈の拍動を触知する部位にプローブを短軸方向に（すなわち横向きに）当てると2つの血管が目立って見える．このうち，圧迫によって虚脱するほうが内頸静脈である（解剖学的には内頸静脈は総頸動脈の前外側を走行するとされることも参考にする）．

　頭部を30°挙上させた状態で内頸静脈を長軸像で描出し，内頸静脈が虚脱しはじめる位置を探す．つまり，身体診察で内頸静脈の拍動として見ているものをエコーで描出するということである．「胸骨角から内頸静脈が虚脱しはじめる位置までの高さ ＋ 5 cm ＝ 中心静脈圧」とされている[48]．

　RUSH examでは下大静脈の評価の補助として利用するとされているが，実際のERの現場ではあまり使用場面はないかもしれない（体液量・右心負荷評価目的ではあまり使用しないが，中心静脈路確保目的ではしばしば利用する）．

◉ 胸水・腹水

- 用いるプローブ：コンベックス（セクタでも可能）
- ポイント

　この描出法は，すなわちJATECなどのコースでいうFAST（Focused Assessment with Sonography for Trauma）[49]と同様である．

　Morrison窩（肝腎境界部），**脾臓周囲**，**Douglas窩**（膀胱直腸窩もしくは子宮直腸窩）の3ヵ所で腹水の有無を確認する（図Ⅰ-20）．Morrison窩を見る際に**右横隔膜上**の胸水も確認し，脾臓周囲を見る際に**左横隔膜上**の胸水も確認する．

　胸水・腹水は胸腔もしくは腹腔内のecho free spaceとして描出される（図Ⅰ-21）．胸水・腹水を見たとき，外傷の場合は「FAST陽性 → 出血 → 循環血漿量減少」とシンプルに考えても問題はないが，内科救急の場合はさまざまな病態が予想される．心不全や腎不全などの基礎疾患による胸水・腹水貯留であれば，浮腫などと同様に体液量過剰を示す所見である場合が多いが，基礎疾患により胸水・腹水はあるものの，消化管出血や感染症などの急性期疾患の合併により循環血漿量は減少している場合もある．さらに，内科救急でも肝細胞癌破裂や特発性脾破裂などのように外傷以外の原因で腹腔内出血をきたしている場合もある．そのため，病歴やほかの所見も参考にして評価を行うことが重要になる．

　また，肺炎で胸水を認めたときには膿胸の合併について評価が必要になったり，腹水がある状態で発熱を認めたときには特発性細菌性腹膜炎の可能性を検討する必要性があるなど，内科救急ではさまざまな場面で胸水・腹水の有無の評価が必要となる．

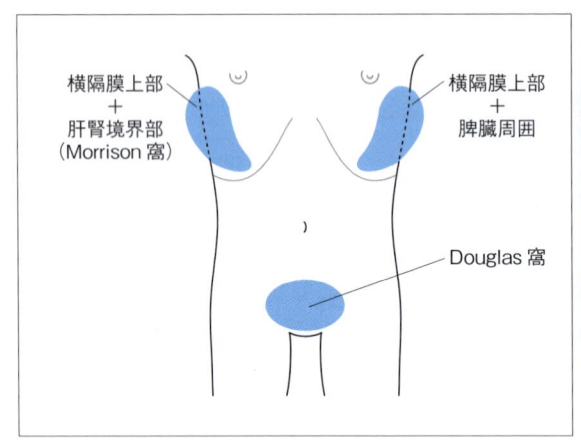

図Ⅰ-20　胸水・腹水の検索時にプローブを当てる部位
当てる部位は，側面〜背面．

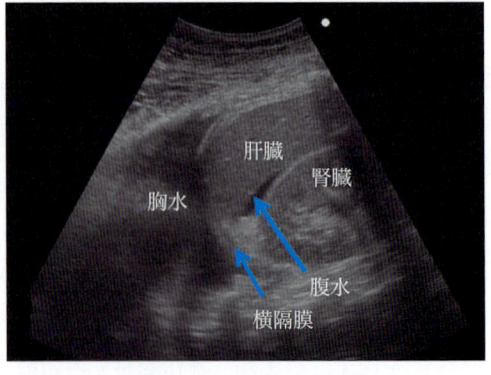

図Ⅰ-21　胸水・腹水
右側胸部にプローブを当てたところ，肝腎境界部（Morrison窩）にecho free spaceを認めた（少量の腹水）．また，肝臓の頭側に横隔膜が高輝度エコー（白いライン）で見える．そのより頭側にもecho free spaceを認めた（これは横隔膜より上方なので胸水）．

◉ 気　胸

- 用いるプローブ：リニア（セクタでも可）
- ポイント

　Bモードにおけるsliding motionの有無とMモードにおけるseashore signの有無を探す．

　仰臥位で鎖骨中線上第2～第4肋間にプローブを長軸方向（すなわち縦向きに）に当てる．そこを起点にBモードとMモードで評価する．順次，上下左右にプローブを移動させる（一点での観察で判断するのではなく，胸の全体を観察し，判断するということである）．

　健常肺では，Bモードで胸膜下に呼吸に応じて肺実質が動く様子がわかる．これがsliding motionである（図Ⅰ-22a）．Mモードでは肺実質が砂状に見え，軟部組織が横しまのバーコード状に見える．そのため，胸膜を境に砂浜の波打ち際（軟部組織が海の波，肺実質が砂浜）のように見え，これをseashore signと呼ぶ（図Ⅰ-22b）．これらのsliding motionの消失やseashore signの消失は気胸を示唆する所見である．

　また，エコー検査で気胸の所見を見つけたら，そこから胸壁に沿って背側へプローブをずらしていくと，seashore signが残存する部位と消失している部位の境界が見えることがある．ここをlung pointと呼び，lung pointを特定することができれば気胸の診断はより確かなものになる[50, 51]．

　一方，Bモードでultrasound B-lines（後述，p.45の図Ⅰ-24）が見える場合，気胸の可能性は低いと考えられる．

　使用するプローブは，sliding motionやseashore signの消失についてはリニアがわかりやすいが，ultrasound B-linesの有無についてはセクタのほうが深部まで観察できるのでわか

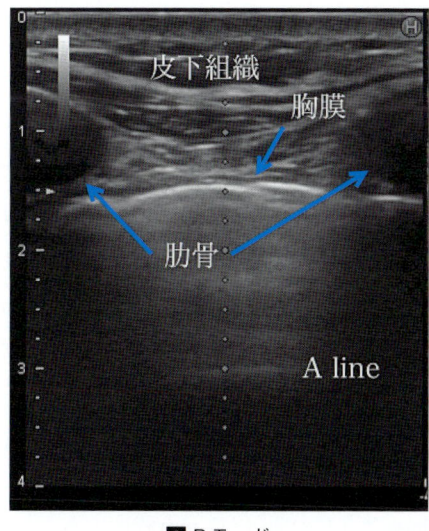

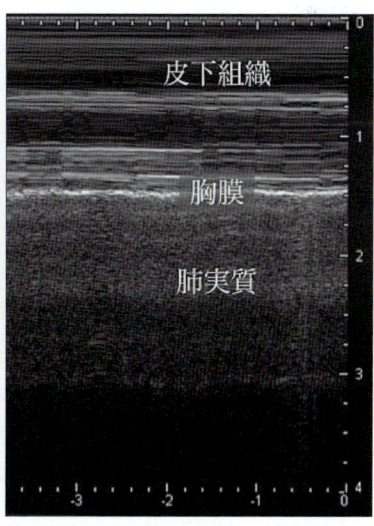

a Bモード　　**b** Mモード

図Ⅰ-22　健常肺エコー

A lineは，胸壁と胸膜の距離と等間隔に出る白いアーティファクトのことである．健常肺と気胸のいずれでも見えることがあり，現時点ではこれだけでは診断的意義はないとされている．

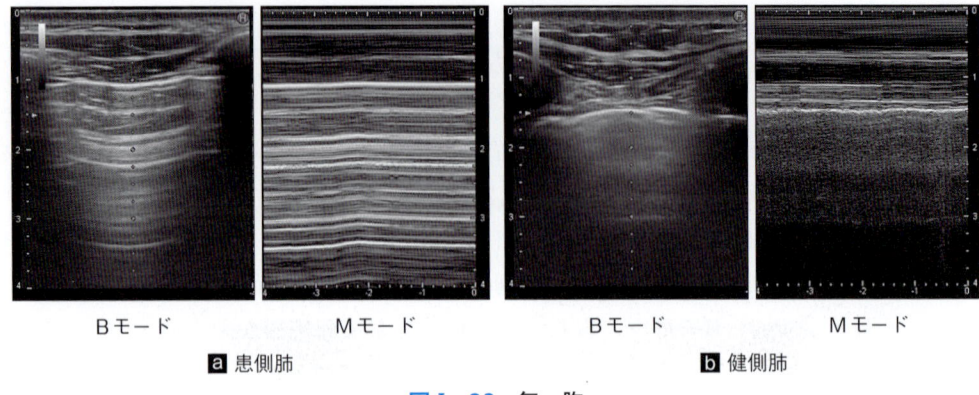

I. 総論

図I-23 気胸
a 患側肺 b 健側肺
患側肺では，Bモードで肺実質の呼吸性変動（sliding motion）が消失している．Mモードではseashore signが消失している．

りやすい[52]．筆者らは，まずリニアで各検査を行い，ultrasound B-linesの有無の評価の際に，より深部まで検索が必要と判断した場合（＝正常アーティファクトとの鑑別が必要な場合），セクタに持ち替えるようにしている．

気胸（図I-23）の診断において，肺エコーは仰臥位の胸部単純X線写真よりも優れているという研究が多数報告されている[53〜55]．ただし，仰臥位X線写真とエコー検査のいずれも特異度は高く，これらで気胸を示唆する所見を認めれば気胸の診断に至るが，その一方で，感度はいずれもあまり高くないため，これらだけで気胸の除外はできないということは覚えておくとよい（気胸の診断のgold standardは胸部CTである）．

⊙ 肺水腫

- 用いるプローブ：セクタ（リニアでも可）
- ポイント

気胸の描出と同様にプローブを当て，Bモードで ultrasound B-lines を探す．Ultrasound B-linesとは，胸膜から肺内部へ向かって線状・扇状に長くのびる高輝度エコーの所見である（図I-24）．健常肺でも胸膜から高輝度エコーが出ることがあるが，この場合は胸膜から数cm程度で消失する．Ultrasound B-linesは，はるかに深くまで続く高輝度エコーである．肺水腫の診断においては，1つの肋間から4本以上のB-linesが伸びている場合に有意とすることが多い[36,56]（ただし，このultrasound B-linesは，聴診や胸部X線写真が撮影できる環境ではあまり有用ではないかもしれない）．

また，ultrasound B-linesは，間質の浮腫を表しているというだけにすぎず，肺水腫に特異的なものではない（肺炎などでも陽性となることがある）．ちなみに，B-linesが間質の浮腫を表す場合は，（胸膜のレベルでの）B-linesどうしの間隔が7mm程度であるとされている[57]．

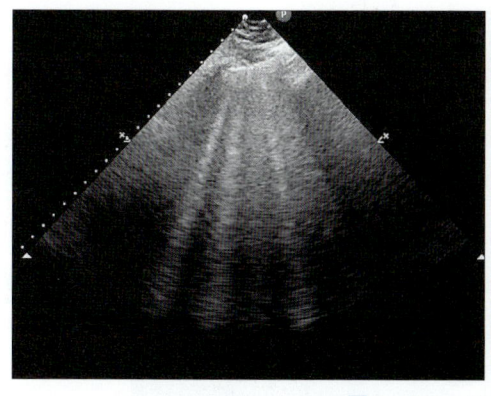

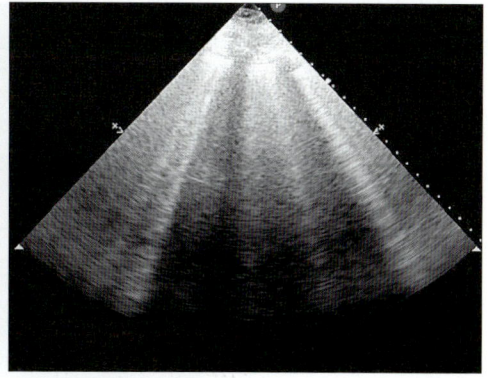

図 I-24 ultrasound B-lines

胸膜から複数本の高輝度エコーがまっすぐ伸びている(これらは呼吸に伴い移動する).

3 » Pipe

Pipe では腹部大動脈瘤の有無, 大動脈解離の有無, 下肢の深部静脈血栓の有無の評価を行う.

◉ 腹部大動脈瘤

- 用いるプローブ:コンベックス(セクタでも可能)
- ポイント

プローブを心窩部の短軸方向に(すなわち横向きに)当て, 腸管ガスを避けるように軽く力を入れながら心窩部から臍部に向かってプローブを滑らせて大動脈瘤を検索する(下大静脈との鑑別法は, p.39を参照).

大動脈径は外径を測定する(内径を測定すると, 壁在血栓などによって径を少なく見積もってしまう恐れがあるため).

外径 > 3 cm で腹部大動脈瘤とする. 特に外径 ≧ 5 cm の瘤は破裂率が高い[58].

腹部大動脈瘤に対するエコー検査の診断性能は, ほかのモダリティとほぼ同等と報告されており[59], 腹部大動脈瘤を疑った場合, スクリーニングとしてエコー検査を行ってみる価値はある. ただし, 腹部大動脈瘤が後腹膜に破裂した場合, エコー検査では後腹膜出血の評価が難しいため, 瘤が破裂したかどうかの判断には造影 CT を撮影する必要がある.

◉ 大動脈解離(Stanford A)

- 用いるプローブ:セクタ
- 推奨される window & view

　　大動脈起始部:傍胸骨左縁からの左心室長軸像

　　解離した内腔:胸骨上窩からの大動脈長軸像

- ポイント

大動脈起始部の拡大(> 3.8 cm) と **解離した内膜(intimal flap)** を探す.

大動脈起始部の拡大は傍胸骨左縁からの左心室長軸像で観察し, 解離した内膜(intimal

I. 総論

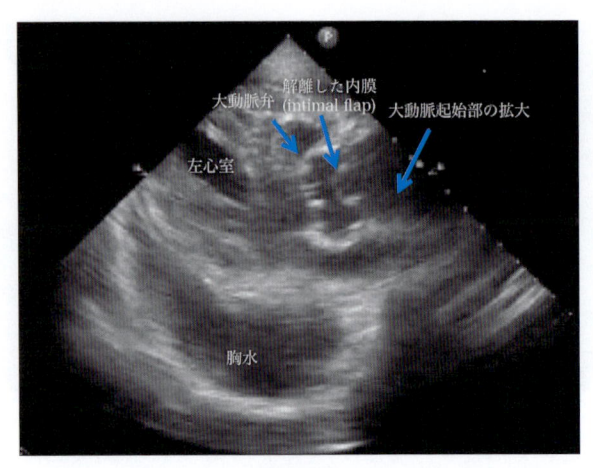

図 I-25　大動脈解離（Stanford A）
傍胸骨左縁からの左心室長軸像．
（提供：広島市立安佐市民病院臨床検査部　二宮信雄 氏）

flap）は胸骨上窩から尾側方向を見下ろすように描出する大動脈長軸像で観察する（図 I-25）．

　胸部の大動脈解離に対する経胸壁エコーの感度は，CTや経食道エコーに劣り，経胸壁エコー検査だけでは大動脈解離を除外できない[60,61]．ただし，ベッドサイドですぐにできる手軽さから大動脈解離を疑った場合は行ってみる価値はある（エコー検査にこだわりすぎてCTまでの時間を延ばしてしまわないように注意する）．

⦿ 深部静脈血栓

- 用いるプローブ：リニア
- ポイント

　肺血栓塞栓症の患者，もしくは肺血栓塞栓症や下肢深部静脈血栓症を疑った患者に行う．厳密にはドップラーの併用や大腿から下腿の主要血管（図 I-26）の全経路を長軸像で描出する必要があるが，これらの手技は所要時間がかなりかかるため，ERで行うエコー検査としては不向きである．ERではスクリーニングとして**大腿静脈**（鼠径靱帯直下から深大腿静脈と浅大腿静脈の合流部までプローブを動かす）と，**膝窩静脈**（膝窩上縁の直下から腓骨静脈と後脛骨静脈の合流点までプローブを動かす）の2ヵ所で（図 I-26），**静脈が圧迫してもつぶれないという所見**を認めれば深部静脈血栓症があると判断する．

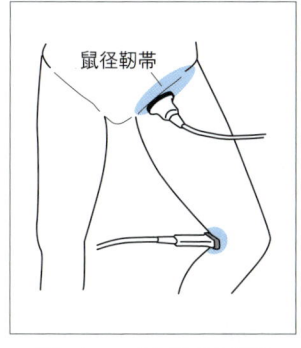

2　ERで必要なスキル

図Ⅰ-26　深部静脈血栓症の検索時にプローブを当てる部位

ａ　プローブを当てる位置
ｂ　静脈の走行

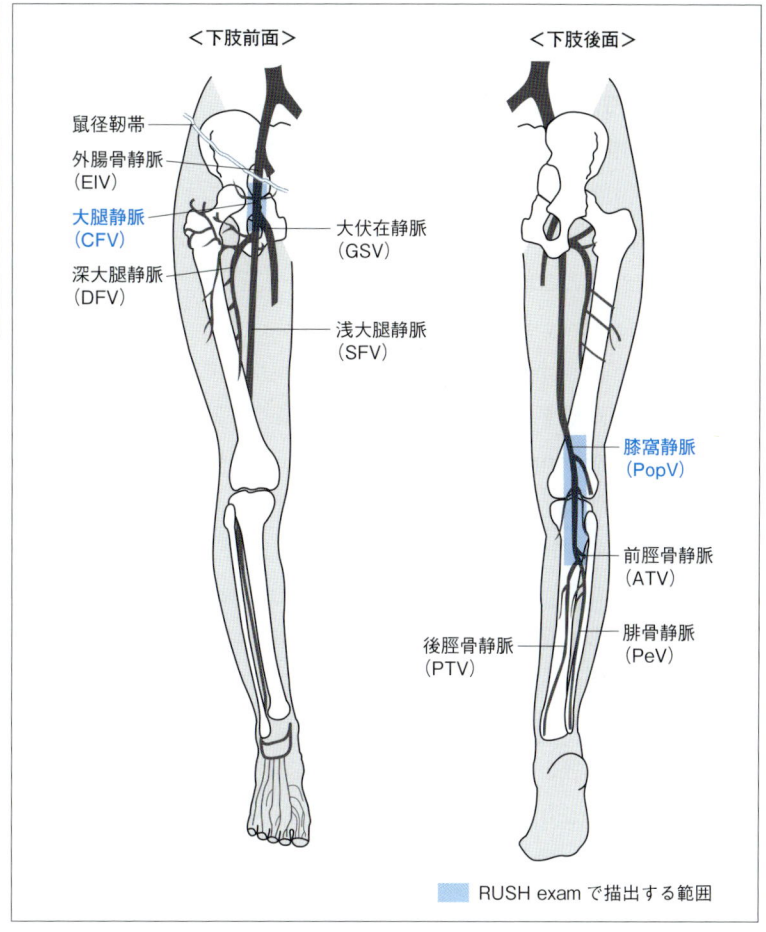

＜下肢前面＞
- 鼠径靭帯
- 外腸骨静脈（EIV）
- 大腿静脈（CFV）
- 深大腿静脈（DFV）
- 大伏在静脈（GSV）
- 浅大腿静脈（SFV）
- 後脛骨静脈（PTV）

＜下肢後面＞
- 膝窩静脈（PopV）
- 前脛骨静脈（ATV）
- 腓骨静脈（PeV）

■ RUSH exam で描出する範囲

（a）の部位にプローブを当て，動脈と静脈の短軸像を描出する（図Ⅰ-27）．その後，プローブで血管を圧迫しながら血管の走行に沿って上下に動かす（b）．深部静脈血栓があれば圧迫によって静脈がつぶれない．場合によっては血管内に血栓が見えることもある．

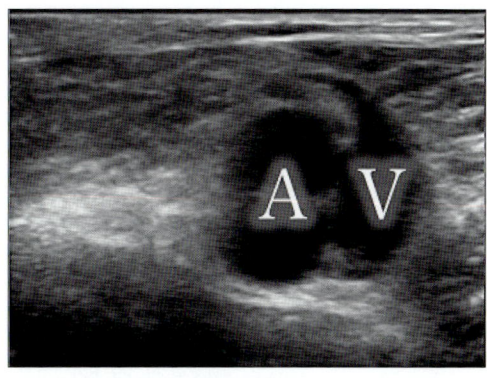

ａ　圧迫前 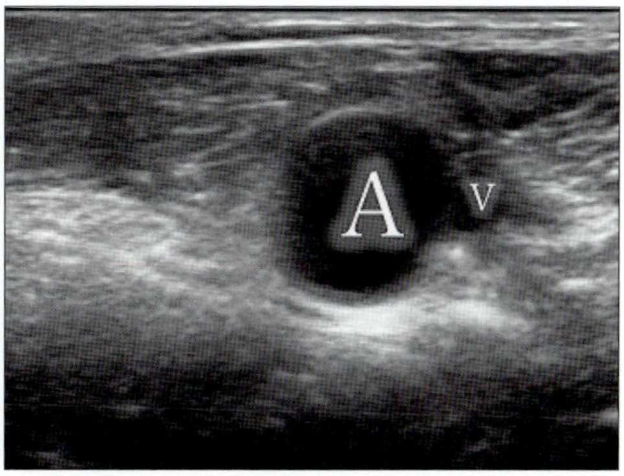　　　　　　　　　　ｂ　圧迫後
図Ⅰ-27　鼠径部での大腿動静脈（短軸像）の正常像
A：動脈，V：静脈

47

2 本書におけるエコー検査の活用法

RUSH examを用いてショックの鑑別を行うと，表Ⅰ-15のように分類される．

前述のように，RUSH examは診察ブースから動かせないような重症患者でも，迅速にショックの機序の鑑別ができるようになることを目的とした検査法である．RUSH examの全項目を行うとすると，本書で提案する診療法（ロジック）ではSecondary surveyのステージで行うことになる（Primary surveyで発見したABCDの異常の原因検索を行うという点からSecondary surveyとなる）．

Primary surveyにもエコー検査を使用することはできないかと考えるならば，ABCDの異常に直結するもので，遭遇頻度が高く，ほかのERですぐに施行できる検査で代用できないものがPrimary surveyで行うべきものとなる．すると，Pumpからは「左心室の収縮力」が，Tankからは「下大静脈径」と「胸水・腹水の有無」がそれを満たす．Pipeに関しては，ABCDの異常の原因の検索という要素が強く，必ずしもPrimary surveyとして行う必要はないと考えられる．そして，左心室の収縮力を観察しようとすると「心囊液の有無」については意識せずとも見えてしまうことが多い．そのため，上記の項目に心囊液の有無を加えてもよいと思われる．

本書では，Primary surveyでルーチンに左心室収縮力の大まかな把握，心囊液の有無，下大静脈径と呼吸性変動，胸水・腹水の有無を確認することとし，**essential RUSH exam**と呼ぶこととする（図Ⅰ-28）．そして，ショックの場合や病態の原因検索目的のSecondary surveyの一環として，必要に応じて本来のRUSH examを行うことを推奨する．

表Ⅰ-15 RUSH examに基づいたショックの鑑別法

		循環血漿量減少性	心原性	閉塞性	血液分布異常性
Pump	心収縮	過収縮	収縮低下	過収縮	正常～過収縮
	その他	心室腔の狭小化	心拡大	＜心タンポナーデ＞ 心囊液 + 右心室拡張不全 ＜肺血栓塞栓症・緊張性気胸＞ 右心室拡大 （右心室 ≧ 左心室）	なし
Tank	下大静脈 内頸静脈	虚脱	拡張・ 呼吸性変動消失	拡張・呼吸性変動消失	正常 or 虚脱
	その他	＜出血＞ 胸水（胸腔内出血） 腹水（腹腔内出血）	＜右心不全＞ 胸水・腹水 ＜左心不全＞ ultrasound B-lines	＜緊張性気胸＞ sliding motionの消失 seashore signの消失	＜敗血症＞ 胸水（膿胸） 腹水（腹膜炎）
Pipe		＜腹部大動脈瘤破裂＞ 腹部大動脈瘤 ＜大動脈解離＞ 大動脈起始部の拡大 intimal flap	所見なし	＜肺血栓塞栓症＞ 下肢静脈の血栓	所見なし

（文献28, 29, 62）より作成）

> **Primary surveyの一環として行う essential RUSH exam**
> - 左心室の収縮力(目算で可能)
> - 心嚢液の有無
> - 下大静脈径と呼吸性変動
> - 胸水・腹水の有無
>
> ＊いずれもプローブはセクタのみで施行可能

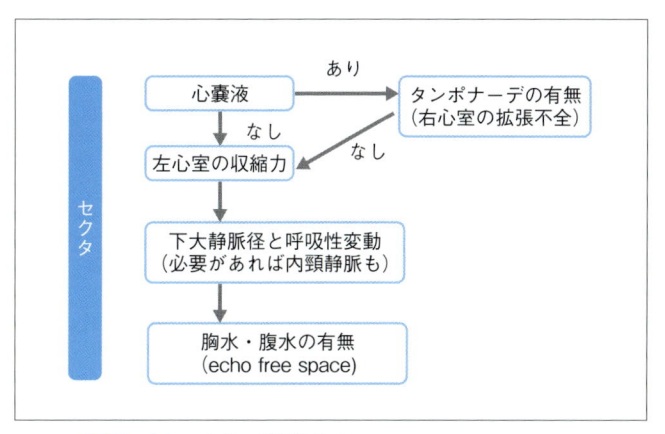

図Ⅰ-28 本書で提案する essential RUSH exam

文献

〈血液ガスの解釈〉

1) 深川雅史, 安田　隆, 重松　隆：図解　水・電解質テキスト ― 一般検査からきわめる診断・治療のアプローチ. 文光堂, 2006.
2) Narins RG, Emmett M：Simple and mixed acid-base disorders：a practical approach. Medicine (Baltimore), 59(3)：161-187, 1980.
3) Wood AC, Hsu S：Pruritic papules on the shins. Lichen amyloidosis. Postgrad Med, 107(1)：249-250, 2000.
4) 黒川　清：水・電解質と酸塩基平衡―step by stepで考える―改訂第2版. 南江堂, 2004.
5) Taal MW, et al：Brenner & Rector's The Kidney 9th Ed. Saunders, p. 595-639, 2011.
6) Stewart PA：Modern quantitative acid-base chemistry. Can J Physiol Pharmacol, 61(12)：1444-1461, 1983.
7) Seifter JL：Integration of acid-base and electrolyte disorders. N Engl J Med, 371(19)：1821-1831, 2014.
8) Adrogué HJ, et al：Assessing acid-base disorders. Kidney Int, 76(12)：1239-1247, 2009.
9) 森松博史, 内野滋彦：酸塩基平衡に関する新しいアプローチ Stewart approach. 日集中医誌, 10(1)：3-8, 2003.
10) Juern J, Khatri V, Weigelt J：Base excess：a review. J Trauma Acute Care Surg, 73(1)：27-32, 2012.
11) Dubin A, et al：Comparison of three different methods of evaluation of metabolic acid-base disorders. Crit Care Med, 35(5)：1264-1270, 2007.
12) Fencl V, et al：Diagnosis of metabolic acid-base disturbances in critically ill patients. Am J Respir Crit Care Med, 162(6)：2246-2251, 2000.
13) Rastegar A：Clinical utility of Stewart's method in diagnosis and management of acid-base disorders. Clin J Am Soc Nephrol, 4(7)：1267-1274, 2009.
14) Kraut JA, Madias NE：Metabolic acidosis：pathophysiology, diagnosis and management. Nat Rev Nephrol, 6(5)：274-285, 2010.
15) Cox K, et al：Prevalence and significance of lactic acidosis in diabetic ketacidosis. J Crit Care, 27(2)：132-137, 2012.
16) Andersen LW, et al：Etiology and therapeutic approach to elevated lactate levels. Mayo Clin Proc, 88(10)：1127-1140, 2013.

17) Berend K, de Vries AP, Gans RO：Physiological approach to assessment of acid-base disturbances. N Engl J Med, 371(15)：1434-1445, 2014.
18) Kraut JA, Madias NE：Lactic acidosis. N Engl J Med, 371(24)：2309-2319, 2014.
19) Vernon C, Letourneau JL：Lactic acidosis：recognition, kinetics, and associated prognosis. Crit Care Clin, 26(2)：255-283, 2010.
20) Kraut JA, Madias NE：Differential diagnosis of nongap metabolic acidosis：value of a systematic approach. Clin J Am Soc Nephrol, 7(4)：671-679, 2012.
21) Peixoto AJ, Alpern RJ：Treatment of severe metabolic alkalosis in a patient with congestive heart failure. Am J Kidney Dis, 61(5)：822-827, 2013.
22) Galla JH：Metabolic alkalosis. J Am Soc Nephrol, 11(2)：369-375, 2000.
23) Gennari FJ：Pathophysiology of metabolic alkalosis：a new classification based on the centrality of stimulated collecting duct ion transport. Am J Kidney Dis, 58(4)：626-636, 2011.
24) Palmer BF, Alpern RJ：Metabolic alkalosis. J Am Soc Nephrol, 8(9)：1462-1469, 1997.
25) Laski ME, Sabatini S：Metabolic alkalosis, bedside and bench. Semin Nephrol, 26(6)：404-421, 2006.
26) Adrogué HJ, Madias NE：Management of life-threatening acid-base disorders. First of two parts. N Engl J Med, 338(1)：26-34, 1998.
27) Adrogué HJ, Madias NE：Management of life-threatening acid-base disorders. Second of two parts. N Engl J Med, 338(2)：107-111, 1998.

〈エコー検査〉

28) Perera P, et al：The RUSH exam：Rapid Ultrasound in SHock in the evaluation of the critically Ill. Emerg Med Clin North Am, 28(1)：29-56, 2010.
29) Perera P, et al：The RUSH Exam 2012：Rapid Ultrasound in Shock in the Evaluation of the Critically ill Patient. Ultrasound Clin, 7(2)：255-278, 2012.
30) Rose JS, et al：The UHP ultrasound protocol：a novel ultrasound approach to the empiric evaluation of the undifferentiated hypotensive patient. Am J Emerg Med, 19(4)：299-302, 2001.
31) Atkinson PR, et al：Abdominal and Cardiac Evaluation with Sonography in Shock (ACES)：an approach by emergency physicians for the use of ultrasound in patients with undifferentiated hypotension. Emerg Med J, 26(2)：87-91, 2009.
32) Jones AE, et al：Randomized, controlled trial of immediate versus delayed goal-directed ultrasound to identify the cause of nontraumatic hypotension in emergency department patients. Crit Care Med, 32(8)：1703-1708, 2004.
33) Wright J, et al：Echocardiography in the emergency department. Emerg Med J, 26(2)：82-86, 2009.
34) Imazio M, Adler Y：Management of pericardial effusion. Eur Heart J, 34(16)：1186-1197, 2013.
35) Randazzo MR, et al：Accuracy of emergency physician assessment of left ventricular ejection fraction and central venous pressure using echocardiography. Acad Emerg Med, 10(9)：973-977, 2003.
36) Hallett D, et al：Ultrasound Protocol Use in the Evaluation of an Unstable Patient. Ultrasound Clin, 9(2)：293-306, 2014.
37) Nazeyrollas P, et al：Use of transthoracic Doppler echocardiography combined with clinical and electrocardiographic data to predict acute pulmonary embolism. Eur Heart J, 17(5)：779-786, 1996.
38) Dresden S, et al：Right ventricular dilatation on bedside echocardiography performed by emergency physicians aids in the diagnosis of pulmonary embolism. Ann Emerg Med, 63(1)：16-24, 2014.
39) Goldhaber SZ：Echocardiography in the management of pulmonary embolism. Ann Intern Med, 136(9)：691-700, 2002.
40) Wallace DJ, Allison M, Stone MB：Inferior vena cava percentage collapse during respiration is affected by the sampling location：an ultrasound study in healthy volunteers. Acad Emerg Med, 17(1)：96-99, 2010.
41) Rudski LG, et al：Guidelines for the echocardiographic assessment of the right heart in adults：a report from the American Society of Echocardiography endorsed by the European Association of Echocardiography, a registered branch of the European Society of Cardiology, and the Canadian Society of Echocardiography. J Am Soc Echocardiogr, 23(7)：685-713, 2010.
42) Brennan JM, et al：Reappraisal of the use of inferior vena cava for estimating right atrial pressure. J Am Soc Echocardiogr, 20(7)：857-861, 2007.
43) Marik PE, Baram M, Vahid B：Does central venous pressure predict fluid responsiveness? A systematic review of the literature and the tale of seven mares. Chest, 134(1)：172-178, 2008.
44) Feissel M, et al：The respiratory variation in inferior vena cava diameter as a guide to fluid therapy. Intensive Care Med, 30(9)：1834-1837, 2004.
45) Schmidt GA, Koenig S, Mayo PH：Shock：ultrasound to guide diagnosis and therapy. Chest, 142(4)：1042-1048, 2012.
46) Dipti A, et al：Role of inferior vena cava diameter in assessment of volume status：a meta-analysis. Am J Emerg Med, 30(8)：1414-1419, 2012.
47) Muller L, et al：Respiratory variations of inferior vena cava diameter to predict fluid responsiveness in spontaneously breathing patients with acute circulatory failure：need for a cautious use. Crit Care, 16(5)：R188, 2012.

48) McGee S：Evidence-Based Physical Diagnosis, 3rd edition. Saunders, 2012.
49) 日本外傷学会・日本救急医学会 監修, 日本外傷学会外傷初期診療ガイドライン改訂第4版編集委員会 編集：外傷初期診療ガイドライン 改訂第4版. へるす出版, 2012.
50) Lichtenstein D, et al：The "lung point"：an ultrasound sign specific to pneumothorax. Intensive Care Med, 26(10)：1434-1440, 2000.
51) Lichtenstein DA, et al：Ultrasound diagnosis of occult pneumothorax. Crit Care Med, 33(6)：1231-1238, 2005.
52) Moore CL, Copel JA：Point-of-care ultrasonography. N Engl J Med, 364(8)：749-757, 2011.
53) Ding W, et al：Diagnosis of pneumothorax by radiography and ultrasonography：a meta-analysis. Chest, 140(4)：859-866, 2011.
54) Alrajhi K, Woo MY, Vaillancourt C：Test characteristics of ultrasonography for the detection of pneumothorax：a systematic review and meta-analysis. Chest, 141(3)：703-708, 2012.
55) Alrajab S, et al：Pleural ultrasonography versus chest radiography for the diagnosis of pneumothorax：review of the literature and meta-analysis. Crit Care, 17(5)：R208, 2013.
56) Koenig SJ, Narasimhan M, Mayo PH：Thoracic ultrasonography for the pulmonary specialist. Chest, 140(5)：1332-1341, 2011.
57) Lichtenstein DA, et al：A-lines and B-lines：lung ultrasound as a bedside tool for predicting pulmonary artery occlusion pressure in the critically ill. Chest, 136(4)：1014-1020, 2009.
58) Nevitt MP, Ballard DJ, Hallett JW Jr.：Prognosis of abdominal aortic aneurysms. A population-based study. N Engl J Med, 321(15)：1009-1014, 1989.
59) Rubano E, et al：Systematic review：emergency department bedside ultrasonography for diagnosing suspected abdominal aortic aneurysm. Acad Emerg Med, 20(2)：128-138, 2013.
60) Nienaber CA, et al：The diagnosis of thoracic aortic dissection by noninvasive imaging procedures. N Engl J Med, 328(1)：1-9, 1993.
61) Cecconi M, et al：The role of transthoracic echocardiography in the diagnosis and management of acute type A aortic syndrome. Am Heart J, 163(1)：112-118, 2012.
62) Vincent JL, De Backer D：Circulatory shock. N Engl J Med, 369(18)：1726-1734, 2013.

II 各論

シナリオ 1 「きつくて動けない」

シナリオ 2 「心窩部痛・ふらつき」

シナリオ 3 「呼吸困難」Part 1

シナリオ 4 「側腹部痛」

シナリオ 5 「つじつまが合わない」

シナリオ 6 「屋内で低体温」

シナリオ 7 「呼吸困難」Part 2

イントロダクション

「各論」では，症例（シナリオ）を通じて初期研修医（ はじめ 先生），後期研修医（ すすむ 先生），指導医（ みちお 先生）の3人チームによるERでの診療を追体験し，「総論」で説明した"内科救急診療のロジック"が，実際の現場ではどのように使われるのかを理解してほしい．

「各論」の症例は実際の症例を意識し，提示する情報も実際の診療のように時系列に沿って少しずつ提示される形式とした．そして，検査結果などの所見もできるだけ，実際に得られた情報に近い形のまま提示している（ただし画像などは紙面の都合上，すべてを提示することはできないものもある）．また，症例も一筋縄ではいかない粒ぞろいのものである．一見複雑で，わかりにくいものばかりだと思うが，これらにはもちろん意図がある．まず，実際の症例のように少しずつ情報を提示し，中には雑多な情報も混じっている理由は，症例を簡略化したり，必要な情報のみを提示したりすることによってリアルさが欠けてしまうのを防ぐためである．研修医の頃，事前にしっかり勉強してきたのに実際の現場で応用できないという経験や，最終的に診断が判明したあとにふり返ってみると，手持ちの知識で診断できるはずの疾患であった，という経験をすることがあった．このような経験をしたからこそ，教科書で学んだ内容や教科書に載っている症例と，現実の症例の間に溝があると筆者らは考えている．つまり，教科書に載っている症例は不必要な情報が取り払われた「キレイな」症例だが，実際の症例には雑多な情報が数多く含まれ，その多くの情報の中に正しい診断が埋もれている．そのため，実際の症例にも適応できる能力をつけるためには，練習の段階からその雑多な情報の多い状況でトレーニングをする必要があると考えた．そこで提示する情報は，実際に得られたものに近い，さまざまな情報が混在している形のままで提示した．

そして，扱う症例そのものが複雑な疾患・病態であることにも理由がある．たとえば，マラソンは42 kmもの距離を走る競技である．この距離を走りきるだけでも十分過酷であるが，練習のときはこの倍以上の100 kmを走ることもあるらしい．本番より長い距離を練習で走ることで，本番でも途中で体力が切れることがないようにトレーニングしておくことが目的だそうだ．ここで複雑な症例をあえて多く提示したのは，これと同じ発想である．複雑な疾患や病態に頭を悩ませ，しっかり考えるクセをつけておくことで，実際の症例でもきちんと動きながら考えることができるようになるのが狙いである(実際のERではハプニング，予想外の出来事はつきものである)．

　「各論」ではこのようなコンセプトに基づき，症例を提示している．時間をかけてもいいのでしっかり悩みながら，「動きながら考える」ということを体感してほしい．

シナリオ 1

「きつくて動けない」
水源地を探せ！— 病態の上流までさかのぼる

はじめ 先生（初期研修医），すすむ 先生（後期研修医），みちお 先生（指導医），看護師

> **搬送依頼**
> 59歳，女性．4日前より食欲低下し，動けない．

- **はじめ 先生** 何ですかね〜．主訴が曖昧ですね．
- **すすむ 先生** うーん．非特異的な訴えなので，これだけでは鑑別診断は絞れないなぁ．
- **みちお 先生** 「動けない」というのは重症感のある訴えです．甘くみないほうがいいと思います．早速，当院に受診歴がないか事前に情報を仕入れておきましょう．

0 Preparation

既往歴
- 20年前より糖尿病で当院通院歴あり．
- 10年前を最後に，それ以降は当院を受診していない．

- **はじめ 先生** 糖尿病の罹患歴があるみたいですね．10年前から受診がないということは，もう糖尿病は治ったのでしょうか？
- **すすむ 先生** それはないと思うな．基本的に糖尿病は慢性疾患で，完治することはないと考えておくべきだよ[1〜3]．この場合に考えられるのは，薬剤で血糖値が安定したため他院に紹介した可能性と，治療の途中でドロップアウトした可能性とかかな．
- **みちお 先生** そうですね．薬剤歴や通院歴，薬剤のアドヒアランスについて詳細に聞く必要がありますね．あ，そろそろ救急車が到着しますよ．

1 Pre-Primary survey

- **はじめ 先生** 救急車が到着しました．
  "パッと見た印象は，息が苦しそうできつそう．
  早速，Pre-Primary surveyに取りかかろう．習ったとおりABCDを意識して……．
  「A」（airway）は，呼びかけたら細い声だけど応答はあるな．ひとまずOK．
  「B」（breathing）は，胸郭の動きの左右差はなし．でも，呼吸は速いかもしれない．
  「C」（circulation）は，橈骨動脈は触知できるけど，少し頻脈な印象だ．末梢は冷たくはないな．

「D」(dysfunction of CNS) は，きつそうで少し朦朧としている印象はあるけど，自分の名前や日時は言えている．グーパーはしてくれた．"

Pre-Primary survey のまとめ

「A」：発声可能
「B」：胸郭運動の左右差なし，呼吸促迫
「C」：橈骨動脈の触知可能，頻脈，末梢冷感なし
「D」：JCS：Ⅰ-1，GCS：E4 V5 M6

Pre-Primary survey のプロブレムリスト

#1. 頻呼吸
#2. 頻脈
#3. 軽度意識障害

2 Primary survey

はじめ先生 呼吸促迫と頻脈がありますので，まずはマスク5L/分で酸素投与をお願いします．それからモニター装着と，採血と点滴ルート確保をお願いします．

看護師 わかりました．

すすむ先生 呼吸促迫は嫌なサインだね，要注意！ お，バイタルサインが出たよ．

バイタルサイン

血圧：96/53mmHg，心拍数：117回/分，呼吸数：30回/分，SpO₂：100%（マスク5L/分），体温：35.1℃

はじめ先生 Primary survey を行います．シーソー呼吸や陥没呼吸はないし，聴診では明らかな異常はありません．A（airway）とB（breathing）は大丈夫です．C（circulation）については，血圧も低めで頻脈ですし，心エコーで左心室も下大静脈もともに虚脱しています．これらの所見からは明らかに循環血漿量は減少していそうです．しっかりと輸液負荷しましょう．心嚢液・胸水・腹水はありません．D（dysfunction of CNS）についてですが，意識レベルは先ほどと同じで少し朦朧としています．瞳孔左右差や共同偏視はありません．四肢も動かせます．

すすむ先生 本当にBは大丈夫？ 呼吸数が30回/分なのはなぜかな？

はじめ先生 えっと，体がきついことから起こった過換気でしょうか？

すすむ先生 うーん，それはどうかなぁ．それに最初からアンダートリアージしないほうがいいと思うよ．糖尿病の既往がある人で，もしかしたら血糖値のコントロール

も悪い可能性がある人の呼吸促迫をみたら，まず，糖尿病性ケトアシドーシス(diabetic ketoacidosis：DKA)による代謝性アシドーシスでみられる，早くて深い呼吸，つまりKussmaul呼吸[4]になっているのではないかと考えるべきだよ．

🐣 **はじめ 先生** はい，わかりました．それなら血液ガスの結果が気になります．

🌱 **すすむ 先生** うん，そうだね．血液ガスの結果を確認してPrimary surveyをまとめよう．

> **血液ガス(動脈)の結果**
> pH：7.303，PaO_2：168 mmHg，$PaCO_2$：23.0 mmHg，HCO_3^-：12.5 mEq/L，Na^+：120 mEq/L，K^+：3.9 mEq/L，Cl^-：87 mEq/L，Lactate：28.1 mg/dL，Glu：467 mg/dL

🐣 **はじめ 先生** えーっと，anion gap (AG)は20.5 mEq/Lです．AG上昇性代謝性アシドーシスと，AG正常代謝性アシドーシスと，呼吸性アルカローシスがあります(解釈の過程はp.72を参照)．

　今回の症例で，これらの酸塩基平衡異常を説明する病態は……，糖尿病性ケトアシドーシスですね．

🌱 **すすむ 先生** じゃあ，さっき見つけた頻呼吸はKussmaul呼吸の影響と考えてよさそうだね．DKAと高浸透圧高血糖症候群(hyperosmolar hyperglycemic syndrome：HHS)は混在していることが多く，はっきり区別できないこともあるよ．便宜上，DKA／HHSとしておこう(DKAとHHSの診断については，p.75のMinimal review①を参照)．

Primary surveyと血液ガスのまとめ

「A」：シーソー呼吸・陥没呼吸なし，stridorなし
「B」：呼吸数：30回／分，SpO_2：100 %(マスク5L／分)，呼吸音正常，呼吸性アルカローシス
「C」：血圧：96／53 mmHg，心拍数：117回／分，下大静脈・左心室の虚脱あり，心嚢液・胸水・腹水なし，Lactate：28.1 mg/dL(乳酸アシドーシス，AG上昇性代謝性アシドーシス)
「D」：JCS：Ⅰ-1，GCS：E4 V5 M6，共同偏視なし，瞳孔左右差なし，四肢麻痺なし

Primary surveyのプロブレムリスト

#1. 頻呼吸，呼吸性アルカローシス
#2. 頻脈
#3. 軽度意識障害
#4. 下大静脈・左心室の虚脱
#5. 乳酸アシドーシス，AG上昇性代謝性アシドーシス
#6. 高血糖
#7. 低ナトリウム血症

▶シナリオ1 「きつくて動けない」

3 初期検査提出

2 Primary surveyを参照．実際の診療では2と同時進行となることが多い．今回は血液検査（血算，生化学，凝固）に加え，尿検査をオーダーした．

4 Secondary survey

はじめ先生 ズバッとDKAと診断つけちゃいましたね．治療はどうしましょう？

すすむ先生 治療も大事だけどちょっと待って！ DKA/HHSはあくまで病態でしかないよ．病態をみたときにはその原因を考える必要があるんだよ．はじめ先生はDKA/HHSの誘因で頻度が高いものは何か知っているかな？

はじめ先生 えっ，知りません……．

すすむ先生 インスリンの投与不足や1型糖尿病の新規発症は思いつきやすいよね．それ以外に頻度は高いのに思いつきにくいのは，感染症，脳血管障害，心筋梗塞だよ[5～9]．これらは気づかずに放置すると致死的になる疾患だからしっかり覚えておこう．つまり，DKA/HHSをみたら，その診断だけで満足せずに誘因までしっかり検索することが必要だね．その他の状況でも「**病態をみたときには原因まで考える**」ということは教訓として覚えておこう．

みちお先生 補足すれば，DKA/HHSは身体ストレスによるインスリン抵抗性の増加によって起こると考えれば理解しやすいですよ．逆に身体に激しいストレスがかかるような疾患・病態があれば，DKA/HHSの誘因となりうると思っておいてください．

> ▶ **見逃してはならないDKA/HHSの誘因 "ABCD & P"**
> A：acute myocardial infarction（急性心筋梗塞）
> B：bacteria（感染症，敗血症）
> C：cerebrovascular disease（脳血管障害）
> D：deficiency of insulin（インスリンの中止，新規発症の1型糖尿病）
> P：pancreatitis（膵炎）

（文献5～8）より作成）

はじめ先生 今回は発熱もないし，感染症以外の誘因の検索のために心電図と頭部CTをオーダーします．

すすむ先生 心電図，頭部CTと思いついたのはいいね．でも熱がないからといって感染症を否定するのは少し大雑把すぎるかもね．しかも，今回は35.1℃と低体温なので感染症・敗血症の可能性もありうるよ．血液培養も忘れずにとっておこう．今は，Primary surveyが終わり，ある程度落ち着いて診療をできる段階になったので，しっかり誘因となるものを考えていこう．そのためには詳しい病歴聴取や全身の診察をしないとね．

はじめ先生 そうでした，すみません．ではまず，病歴を聞いてみます．

Ⅱ. 各論

＜問診中＞

はじめ先生 聞けました．

> **現病歴**
> - 20年前から糖尿病で当院に通院していたが，なかなか血糖値の目標を守れなかったので，嫌になって10年前から通院するのをやめてしまった．もともとは内服薬だけで治療していた．薬剤の内容は覚えていない．
> - その後はときどきかぜを引いたり，体調を崩したりすることもあったが，特に病院には受診しなくても数日で治っていた．
> - 今回は4日前から38℃程度の発熱が持続し，いつもより全身倦怠感が強かった．それ以外は特に自覚症状はない．食欲も低下し，ほぼ食事を摂れていない．
> - 本日，さらに全身倦怠感が強くなり，布団から出ることもできなくなったため，救急要請した．

はじめ先生 発熱があったみたいです．やはり感染症でしたね．

すすむ先生 たしかに感染症の可能性が高くなったね．でも，糖尿病患者は痛みを感じにくいことも多いので胸痛がないからといって心筋梗塞の可能性がないとはいえないよ[10]．1つの情報だけで，思いついた疾患に飛びついてしまわないようにしよう．

みちお先生 そのとおりです．救急車で来るような**重症患者の場合は，2つ以上の疾患が隠れていることも少なくありません**．そういった意味でも決め打ちは危険です．

はじめ先生 わかりました．その他の疾患の可能性も念頭に置きながら，感染症を本命として頭から足先まで診察してみます．

みちお先生 そうしましょう．ところで糖尿病患者が罹患しやすい感染症は知っていますか？ 非糖尿病患者では罹患することが少ない疾患もあります[11]ので，一度勉強しておいてください（p.76の**表Ⅱ-4**を参照）．

また，糖尿病患者は軟部組織感染症や尿路感染症などの感染症にさらに罹患しやすくなるともいわれています[11]．

はじめ先生 そうなんですね．**目標をもって探すのと，やみくもに探すのとでは診察の質も大違い**ですよね．早速調べてみます．

＜診察中＞

はじめ先生 "頭から見てみたけど，特にたいした所見はないなぁ．靴下も脱がせてみたけど足の指先の壊死もないし……"フォーカスはわかりません．

すすむ先生 そうかな．背面や肛門は見た？ 特に救急車診療では運ばれてきてそのままベッド上に寝かされていることが多いので**体の背面の診察がおろそかになりがち**だよ．そのうえ，自分の症状を正確に訴えることができない状態の人も多いので，積極的に体を動かして診察することが重要だね．ときどき大きな褥瘡があったり，肛門周囲膿瘍を見つけることもあったりするから要注意だよ．

はじめ先生 うひゃー！ 先生，おしりが……（**図Ⅱ-1**）．

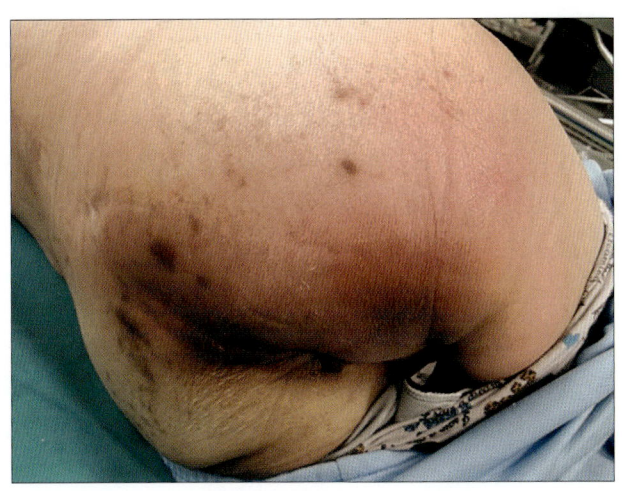

図Ⅱ-1　衣服により隠れていた殿部の皮疹

🌱 **すすむ 先生**　どれどれ．おぉ．全身状態があまりよくないことと合わせると，これは壊死性筋膜炎の可能性を考えないといけないね．

　赤くなっている部分もだけど，その周囲の一見赤くないところも圧痛や握雪感の診察をしよう．**壊死性筋膜炎は皮疹だけでなく，皮疹のないところにも症状が及ぶことがあるのが特徴の1つなんだよ**[12, 13]（→ Mini Lecture）．

Mini Lecture

壊死性筋膜炎の症状

　初期にみられるのは蜂窩織炎などと鑑別が難しい非特異的な症状である（表Ⅱ-1）．いかにも壊死性筋膜炎と思わせるような皮膚の変色・硬化や水疱などは初期ではみられることのほうが少ない．

　壊死性筋膜炎は解剖学的に深部の感染症であるため，場合によっては蜂窩織炎様の症状さえ呈さないこともある．逆に，「**皮疹の割に疼痛などの症状が強い**」，「**皮疹がない部分も疼痛を訴える**」などは皮下深部に病変の主座があることを示唆し，壊死性筋膜炎を示唆するキーワードと考えられる．

　このほかに，「妙に進行が早い」，「全身状態が悪い」なども壊死性筋膜炎を疑うキーワードである．このように普通の蜂窩織炎との違和感から壊死性筋膜炎を疑うことが重要である．

表Ⅱ-1　壊死性筋膜炎の症状の推移

初期症状	中期症状	晩期症状
・圧痛（皮疹の範囲を超えて広がる） ・紅斑 ・腫脹 ・熱感	・（漿液性の）水疱	・捻髪音 ・皮膚知覚低下 ・変色を伴う皮膚壊死

（文献13）より作成）

🔵 **はじめ先生** あ，殿部だけじゃなくて，背部も握雪感があります！ それに圧痛が皮疹がない部分にもあるみたいです．

🌱 **すすむ先生** 壊死性筋膜炎の診断でよさそうだね．今回はいかにも壊死性筋膜炎らしい症状が揃っていたね．血液培養もとってあるし，急いで抗菌薬を投与しよう．

🔵 **はじめ先生** はい．わかりました．

🌱 **すすむ先生** それと家族から追加の病歴を聞いてきて．

🔵 **はじめ先生** 了解です．行ってきます．

＜数分後＞

🔵 **はじめ先生** 聞いてきました．家族は一緒には住んでいなくて，数日に1回電話で話す程度の関係とのことでしたので，本人からの病歴以上の情報は得られませんでした．

⚫ **みちお先生** 特に高齢者の方や一人暮らしの方ではそういうことも多いですね．ただ，患者本人に意識障害があって情報が得られない場合には，仮にわずかであっても家族からの情報が非常に重要になってきます．また，本人から病歴を聴取できる場合でも，**本人と家族の両方から話を聞くことで情報の整合性を確認する**という意味もあります．何はともあれ，色々動き回ってくださり，ありがとうございました．そろそろ，血液検査のデータも出揃ったと思います．確認してみましょう．

⦿ 血液検査

<血算>		<生化学>			
WBC	32,730 /μL	AST	21 U/L	Glu	467 mg/dL
RBC	455万 /μL	ALT	13 U/L	AMY	6 U/L
Hb	13.6 g/dL	LDH	181 U/L	CRP	42.62 mg/dL
Ht	40.7 %	ALP	281 U/L	TP	5.7 g/dL
Plt	44.3万 /μL	γ-GTP	28 U/L		
		T-Bil	0.7 mg/dL	<尿定性>	
<凝固>		CK	120 U/L	比重	1.005
PT%	75 %	Alb	1.4 g/dL	pH	6.0
PT-INR	1.17	BUN	31 mg/dL	タンパク	−
APTT	29.2 秒	Cr	0.5 mg/dL	潜血	−
		Na	120 mEq/L	尿糖	4＋
<内分泌>		K	3.9 mEq/L	ケトン	2＋
HbA1c	15.0 %	Cl	87 mEq/L	WBC	−
TSH	3.0 μIU/mL	Ca	9.0 mg/dL	亜硝酸	−

◉ 心電図

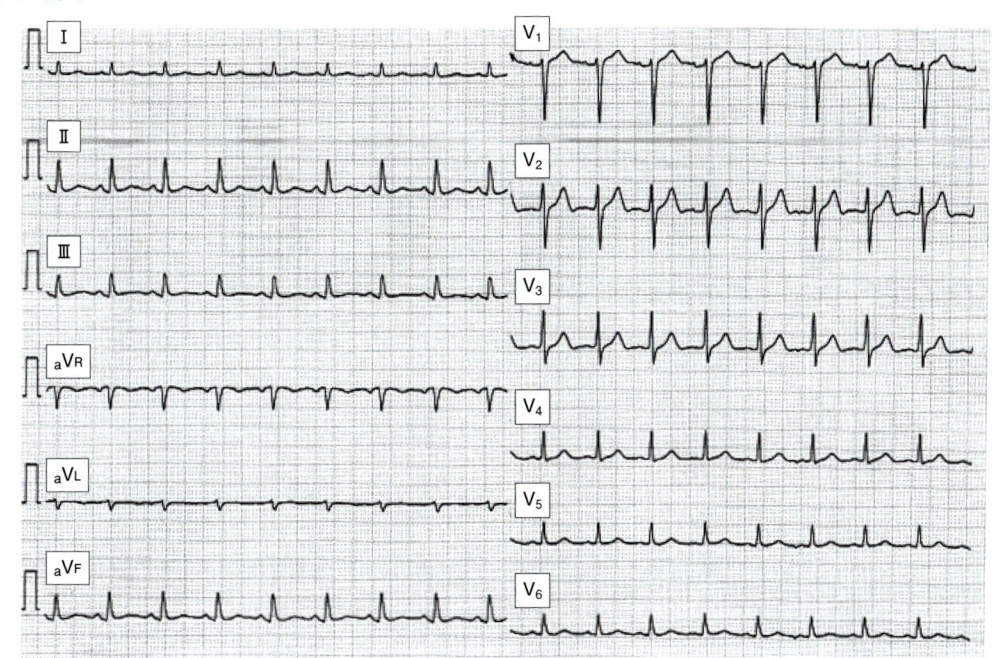

[心電図：I, II, III, aVR, aVL, aVF, V1〜V6の12誘導心電図]

🩺 **はじめ 先生** "うわぁ，データ悪いなぁ．心電図は……，ひとまず虚血を疑うような変化はないな．"

（手元のプロブレムリストを書いたメモを見て）

"プロブレム増えたなぁ．とりあえず書き出してみたけど，よくわからなくなってきたよ．"

Secondary surveyの プロブレムリスト

- #1. 頻呼吸，呼吸性アルカローシス
- #2. 頻脈
- #3. 軽度意識障害
- #4. 下大静脈・左心室の虚脱
- #5. 乳酸アシドーシス，AG上昇性代謝性アシドーシス
- #6. 高血糖
- #7. 低ナトリウム血症
- #8. 低体温
- #9. 殿部の皮疹・握雪感
- #10. 炎症反応上昇（WBC，CRP）
- #11. BUN/Cr比の上昇

🩺 **はじめ 先生** プロブレムリストを書き出してはいるのですが，かなり思考がこんがらがってきました．

Ⅱ.各論

😀 **みちお先生** そうですね．プロブレムの列挙（List up）はできていますね．このあとはプロブレムの優先順位づけ（Prioritization），統合（Grouping）を行います．まずは優先順位づけですね．ERの現場では，以下の"ENTer"の項目を多く満たすような優先順位が高いプロブレムに着目します．

> ▶ 優先順位の高いプロブレムを示す"ENTer"
>
> **E**：emergency（バイタルサインへの影響度が高いもの〔現段階だけでなく，今後悪くなると予想される場合も含む〕）
> **N**：new-onset（新たに発症したもの〔慢性の病態の急性増悪も含む〕）
> **Ter**：treatable（治療可能なもの〔ERで，もしくは入院初日に〕）
> ＊これらの頭文字をとって，"ENTer"＝"入口"と覚える．

　もちろん，はじめ先生が作ってくれたプロブレムリストの中のプロブレムは，すべていずれかの項目は満たしていますが，その中でも**ENTer**の項目を多く満たす特に重要なものを選び，それを軸として思考を進めてみましょう．

🙂 **はじめ先生** はい．じゃあ，今回の場合は，DKAによる乳酸アシドーシスや低体温などが軸となる，特に優先順位の高いプロブレムということでしょうか？

😀 **みちお先生** そうですね．いずれも急性に起こったと思われますし，放置するとバイタルサインの異常に直結しそうですね．

🙂 **はじめ先生** はい．優先順位をつけるとこんな感じでしょうか．先ほど「乳酸アシドーシス＋高血糖」の原因はDKAと診断したので，この2つのプロブレムはまとめておきます．

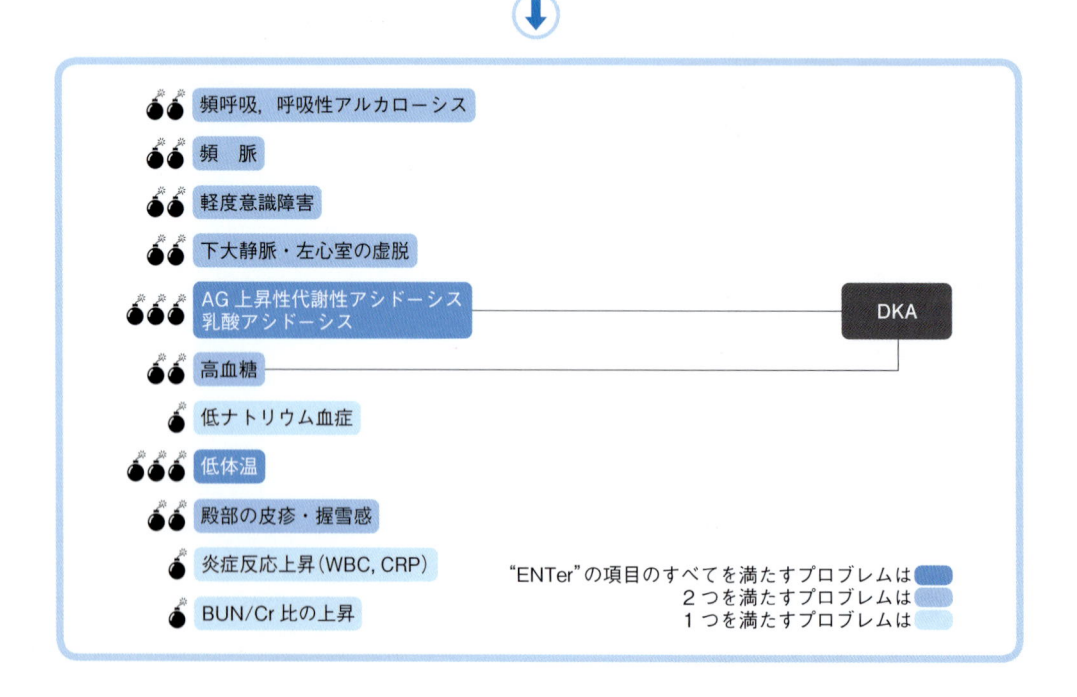

⬇

💣💣💣 頻呼吸，呼吸性アルカローシス
💣💣💣 頻　脈
💣💣💣 軽度意識障害
💣💣💣 下大静脈・左心室の虚脱
💣💣💣 AG上昇性代謝性アシドーシス　　　　　　──── DKA
　　　　乳酸アシドーシス
💣💣💣 高血糖 ───────────────
💣 低ナトリウム血症
💣💣💣 低体温
💣💣 殿部の皮疹・握雪感
💣 炎症反応上昇（WBC, CRP）　　　"ENTer"の項目のすべてを満たすプロブレムは ■
💣 BUN/Cr比の上昇　　　　　　　　2つを満たすプロブレムは ■
　　　　　　　　　　　　　　　　　　1つを満たすプロブレムは ■

64

みちお 先生 そうですね．いいですね．それでは次は診断のついていないもう1つの特に重要なプロブレムである「低体温」の鑑別診断を考えましょう．

はじめ 先生 えーっと……．鑑別診断は……．

すすむ 先生 低体温の鑑別診断は，"SEND"と覚えておこう．

> **commonな低体温の原因 "SEND～直ちに搬送せよ"**
> **S**：sepsis（敗血症）
> **E**：endocrine/environment（甲状腺機能低下，下垂体機能不全，副腎不全，低血糖／環境曝露）
> **N**：neurogenic（視床下部障害，脊髄損傷，広範囲の脳障害）
> **D**：drug（薬剤（β遮断薬，抗精神病薬，ベンゾジアゼピン，オピオイドなど），アルコール）

（文献14）より作成）

はじめ 先生 そうなんですね．今回は，敗血症，副腎不全が鑑別にあがりますね．いちおう念のため，自宅環境が寒かったという可能性も考えてみました．

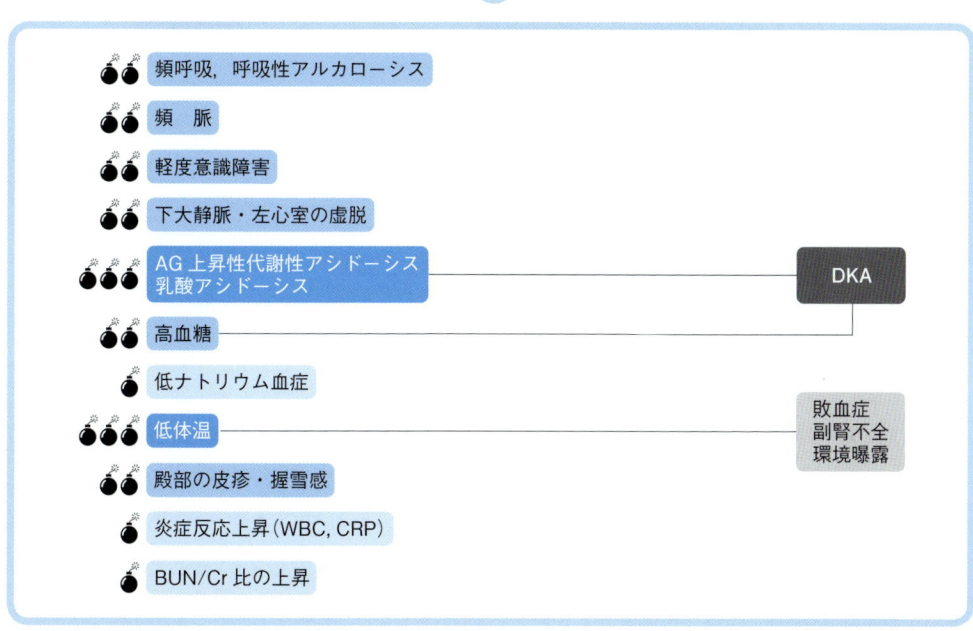

⬇

- 頻呼吸，呼吸性アルカローシス
- 頻脈
- 軽度意識障害
- 下大静脈・左心室の虚脱
- AG上昇性代謝性アシドーシス／乳酸アシドーシス ─── DKA
- 高血糖
- 低ナトリウム血症
- 低体温 ─── 敗血症／副腎不全／環境曝露
- 殿部の皮疹・握雪感
- 炎症反応上昇（WBC, CRP）
- BUN/Cr比の上昇

みちお 先生 すすむ先生のように，語呂合わせなどで適切な鑑別診断を想起できる場合はいいのですが，すぐに鑑別診断が想起できない場合や想起する鑑別診断が多すぎる場合は，**頻度が高く（common），治療可能で（curable），バイタルサインに影響を与える（critical）ものという3Cの観点**で鑑別診断を考えて，思いつく限り列挙してみましょう．またの機会にこの考え方を利用してみてください．

話がそれましたが，本題に戻ります．次は列挙した鑑別診断で病態が説明できるプ

ロブレムは想起する疾患・病態が同一と考えられるため，同じグループとして統合します．この作業が統合（Grouping）です．無理にまとめる必要はありません．**統合できないプロブレムは実はほかの疾患による症状である可能性もあるので**，独立したグループとして鑑別診断を考えます．この作業によって，目についていなかった併存疾患の可能性に気づくこともあります．

🔵 **はじめ 先生** なるほど．複雑に感じますけど非常に重要な作業ですね．まずはDKAと低体温の鑑別診断（今回は敗血症，副腎不全，環境曝露）で，ほかのプロブレムを説明できるか確認するんですね……．こういうことでしょうか．

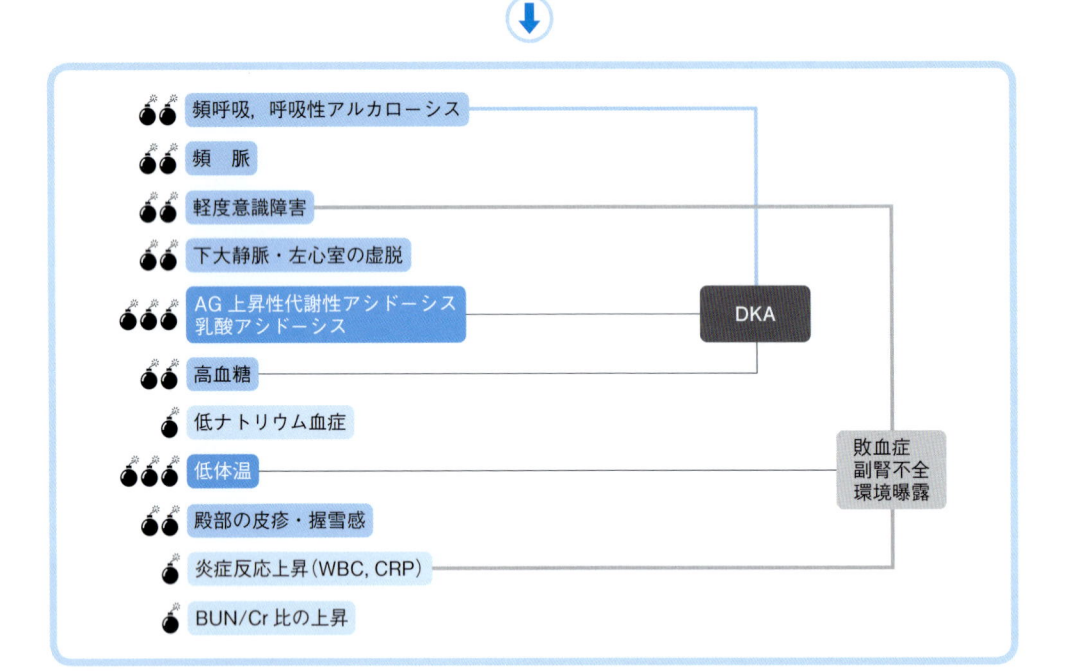

⬇

```
💣💣 頻呼吸，呼吸性アルカローシス ──────────┐
💣💣 頻脈                                  │
💣💣 軽度意識障害 ─────────────────────┐   │
💣💣 下大静脈・左心室の虚脱               │   │
💣💣💣 AG上昇性代謝性アシドーシス ──── DKA │
      乳酸アシドーシス                   │   │
💣💣 高血糖 ─────────────────────────┘   │
💣  低ナトリウム血症                        │
💣💣💣 低体温 ──────────────────────────┐  │
💣💣 殿部の皮疹・握雪感                   │敗血症
💣  炎症反応上昇（WBC, CRP）─────────────│副腎不全
💣  BUN/Cr比の上昇                       │環境曝露
```

🟢 **みちお 先生** やり方は合っていますよ．今回はプロブレムの数が多くなかなか難しいですね．このGroupingの作業には少し知識が必要になります．DKAであれば5〜7L，HHSでは9〜12Lの体液の喪失があるともいわれています[9, 15〜18]．これはあくまで目安ですが，**DKA/HHSには激しい体液量不足が合併している**ことは覚えておいてください．それを踏まえると，DKAの裏に隠れている脱水によって説明できるプロブレムはありませんか？

🔵 **はじめ 先生** そうですか．では……，こんな感じでしょうか？

⬇

⬇

▶シナリオ1 「きつくて動けない」

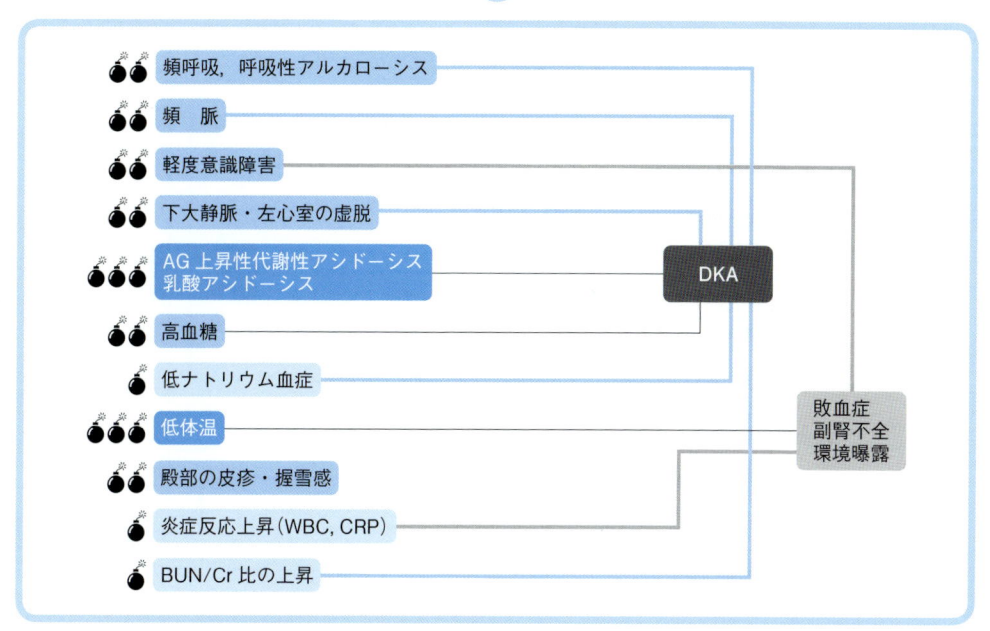

⬇

```
💣💣💣 頻呼吸，呼吸性アルカローシス
💣💣💣 頻　脈
💣💣💣 軽度意識障害
💣💣💣 下大静脈・左心室の虚脱
💣💣💣 AG上昇性代謝性アシドーシス    ┐
         乳酸アシドーシス              ├─ DKA
💣💣 高血糖                          ┘
💣 低ナトリウム血症
💣💣💣 低体温          ┐
                       ├─ 敗血症
💣 殿部の皮疹・握雪感  │  副腎不全
💣 炎症反応上昇（WBC, CRP）│  環境曝露
💣 BUN/Cr 比の上昇
```

🧑‍⚕️ **みちお先生**　いいですね．すごくいいです．すると，残るプロブレムは……．

👨‍⚕️ **はじめ先生**　殿部の皮疹と握雪感ですね．これについて考えてみます．さっき教えていただいた頻度が高く（common），治療可能で（curable），バイタルサインに影響を与える（critical）ものといえば，パッと思いつくのは壊死性筋膜炎ですね．紅斑だけであればアナフィラキシーとか重症型多形滲出性紅斑とかも思いつきましたが……皮下気腫による握雪感はきたさないですよね．紅斑と握雪感と聞いて自分で思いつくのは壊死性筋膜炎だけです．

🧑‍⚕️ **みちお先生**　はい．この状況で3C（common，curable，critical）のいずれかを満たすような疾患はほかに思いつきませんね．壊死性筋膜炎の確定診断には外科的に切開を加えるなど侵襲的な検査が必要になるので[19]まだ確定診断ではありませんが，皮疹の特徴や状況・経過からは臨床的に壊死性筋膜炎と考えてよいでしょう．今回のように会陰部に起こっている壊死性筋膜炎を，特別にFournier壊疽と呼ぶことがあります[20, 21]が，ERでの診療方針は変わらないので参考程度までに知っておいてください．

👨‍⚕️ **はじめ先生**　そんな名前もあるのですね．わかりました．

⬇

⬇

⬇

67

Ⅱ. 各論

⬇

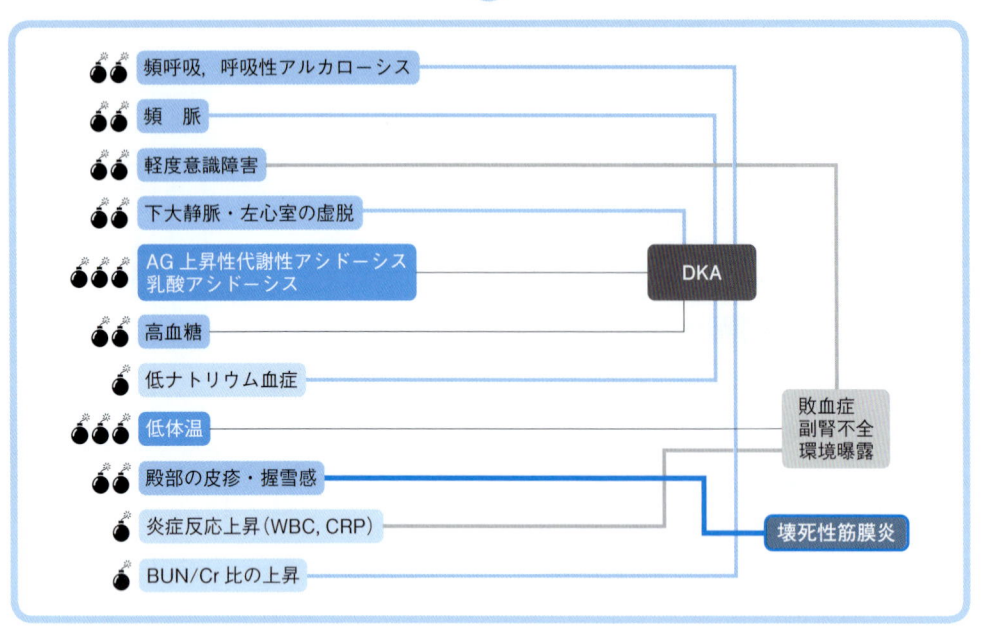

```
💣💣  頻呼吸, 呼吸性アルカローシス ────────────┐
💣💣  頻　脈 ──────────────────────┐      │
💣💣  軽度意識障害 ──────────────┐  │      │
💣💣  下大静脈・左心室の虚脱      │  │      │
💣💣  AG 上昇性代謝性アシドーシス ── DKA   │
      乳酸アシドーシス                    │
💣💣  高血糖 ──────────────────┘          │
💣   低ナトリウム血症                      │  敗血症
💣💣  低体温 ───────────────────────────┤  副腎不全
💣💣  殿部の皮疹・握雪感 ─────────────┐  │  環境曝露
💣   炎症反応上昇（WBC, CRP）─────────── 壊死性筋膜炎
💣   BUN/Cr 比の上昇
```

🧑‍⚕️ **みちお 先生**　最後に確認の意味も含めて鑑別診断リストを見比べてみましょう．同じような疾患が別々のグループの鑑別診断リストに上がっている場合は，鑑別診断リストの疾患をその疾患に絞り込んで1つのグループにまとめることができます（Grouping）．

🌱 **すすむ 先生**　壊死性筋膜炎と敗血症は同じ病態と考えていいと思うなぁ．

🌀 **はじめ 先生**　あ，本当ですね．さっきは別のプロブレムとして扱っていましたが，こうしてみると同じ疾患で説明できるプロブレムでしたね．

🧑‍⚕️ **みちお 先生**　それでかまわないですよ．「低体温」と「殿部の皮疹」というプロブレムからはそれらのつながりを見いだせなかったとしても，このような手順を踏めばそれらの関係に気づくことができるよい例です．
　プロブレムリストを使っているのは思考の整理のためですので，最終的に漏れがないように思考がまとまればそれでいいのです．

🌀 **はじめ 先生**　そうなんですね，わかりました．

⬇

⬇

⬇

68

▶シナリオ1 「きつくて動けない」

⬇

```
💣💣  頻呼吸，呼吸性アルカローシス
💣💣  頻 脈
💣💣  軽度意識障害
💣💣  下大静脈・左心室の虚脱
💣💣  AG上昇性代謝性アシドーシス         ─ DKA
       乳酸アシドーシス
💣💣  高血糖
 💣   低ナトリウム血症
💣💣💣 低体温                              敗血症
 💣   殿部の皮疹・握雪感                   副腎不全   同じ病態
 💣   炎症反応上昇（WBC, CRP）             環境曝露
 💣   BUN/Cr比の上昇                      壊死性筋膜炎
```

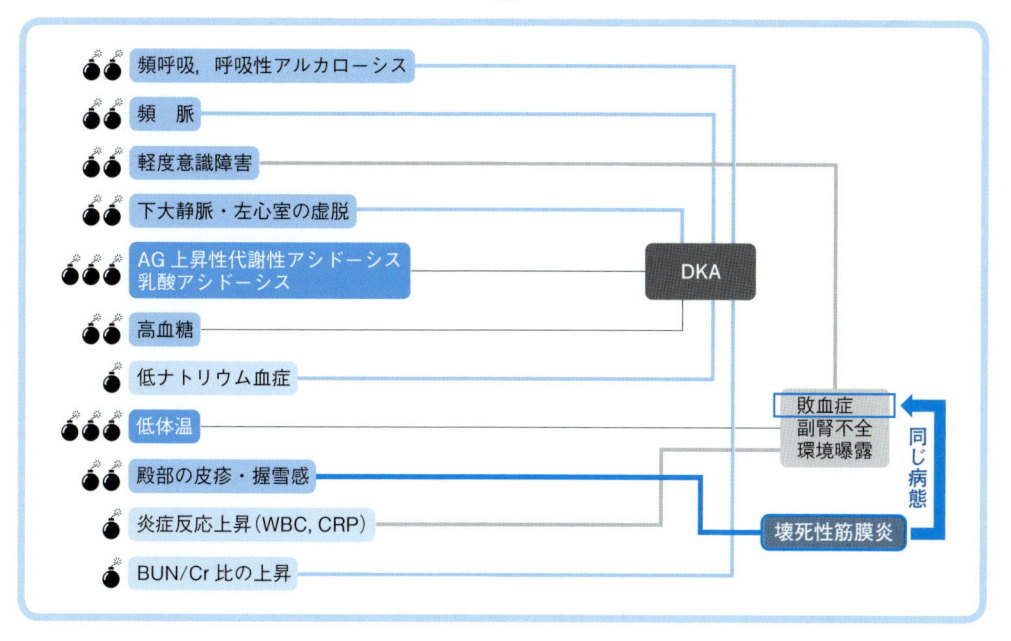

- 🔵 **はじめ先生** ということは「殿部の皮疹・握雪感」,「低体温」,「軽度意識障害」,「炎症反応上昇」というプロブレムは壊死性筋膜炎による敗血症で説明がつくから1つのグループにまとめます.
  最初はプロブレムが多すぎて頭の中がグチャグチャになってしまっていましたが, ここまでまとまるものなんですね.
- 🌱 **すすむ先生** いきなり全部同時に考えると, 忙しさも重なって頭の中がグチャグチャになってしまうよね. **一見遠回りかと思うけど, このように順を追って考えるほうがかえって効率がいいのかもね.**
- 🔵 **はじめ先生** そうですね. これからは僕もこのやり方で考えてみます.
- 🟢 **みちお先生** いいですね. では次に行うことを考えましょう.

5 追加検査提出, 治療介入

- 🔵 **はじめ先生** 壊死性筋膜炎は一刻を争う緊急疾患だと習いました.
- 🟢 **みちお先生** はい. 壊死性筋膜炎は手術までの時間が重要です. 時間単位で生存率が低下していきます[22]. まずは皮膚科の先生に連絡を入れましょう（Disposition）.
- 🔵 **はじめ先生**, 🌱 **すすむ先生** はい！
- 🟢 **みちお先生** 専門科の先生が到着されるまで少し時間があります. 何かできることはないでしょうか？
- 🌱 **すすむ先生** そうですね. 診断はついていますから, 診断のためには追加検査はいらないと思います. ただ, 壊死性筋膜炎の広がっている範囲の推定や, 膿瘍の合併の有

69

無を調べるために造影CTを追加しておこうと考えています．

🧑‍⚕️ **みちお 先生** いいですね．それから，脱水と決めてかかっていますが，BUN/Cr比の上昇などから上部消化管出血の可能性は考えられませんか？ 強いストレスが上部消化管出血の誘因となることもありますし，上部消化管出血そのものも強いストレスですのでDKA/HHSの誘因となる可能性もあります．いずれにせよDKA/HHSと上部消化管出血の合併に注意しましょう[23]．

🧑‍⚕️ **はじめ 先生** あ，まったく頭になかったです．

🧑‍⚕️ **すすむ 先生** すぐ直腸診も追加で行います．

🧑‍⚕️ **みちお 先生** はい，いいですね．それから，先生方が診察してくださっているうちに，先に初期治療のオーダーをしておきました．原因検索も非常に重要ですが，それと同時に治療可能なものは治療開始すべきです．DKA/HHSの場合は治療アルゴリズムが提唱されている[5]ので，それに則って治療を行いましょう（p.77の図Ⅱ-6を参照）．

🧑‍⚕️ **はじめ 先生，すすむ 先生** すみません．ありがとうございます．

🧑‍⚕️ **みちお 先生** 治療のポイントは，1つ目は十分な輸液です．先ほども少し言いましたが，程度にもよりますがDKAは5〜7L，HHSは9〜12Lの体液の欠乏があるとされています[9, 15〜18]．誘因となった原疾患の影響もあるでしょうし，高血糖による浸透圧利尿の影響もあると思います．

　2つ目のポイントは，血糖と電解質を同時に考えることです．インスリンを使えば血糖値も下がりますが，同時に電解質の細胞内への移動も起こるため，カリウムやリンも低下します．これらを見逃して電解質の補正をせずに治療を進めると，低カリウム血症による呼吸抑制や不整脈などで足もとをすくわれます．そして血糖もただ単に下げればよいというものではなく，下げすぎればもちろん低血糖となってしまいますし，急速に血糖を低下させることで浸透圧脳症（脳浮腫）をきたすリスクもあります．これらを防ぐためにも30分〜1時間ごとにデータをフォローし，こまめに値を確認してください．血糖降下速度は50〜75mg/dL/時程度が目安とされています[5]．

🧑‍⚕️ **すすむ 先生** 大量の輸液や複数の薬液投与が必要になるわけですね．しかも，カリウムといえば静脈炎をきたしやすいから中心静脈ルートが必要だし，仮に30分ごとに血液ガスをとるとしたら，動脈ラインを確保したほうが手間もかからないし，患者さんに何度も痛い思いをさせなくてすみますね．

🧑‍⚕️ **はじめ 先生** うわぁ，人手がいるなぁ．

🧑‍⚕️ **みちお 先生** そうです．DKA/HHSをみたら，「人手がいる」という認識は重要です．今回のようにできるだけ多くの人で加療するのが望ましいでしょう．

🧑‍⚕️ **はじめ 先生，すすむ 先生** はい，わかりました．

🧑‍⚕️ **みちお 先生** さて，追加した検査の結果はどうでしょう．

◉追加検査

> **追加検査の結果**
> - 直腸診:普通便.
> - 頭部〜骨盤CT:
>   頭部には明らかな出血,梗塞像なし.
>   胸部〜骨盤内には明らかな異常所見なし.
>   殿部から背部にかけて広範な皮下気腫を認め,脂肪織濃度の上昇も認める(図Ⅱ-2).

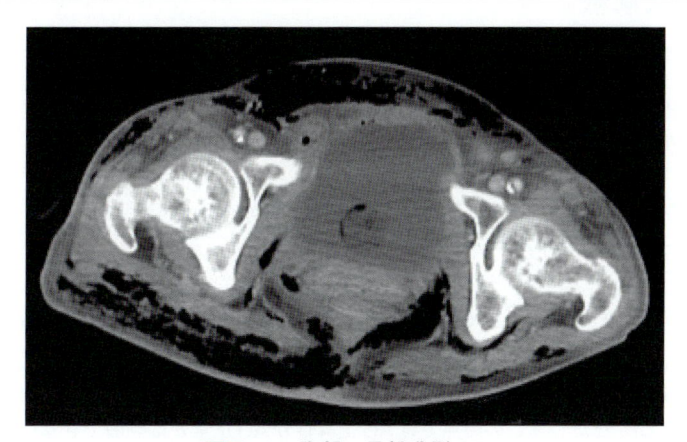

図Ⅱ-2 腹部〜骨盤造影CT

🌱 **すすむ 先生** これはひどい.広範なデブリドマンが必要ですね.

🌳 **みちお 先生** そうですね.感染症の治療の柱は3D(抗菌薬〔drug〕,ドレナージ〔drainage〕,デブリドマン〔debridement〕)と覚えます.**感染症をみたときは抗菌薬だけで終わらずに,ドレナージやデブリドマンなどの介入ができないか確認することを忘れないようにしましょう.**

そろそろERでの初療も大詰めですね.ここでプロブレムリストの整理を行いましょう.

> **最終的な プロブレムリスト**
> #1. DKA(高血糖,乳酸アシドーシス,脱水の所見)
> #2. 壊死性筋膜炎,敗血症(殿部〜背部の皮疹・握雪感,皮下気腫,低体温,炎症反応上昇)

II. 各論

> ### 本症例のTurning Point
> - 1つの病態を見つけたことだけで満足することなく，Secondary surveyとして頭から足先まで（top to bottom）診察することで，その病態の原因となっている疾患を見つけた．
> - 診療の過程で見つかってくる多数のプロブレムを漏らさずList upし，"ENTer"の項目を満たす優先順位の高いプロブレムを軸にGroupingして思考を整理した．

本症例の血液ガス解釈

pH：7.303，PaCO₂：23.0mmHg，HCO₃⁻：12.5mEq/L，Na⁺：120mEq/L，K⁺：3.9mEq/L，Cl⁻：87mEq/L，Lactate：28.1mg/dL

【1】 pHをみて，アシデミアかアルカレミアか判断する
- pH＝7.303＜7.40であるのでアシデミア．

【2】 アシデミア（アルカレミア）の主となる原因が，呼吸性か代謝性か判断する
- PaCO₂とHCO₃⁻に着目して，どちらが今回のアシデミアの主となる原因か考える．
- アシデミアの状況で，HCO₃⁻＝12.5mEq/L＜24mEq/Lであるので，主となる原因は代謝性アシドーシスとわかる．ただし，この時点ではAG上昇性かAG正常かは判断できない．

【3】 AG（＝Na⁺－Cl⁻－HCO₃⁻）からAG上昇性代謝性アシドーシスの有無を判断する
- AG＝120－87－12.5＝20.5mEq/Lとなる．
- AG＞12mEq/Lであるため，AG上昇性代謝性アシドーシスがあるとわかる．
- Albは，この時点では結果が出ていないので，補正AGは計算できない．
- ただし，今回はAG上昇性代謝性アシドーシスの有無については補正するまでもなく判断できた．

【4】 AGが上昇している場合，⊿AG（＝AG－12）から補正HCO₃⁻（＝HCO₃⁻＋⊿AG）を計算し，補正HCO₃⁻を用いてAG正常代謝性アシドーシス，代謝性アルカローシスの有無を判断する
- ⊿AG＝20.5－12＝8.5mEq/Lであり，補正HCO₃⁻＝12.5＋8.5＝21mEq/Lとなるため，AG正常代謝性アシドーシスの合併があると判断する．

【5】 代償式を用いて代償性変化が予測範囲内か確認し，さらなるアシドーシス，アルカローシスの有無を判断する
*呼吸性，代謝性のいずれが主座でも実測HCO₃⁻で代償の有無を判断する．
- 主となる酸塩基平衡異常は代謝性アシドーシスなので，代償式は「予測PaCO₂＝1.5×実測HCO₃⁻＋8」となり，1.5×12.5＋8＝26.75mmHgとなる．さらなる酸塩基平衡異常がなければ実測PaCO₂≒予測PaCO₂となるはずだが，実測PaCO₂＝23.0mmHgであり，比較すると実測PaCO₂のほうがよりアルカリ性の方向に傾いている．これは呼吸性アルカローシスが隠れていることを示している．

【6】 上記の項目で検出された酸塩基平衡異常の，それぞれの原因となる病態を考える
- 上記の項目で，AG上昇性代謝性アシドーシス，AG正常代謝性アシドーシス，呼吸性アルカローシスの3つの酸塩基平衡異常を拾いあげることができた．

- それぞれの原因について本症例の症状や病歴に合わせて検討していく．どの異常から考えてもよいが，AG上昇性代謝性アシドーシスが最も重要で，なおかつ鑑別診断が絞りやすいため，AG上昇性代謝性アシドーシスから考えていくこととする．
- AG上昇性代謝性アシドーシスの鑑別表（p.30の表Ⅰ-5）を参照し，本症例と合致するものを考える．乳酸が上昇していることと，高血糖であることから，乳酸アシドーシスとケトアシドーシスが鑑別にあがる．これらは同時に存在しても矛盾しない．それだけでなく，糖尿病性ケトアシドーシス（DKA）の裏に潜む敗血症性ショック（プレショック）を反映している可能性も忘れてはならない．
- 続いて，AG正常代謝性アシドーシスの鑑別表（p.30の表Ⅰ-7）を参照し，本症例と合致するものを考える．AG正常の代謝性アシドーシスをみたときに，まず考えるべきは下痢である．AG上昇の代謝性アシドーシスという結果が先にわかっていれば，問診のときに狙って質問をすることができる（下痢を狙って詳細な問診も行ったが，本症例では下痢は認めていなかったようである）．また，DKAはAG上昇性代謝性アシドーシスとAG正常代謝性アシドーシスのどちらを呈しても，また，合併してもよいといわれている[24]．これはadvanceな知識で記憶する必要はないが，本症例はこの可能性もあるといえる（その後，Alb：1.4 g/dLが判明してからふり返って考えると，補正AG = AG + 2.5×（4 − 1.4）= 20.5 + 6.5 = 27 mEq/Lとなり，⊿AG = 27 − 12 = 15 mEq/Lとなる．すると，補正HCO_3^- = 12.5 + 15 = 27.5となるため，実はAG正常代謝性アシドーシスではなく，代謝性アルカローシスが合併していたとわかる．これならば，DKA/HHSの病態に合併した高度の脱水による有効循環血漿量の低下によって説明できる）．
- 最後に，呼吸性アルカローシスの鑑別表（p.31の表Ⅰ-10）を参照し，本症例と合致するものを考える．不安，敗血症などの影響もあるのかもしれないし，壊死性筋膜炎があるので疼痛があるのかもしれない．呼吸性アルカローシスは軽視してはいけないが，ほかの酸塩基平衡異常がある場合はあまり診断に寄与しないことが多い．

以上をまとめると，本症例では，血液ガス所見からDKA / HSSを疑い，その裏に敗血症が隠れている可能性があると考えることができる．

Column　ERでの抗菌薬

抗菌薬の初回投与は腎機能に関係なく通常用量を投与する[25]．敗血症診療のガイドラインであるSurviving Sepsis Campaign Guidelinesなどでも「抗菌薬は1時間以内に投与する」ように推奨されているが，この文言は，できるだけ早く抗菌薬を投与し，血中濃度を早く治療域まで上げることで迅速に標的臓器に抗菌薬を到達させることが重要であると強調しているものである．したがって，血中濃度を上げるために，抗菌薬の初回投与は腎機能に関係なく投与を行う（入院後は腎機能に応じて投与量・間隔を調整する）．

ERで頻用する抗菌薬の初回投与量

・CEZ 1～2 g	・CTRX 1～2 g	・CFPM 2 g	・ABPC/SBT 3 g
・PIPC/TAZ 4.5 g	・MEPM 1 g	・VCM 1 g	
※CEZ，CTRXは疾患・体格に合わせて1～2 gで調整．初回のみ一律2 gでも可．			

CEZ：セファゾリン　CTRX：セフトリアキソン　CFPM：セフェピム　ABPC：アンピシリン
SBT：スルバクタム　PIPC：ピペラシリン　TAZ：タゾバクタム　MEPM：メロペネム
VCM：バンコマイシン
（文献26，27）より作成）

抗菌薬を腎機能や肝機能などに合わせて投与量や間隔を調節するのは，肝不全や腎不全により抗菌薬の代謝・排泄遅延があると，連用により薬剤が蓄積し，治療域を超えて中毒域に達する可能性があるためである．

文献

1) Köhler CU, et al：Cell cycle control of β-cell replication in the prenatal and postnatal human pancreas. Am J Physiol Endocrinol Metab, 300(1)：E221-230, 2011.
2) Meier JJ, et al：Beta-cell replication is the primary mechanism subserving the postnatal expansion of beta-cell mass in humans. Diabetes, 57(6)：1584-1594, 2008.
3) Kendall DM, Cuddihy RM, Bergenstal RM：Clinical application of incretin-based therapy：therapeutic potential, patient selection and clinical use. Am J Med, 122(6 Suppl)：S37-50, 2009.
4) Minagar A, Weiner WJ：Adolf Kussmaul and his respiratory sign. J Med Biogr, 9(3)：181-183, 2001.
5) Kitabchi AE, et al：Hyperglycemic crises in adult patients with diabetes. Diabetes Care, 32(7)：1335-1343, 2009.
6) Westerberg DP：Diabetic ketoacidosis：evaluation and treatment. Am Fam Physician, 87(5)：337-346, 2013.
7) Trachtenbarg DE：Diabetic ketoacidosis. Am Fam Physician, 71(9)：1705-1714, 2005.
8) Kitabchi AE, et al：Management of hyperglycemic crises in patients with diabetes. Diabetes Care, 24(1)：131-153, 2001.
9) Kitabchi AE, et al：Hyperglycemic crises in diabetes. Diabetes Care, 27(Suppl 1)：S94-102, 2004.
10) Canto JG, et al：Prevalence, clinical characteristics, and mortality among patients with myocardial infarction presenting without chest pain. JAMA, 283(24)：3223-3229, 2000.
11) Gupta S, et al：Infections in diabetes mellitus and hyperglycemia. Infect Dis Clin North Am, 21(3)：617-638, 2007.
12) Huang KF, et al：Independent predictors of mortality for necrotizing fasciitis：a retrospective analysis in a single institution. J Trauma, 71(2)：467-473, 2011.
13) Wang YS, Wong CH, Tay YK：Staging of necrotizing fasciitis based on the evolving cutaneous features. Int J Dermatol, 46(10)：1036-1041, 2007.
14) McCullough L, Arora S：Diagnosis and treatment of hypothermia. Am Fam Physician, 70(12)：2325-2332, 2004.
15) Nugent BW：Hyperosmolar hyperglycemic state. Emerg Med Clin North Am, 23(3)：629-648, 2005.
16) Chiasson JL, et al：Diagnosis and treatment of diabetic ketoacidosis and the hyperglycemic hyperosmolar state. CMAJ, 168(7)：859-866, 2003.
17) Kitabchi AE, Nyenwe EA：Hyperglycemic crises in diabetes mellitus：diabetic ketoacidosis and hyperglycemic hyperosmolar state. Endocrinol Metab Clin North Am, 35(4)：725-751, 2006.
18) Anaya DA, Dellinger EP：Necrotizing soft-tissue infection：diagnosis and management. Clin Infect Dis, 44(5)：705-710, 2007.
19) Nyenwe EA, Kitabchi AE：Evidence-based management of hyperglycemic emergencies in diabetes mellitus. Diabetes Res Clin Pract, 94(3)：340-351, 2011.
20) Fournier JA：Gangrene foudroyante de la verge. Medicine Pratique, 4：589-597, 1883.
21) Czymek R, et al：New insights into the epidemiology and etiology of Fournier's gangrene：a review of 33 patients. Infection, 37(4)：306-312, 2009.
22) Wong CH, et al：Necrotizing fasciitis：clinical presentation, microbiology, and determinants of mortality. J Bone Joint Surg Am, 85-A(8)：1454-1460, 2003.
23) Faigel DO, Metz DC：Prevalence, etiology, and prognostic significance of upper gastrointestinal hemorrhage in diabetic ketoacidosis. Dig Dis Sci, 41(1)：1-8, 1996.
24) Kraut JA, Madias NE：Metabolic acidosis：pathophysiology, diagnosis and management. Nat Rev Nephrol, 6(5)：274-285, 2010.
25) 青木　眞：レジデントのための感染症診療マニュアル 第2版. p.60, 医学書院, 2008.
26) Gilbert DN, et al ed：日本語版 サンフォード感染症治療ガイド2013. 戸塚恭一，ほか 監修, ライフサイエンス出版, 2013.
27) Bartlett JG, Auwaerter PG, Pham PA：Johns Hopkins ABX Guide Diagnosis and Treatment of Infectious Diseases, 3rd ed. Jones & Bartlett Pub, 2011.

Minimal review ①

糖尿病性ケトアシドーシス(DKA)/高浸透圧高血糖症候群(HHS)

いつ疑うか

- 糖尿病患者が,「調子が悪い」と言っているとき(救急車でも walk in でも).
- 糖尿病患者のショック.
- 糖尿病患者の腹痛.

概念

DKA/HHSは, 糖尿病患者に生じる致死的な代謝異常である(図Ⅱ-3).

DKAはケトーシス, アシドーシス, 高血糖の3つの変化が体内で起こっている.

HHSの主座は高血糖による高度な浸透圧上昇であり, ケトーシスやアシドーシスはみられないか, みられても軽度である.

ただし, DKAにしろHHSにしろ, 病態にすぎず, これらの病態を引き起こしている原疾患は何であるかに目を向けることが大切である.

診断基準

表Ⅱ-2を目安に診断する(目安である理由は, 臨床の現場では両者の混在した病態やそれぞれの不完全型も多いため).

表Ⅱ-2　DKAとHHSの臨床的特徴[*]

	DKA 軽症	DKA 中等症	DKA 重症	HHS
血糖 (mg/dL)	>250	>250	>250	>600
動脈血pH	7.25〜7.30	7.00〜7.24	<7.00	7.30
血清HCO3 (mEq/L)	15〜18	10〜14	<10	>18
尿中ケトン	+	+	+	±
血清ケトン	+	+	+	±
有効血清浸透圧 (mOsm/kg)	さまざま	さまざま	さまざま	>320
anion gap	>10	>12	>12	さまざま
精神状態	覚醒	覚醒/傾眠	昏迷/昏睡	昏迷/昏睡

[*]両者の混在した病態も多い.
有効血清浸透圧 ≒ 2Na$^+$(mEq/L) + 血糖(mg/dL)/18
anion gap = Na$^+$(mEq/L) − [Cl$^-$(mEq/L) + HCO$_3^-$(mEq/L)]

(文献2)

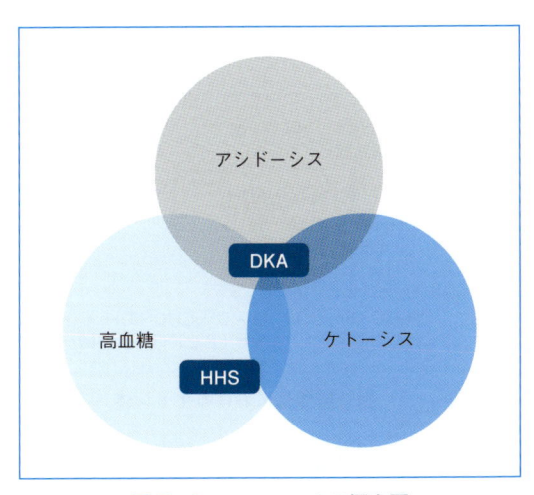

図Ⅱ-3　DKA/HHSの概念図
(文献1)より作成)

原因・危険因子

▶▶▶ DKA/HHSの誘因

DKA/HHSとは, あくまで病態を示しているにすぎない. 病態をみたときには原因・誘因を考える必要があり, 原因・誘因の中で, 致死的かつ特に頻度が高い疾患については表Ⅱ-3のような語呂合わせで覚えておくとよい[2〜4]. DKA/HHSをみたら, まずこれらの疾患が誘因となっていないか検索を行う.

DKA/HHSの誘因が感染症であると疑った場合, 特に表Ⅱ-4の疾患に注意する[5].

II. 各論

表II-3 見逃してはならないDKA/HHSの誘因 "ABCD & P"

- A：acute myocardial infarction（急性心筋梗塞）
- B：bacteria（感染症，敗血症）
- C：cerebrovascular disease（脳血管障害）
- D：deficiency of insulin（インスリンの中止，新規発症の1型糖尿病）
- P：pancreatitis（膵炎）

注：その他の誘因については出典の文献を参照．

（文献2～4）より作成）

表II-4 糖尿病患者で注意すべき感染症

糖尿病と関連がある感染症
- 尿路感染症
- 黄色ブドウ球菌による感染症全般
- 軟部組織感染症
  （壊死性筋膜炎，Fournier壊疽，壊死性蜂窩織炎，非クロストリジウム嫌気性菌による蜂窩織炎を含む）
- 真菌感染症

糖尿病と強く関連がある感染症
（原則的に糖尿病患者のみ罹患する疾患と糖尿病患者が罹患しやすいまれな疾患）
- ムコール症
- 悪性外耳道炎
- 気腫性腎盂腎炎
- 気腫性胆嚢炎

（文献5）より作成）

症状

全身倦怠感から腹痛などの消化器症状まで多彩．症状だけからDKA/HHSを疑うことは難しい．

ちなみに，腹痛の頻度はDKA＞HHSである[6]．DKAの86/189例（46％），HHSの0/11例で腹痛を認めた[6]．

検査

DKA/HHSの有無を検討するには血液ガスの測定，ケトン体の測定が必要となる．

ケトン体の測定法は尿試験紙法が最も見慣れた方法であると思うが，ケトメーター®やプレシジョンエクシード®などの酵素電極法による迅速βヒドロキシ酪酸測定法（全血を使用）や血清試験紙法，その他の血中ケトン測定法（主に外部企業に委託する形となる）などもある．

以下では，ケトン体のプロフィールと，それらを踏まえて尿試験紙法のpitfallについて説明する．

▶▶▶ ケトン体のプロフィール（特徴）

ケトン体は脂肪酸代謝の結果として産生され，βヒドロキシ酪酸，アセト酢酸，アセトンの3種類がある（図II-4）[7]．

インスリン欠乏状態では，β酸化によってNAD→NADHと変化し，NADH優位な状態となっている．NADHが優位な状態では，アセト酢酸→βヒドロキシ酪酸の反応がβヒドロキシ酪酸→アセト酢酸の反応よりも優位になる（図II-5）[8]．

そのため，DKAではβヒドロキシ酪酸が優位に上昇する（βヒドロキシ酪酸：アセト酢酸 = 3～10：1）[9]．

一方，尿試験紙法（ニトロプルシド反応によるもの）で測定しているケトン体とは，アセトンとアセト酢酸である（表II-5）．

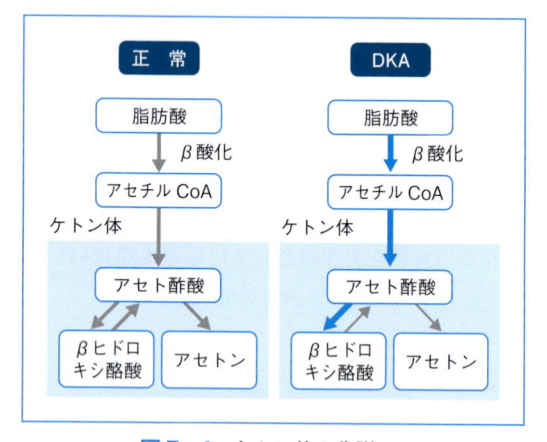

図II-4 ケトン体の代謝 （文献7））

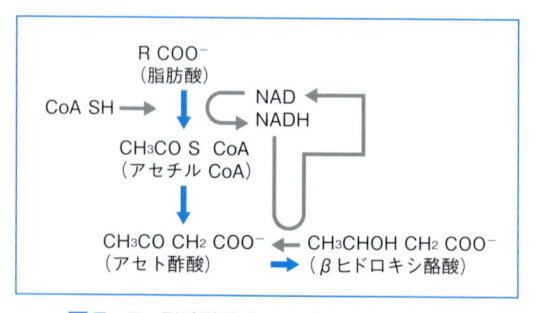

図II-5 脂肪酸酸化におけるケトン体 （文献8））

表II-5 尿試験紙法で測定できるケトン体

	アセト酢酸	βヒドロキシ酪酸	アセトン
尿試験紙法（ニトロプルシド反応によるもの）	○	×	○

DKAで産生されるケトン体の多くを占めるβヒドロキシ酪酸ではなく，アセト酢酸とアセトンを測定している（ニトロプルシド反応による）尿試験紙法では，少なくとも理論上はDKAであっても病初期は尿中ケトン体陰性のことがある[10]．

ERでの初期治療

基本は輸液（Infusion）・インスリン（Insulin）・電解質（Ion）の"3Is"のコントロールである．

図Ⅱ-6のアルゴリズムを参考に初療を行う．

- DKAは5〜7L，HHSは9〜12Lの体液の欠乏があると推定されている[12〜14]．これらの数字は目安にすぎないが，DKA/HHSは十分な補液が必要な病態と認識する．

- インスリンの投与によってカリウムは細胞内へ取り込まれるため，血清カリウム値は低下する（特に高用量のインスリンを使用すれば著明となる）．カリウムは投与速度・濃度に制限があるため，低カリウム血症をきたしてしまうとインスリン投与を停止しなければならなくなり，カリウムの補正が治療の律速段階となってしまうことも多い．血糖値も重要だが，血清カリウム値にも十分に気を配り，低カリウム血症にならないように早めの対応を行う．

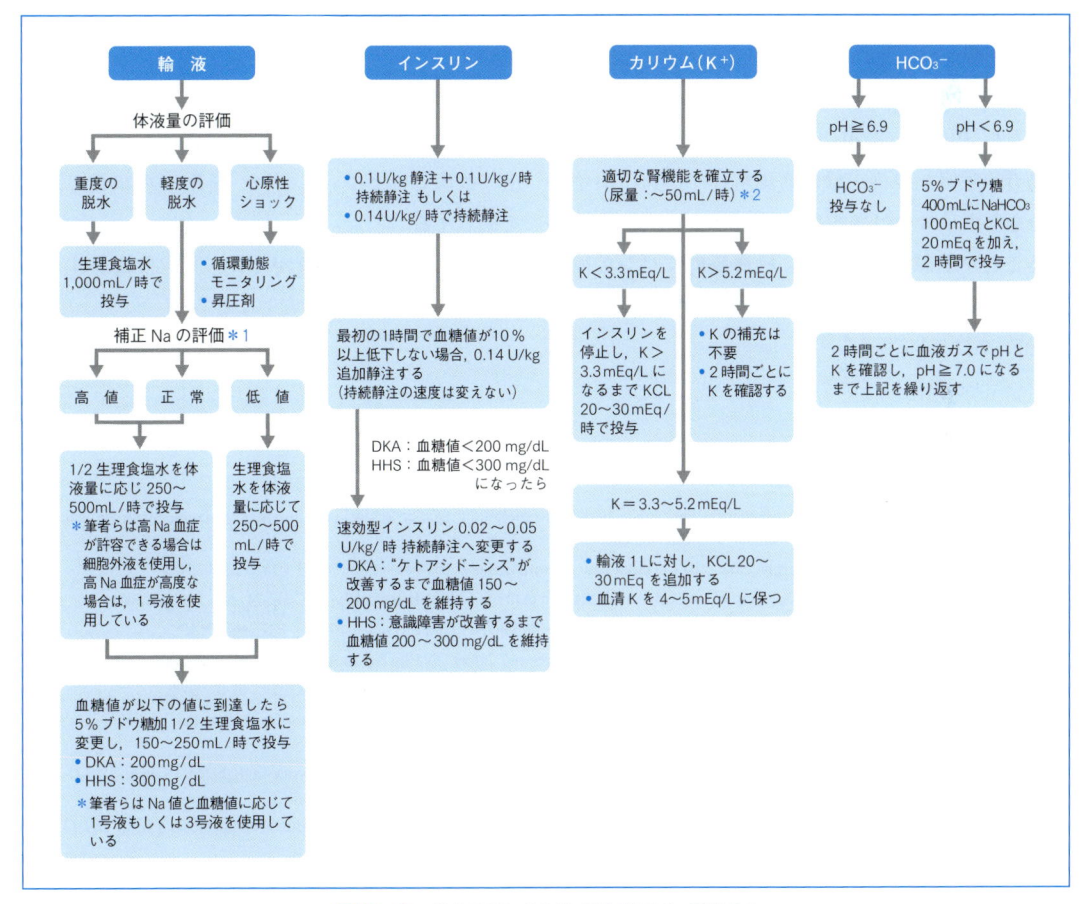

図Ⅱ-6 成人DKA/HHSの治療アルゴリズム

*1：補正Na＝実測Na＋1.6×（血糖値－100）/100
*2：筆者らの経験では，DKA/HHSにおいては高カリウム血症よりも低カリウム血症となり，困ることが多い．ただし，腎機能低下や乏尿がある場合，カリウムが尿中に排泄されない[11]ため，カリウム値の上昇の程度が大きくなる可能性がある．症例に応じて，上記の補充量より少量で開始したり，血液検査の間隔を短くするなど調整する必要がある．

（文献2）より一部改変）

▶▶▶ 血糖降下速度と脳浮腫

浸透圧脳症（脳浮腫）を予防するため，血糖降下速度50〜75 mg/dL／時とする[2]．

DKAの治療中に脳浮腫をきたすことがあるという報告が小児を中心になされている．この原因はいまだに不明だが，1つの仮説として，血糖の低下による急激な浸透圧変化が示されている（文献15）など．一方で，この仮説は成り立たないというデータも報告されており（文献16〜18）など），結論は出ていない．急激な血糖降下によって脳浮腫が誘発されるという確証はないが，この程度の血糖降下速度を目標に治療を行うのが無難といえる．

▶▶▶ その他の電解質異常（低マグネシウム血症，低リン血症）

DKA/HHSは上記の電解質異常以外にも低マグネシウム血症，低リン血症も合併しやすい[4]．

ところが，リンの補充によって低カルシウム血症や低マグネシウム血症が誘発されることがある[19,20]．また，DKA/HHSに対するルーチンのリンの補充は予後に影響がないという報告[21]もあるため，DKA/HHSに対してルーチンのリン補充は行わない．

ただし，P＜1.0 mg/dLと高度な低リン血症となった場合，呼吸筋麻痺，横紋筋融解症，溶血，不整脈をきたすリスクが高まるため，**P＜1.0 mg/dLとなることが予想される場合に経静脈的にリンの補充**（生理食塩水などで希釈し，経静脈的に20〜30 mEqを投与）を行う[4,22]．

表Ⅱ-6 DKA/HHSの急性期治療目標

DKA	HHS
血糖値＜200 mg/dLに加え，以下のうち，2項目を満たす ・（静脈）血液ガスpH＞7.30 ・血清HCO₃⁻＞15 mEq/L ・anion gap＜12 mEq/L	・血漿浸透圧の正常化 ・バイタルサインの正常化 ・意識レベルの改善（入院前と同等）

（文献2, 14）より作成）

低マグネシウム血症も筋力低下，けいれん，振戦，不整脈などを誘発するため，**Mg＜1.2 mg/dLとなった場合，もしくは低マグネシウム血症による症状が出現していると考えられる場合に経静脈的にマグネシウムの補充**[4,23]（生理食塩水などで希釈し，経静脈的に20 mEqを投与）を行う．

▶▶▶ 急性期の治療目標

DKA/HHSは，血糖値の改善だけでは病態が完全に改善したとはいえない．表Ⅱ-6の項目の改善を確認する．

また，これらの改善がインスリン持続静注から皮下注に切り替える目安となる．

文献

1) Kitabchi AE, Nyenwe EA：Hyperglycemic crises in diabetes mellitus：diabetic ketoacidosis and hyperglycemic hyperosmolar state. Endocrinol Metab Clin N Am, 35(4)：725-751, 2006.
2) Kitabchi AE, et al：Hyperglycemic crises in adult patients with diabetes. Diabetes Care, 32(7)：1335-1343, 2009.
3) Kitabchi AE, et al：Management of hyperglycemic crises in patients with diabetes. Diabetes Care, 24(1)：131-153, 2001.
4) Westerberg DP：Diabetic ketoacidosis：evaluation and treatment. Am Fam Physician, 87(5)：337-346, 2013.
5) Gupta S, et al：Infections in diabetes mellitus and hyperglycemia. Infect Dis Clin North Am, 21(3)：617-638, 2007.
6) Umpierrez G, Freire AX：Abdominal pain in patients with hyperglycemic crises. J Crit Care, 17(1)：63-67, 2002.
7) Laffel L：Ketone bodies：a review of physiology, pathophysiology and application of monitoring to diabetes. Diabetes Metab Res Rev, 15(6)：412-426, 1999.
8) Stephens JM, Sulway MJ, Watkins PJ：Relationship of blood acetoacetate and 3-hydroxybutyrate in diabetes. Diabetes, 20(7)：485-489, 1971.
9) Umpierrez GE, et al：Differences in metabolic and hormonal milieu in diabetic-and alcohol-induced ketoacidosis. J Crit Care, 15(2)：52-59, 2000.
10) Wilson JF：In the clinic. Diabetic ketoacidosis. Ann Intern Med, 152(1)：ITC1-1, 2010.
11) Soler NG, et al：Potassium balance during treatment of diabetic ketoacidosis with special reference to the use of bicarbonate. Lancet, 2(7779)：665-667, 1972.
12) Chiasson JL, et al：Diagnosis and treatment of diabetic ketoacidosis and the hyperglycemic hyperosmolar state. CMAJ, 168(7)：859-866, 2003.
13) Nugent BW：Hyperosmolar hyperglycemic state. Emerg Med Clin North Am, 23(3)：629-648, 2005.

14) Nyenwe EA, Kitabchi AE：Evidence-based management of hyperglycemic emergencies in diabetes mellitus. Diabetes Res Clin Pract, 94(3)：340-351, 2011.
15) Silver SM, et al：Pathogenesis of cerebral edema after treatment of diabetic ketoacidosis. Kidney Int, 51(4)：1237-1244, 1997.
16) Glaser N, et al：Risk factors for cerebral edema in children with diabetic ketoacidosis. The Pediatric Emergency Medicine Collaborative Research Committee of the American Academy of Pediatrics. N Engl J Med, 344(4)：264-269, 2001.
17) Lawrence SE, et al：Population-based study of incidence and risk factors for cerebral edema in pediatric diabetic ketoacidosis. J Pediatr, 146(5)：688-692, 2005.
18) Glaser NS, et al：Correlation of clinical and biochemical findings with diabetic ketoacidosis-related cerebral edema in children using magnetic resonance diffusion-weighted imaging. J Pediatr, 153(4)：541-546, 2008.
19) Zipf WB, et al：Hypocalcemia, hypomagnesemia, and transient hypoparathyroidism during therapy with potassium phosphate in diabetic ketoacidosis. Diabetes care, 2(3)：265-268, 1979.
20) Winter RJ, et al：Diabetic ketoacidosis. Induction of hypocalcemia and hypomagnesemia by phosphate therapy. Am J Med, 67(5)：897-900, 1979.
21) Fisher JN, Kitabchi AE：A randomized study of phosphate therapy in the treatment of diabetic ketoacidosis. J Clin Endocrinol Metab, 57(1)：177-180, 1983.
22) Geerse DA, et al：Treatment of hypophosphatemia in the intensive care unit：a review. Crit Care, 14(4)：R147, 2010.
23) Noronha JL, Matuschak GM：Magnesium in critical illness：metabolism, assessment, and treatment. Intensive Care Med, 28(6)：667-679, 2002.

シナリオ 2

「心窩部痛・ふらつき」
何に着目すべきか？ ― high yield symptomを見つけ鑑別を絞り込む

> はじめ 先生（初期研修医），すすむ 先生（後期研修医），みちお 先生（指導医），看護師

搬送依頼

70歳，男性．本日より心窩部痛，嘔吐，起立時のふらつき．

はじめ 先生 心窩部痛，起立時のふらつきですか．心窩部痛からは胃潰瘍などの上部消化管出血がまず思いつきました．起立時のふらつきも，起立性低血圧として出血の影響なんてどうでしょう．

すすむ 先生 たしかにねぇ．第一印象はそういうのもありだね．

みちお 先生 第一印象は大事です．慣れてくるとこういったキーワードやその組み合わせから疾患を類推できるようになってきます．こういう方法を「パターン認識」と呼びます[1]．Snap diagnosisと呼んだりもします．ある症状や所見から決まったパターンを想起し，即座に診断へ導く方法ですね．診療時間が限られているERの状況では，パターン認識という診断法は非常に有用です．ただし，このパターン認識の精度を上げるためには多くの経験を積み，疾患の特徴的な症状（パターン）をマスターしていくことが必要となります．経験が少ない中でパターン認識だけを行っていると，ある疾患のイメージが頭の中を占拠し，ほかの疾患の可能性を考えることができなくなってしまうことがあります[1]．逆説的ですが，**パターン認識を行うときは，常にほかの疾患の可能性はないかと考えるようにしてください**．今回は上部消化管出血が本命であれば，それに似た症状を呈し，「診断の落とし穴」（pitfall）となる疾患の可能性がないかどうかの検討が重要となります．そういった情報収集のためにも，まず当院の受診歴を調べてみましょう．

0 Preparation

既往歴
- 5年前に右冠動脈完全閉塞を含む2枝病変を認め，当院で冠動脈バイパス術を施行．
- 高血圧，心房粗動，慢性腎臓病（普段はCr：1.2 mg/dL，eGFR：45 mL/分/1.73 m^{2}程度），水疱性類天疱瘡．

薬剤歴

＜心臓血管外科より＞

ニフェジピン徐放剤（40 mg）1錠 分1 朝食後（Ca拮抗薬）

トランドラプリル（1 mg）1錠 分1 朝食後（ACE阻害薬）

<皮膚科より>
ベタメタゾン(0.5mg) 4錠 分2 朝夕食後(ステロイド)

🧑‍⚕️ **はじめ 先生** うわ，心臓血管外科受診歴がある．しかも冠動脈バイパス術後．心窩部痛の原因が心筋梗塞なんて可能性もありそうですね．

🧑‍⚕️ **すすむ 先生** そうだね．**心窩部痛や消化器症状のみの心筋梗塞**も見逃しやすい症例として重要だよね[2, 3]．今回の場合はリスクも高そうだし，その可能性も考慮しなきゃ．今回の鑑別とは関係ないかもしれないけど，ほかにも薬でベタメタゾンが入っているよ．これは水疱性類天疱瘡に対してだろうね．であれば，長期間，内服している可能性が高いね．ステロイドの長期使用者はニューモシスチス肺炎のような感染症があったり，突然の中止による副腎不全があったり，嫌なイメージがあるよ（**表Ⅱ-7, 8**）．

🧑‍⚕️ **みちお 先生** いいですね．搬送依頼の情報では上部消化管出血しか頭に浮かんでいないようでしたが，このように事前に情報を集めることでほかの疾患の可能性も想起す

表Ⅱ-7 ステロイドの副作用

臓　器	症　状
筋・骨格系	骨粗鬆症，骨壊死，ミオパチー
消化器系	消化性潰瘍（特にNSAIDsと併用時），膵炎
免疫系	易感染性（特に細胞性免疫）
心血管系	体液貯留，高血圧，動脈硬化，不整脈
視覚器	緑内障，白内障
皮　膚	皮膚萎縮，皮膚線条，斑状出血，創癒着の遅延，ニキビ，buffalo hump，多毛
内分泌系	糖尿病，脂質代謝異常症，体重増加，電解質異常，下垂体機能抑制，性ホルモン抑制
精神系	不眠，精神症状，認知機能低下

（文献4, 5)より抜粋・一部改変)

表Ⅱ-8 細胞性免疫不全で罹患しやすくなる感染症

微生物	名　称
細　菌（LeMoNSと覚える*）	*Listeria*
	*Mycobacterium*属
	Nocardia
	Salmonella
ウイルス	Herpes属（HSV，VZV，CMV，EBVなど）
	呼吸器ウイルス類
真　菌	*Aspergillus*
	Cryptococcus
	Pneumocystis jirovecii
原　虫	*Toxoplasma*
	Histoplasma

＊：*Legionella*を加えて"2 LeMoNS"とする場合もある．

（文献6〜8)より作成)

II. 各論

ることができましたね．このように，**いろいろな疾患の可能性を想定して診療に挑むことが診断の落とし穴にはまらないためのコツ**ですよ．さて，そろそろ救急車が到着します．

1 Pre-Primary survey

はじめ先生　救急車が到着しました．
"ぱっと見た印象は，ぐったりして元気がなさそうだな．
早速，Pre-Primary surveyに取りかかろう．習ったとおり**ABCD**を意識して……．
「A」（airway）は，呼びかけたら話してくれる．AはOK．
「B」（breathing）は，胸郭の動きの左右差はなし．呼吸も見た目では速くない．
「C」（circulation）は，橈骨動脈が触れないな……．末梢は冷たいとはいえないけど……．
あ，脈が触れた．そうか，脈が遅いんだ．てっきり脈が触れないかと思ったよ．
「D」（dysfunction of CNS）は，きつそうではあるけれどもちゃんと日時と場所は言えている．離握手もできる．"

Pre-Primary surveyのまとめ

「A」：発声可能
「B」：胸郭運動の左右差なし，頻呼吸なし
「C」：橈骨動脈の触知可能，徐脈，末梢冷感なし
「D」：JCS：0，GCS：E4 V5 M6

Pre-Primary surveyのプロブレムリスト

#1．徐脈
#2．心窩部痛
#3．嘔吐

---

2 Primary survey

はじめ先生　徐脈です．呼吸・循環動態が安定しているとわかるまで，ひとまずマスク5L/分で酸素投与をお願いします．それからモニター装着と，採血と点滴ルート確保をお願いします．

看護師　わかりました．

すすむ先生　徐脈？　消化管出血なら頻脈になっているかと思ったけど……．バイタルサインをみてみよう．

▶シナリオ 2 「心窩部痛・ふらつき」

バイタルサイン

血圧：88/45 mmHg，心拍数：55回 / 分，呼吸数：16回 / 分，SpO_2：99 %（マスク5L/ 分），
体温：37.5 ℃

はじめ 先生　Primary surveyを行います．シーソー呼吸や陥没呼吸はなく，聴診では明らかな異常はありません．A（airway）とB（breathing）については問題ありません．C（circulation）については心エコーで左心室はゆっくりではあるけどしっかり収縮して見えます．下大静脈径の呼吸性変動も保たれているし，心臓の動きも問題なさそうな印象です．心嚢液や胸水・腹水もありません．ただ，血圧も低く，ショックバイタルです！　そして徐脈です．D（dysfunction of CNS）も共同偏視・瞳孔左右差・四肢麻痺なく，ひとまず問題ありません．

すすむ 先生 　Cの異常があるわけだね．しかもショックバイタル．心エコーで明らかに心臓の動きが悪いというわけではないので，ショックの原因として，輸液負荷で悪くなる病態はなさそうだね．なので，まずは輸液負荷をしよう．血圧が安定するまで全開投与で．それから急ぎで心電図も．

看護師　　はい．わかりました．

◉心電図

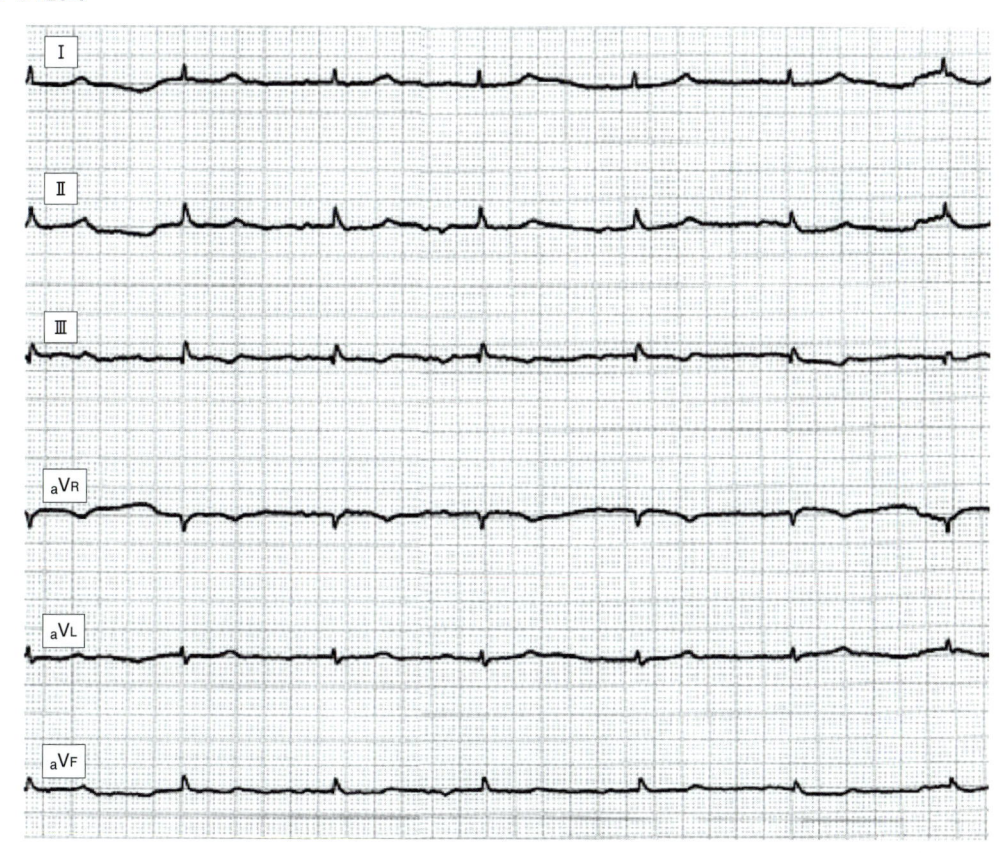

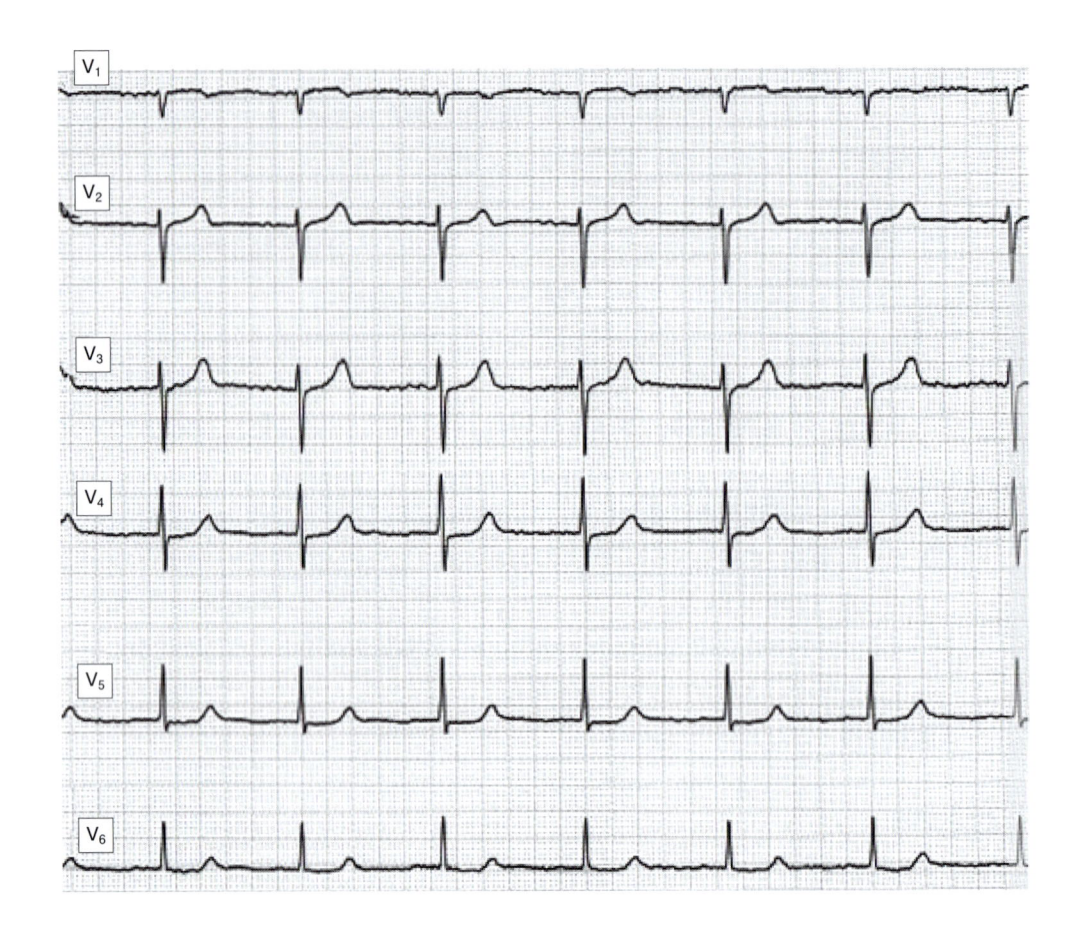

🔵 **はじめ 先生**　ST部分やQ波，T波には明らかな異常はなさそうですね．

🟢 **すすむ 先生**　そうだね．急性冠症候群が否定できるわけじゃないけど，ひとまずOKだね．徐脈とショックなんだけど，はじめ 先生は鑑別診断としてどんなものが思いつく？

🔵 **はじめ 先生**　え？　普通にショックの鑑別診断でいいんですか？

🟢 **すすむ 先生**　ショックの鑑別診断も重要だけど，「徐脈＋ショック」の場合は特に頻度が高いショックの原因があるんだよ．"VF AED ON"という覚えやすい語呂合わせもあるんだ．

> ▶ 「徐脈＋ショック」の鑑別診断〜 "VF AED ON" [*1]
>
> **V**：vasovagal reflex（血管迷走神経反射）
> **F**：freezing（低体温）
> **A**：AMI（急性心筋梗塞，特に下壁梗塞），acidosis（高度なアシドーシス），arrhythmia（不整脈，特に完全房室ブロック）
> **E**：electrolyte（電解質異常，特に高カリウム血症，高マグネシウム血症），endocrine（甲状腺機能低下，副腎不全 [*2]）
> **D**：drug（薬剤 → A：antiarrhythmics，B：β遮断薬，C：Ca拮抗薬，D：digoxin）
> **O**：opioid（オピオイド中毒）
> **N**：neurogenic shock（神経原性ショック，主に脊髄損傷）

* 1：“VF AED ON”＝VF（心室細動）に対しAED（自動体外式除細動器）のスイッチをONにするという語呂合わせ．
* 2：副腎不全は頻脈と徐脈のいずれも呈することがある．ただし，疑わなければ診断が難しい疾患であるため，あえて鑑別に加えた．

（文献9〜11）より作成）

🔵 **はじめ 先生** こういう覚え方があるんですね．この中では，すぐに結果がわかるものとして高度な代謝性アシドーシスと電解質異常がありますね．そうすると，血液ガスの結果が気になります．

🟢 **すすむ 先生** 早速，血液ガスの結果をみてみよう．

> **血液ガス（動脈）の結果**
>
> pH：7.326，PaO₂：179.1 mmHg，PaCO₂：29.0 mmHg，HCO₃⁻：15.0 mEq/L，Na⁺：121 mEq/L，K⁺：5.4 mEq/L，Cl⁻：97 mEq/L，Lactate：18.2 mg/dL，Glu：100 mg/dL

🔵 **はじめ 先生** PaO₂が179.1 mmHgもあります．酸素化はよさそうですね．血液ガスの結果としては，anion gap（AG）は9 mEq/Lです．AG正常代謝性アシドーシスがあります（解釈の過程はp.96を参照）．これを説明する病態は，現段階では何ともいえません．下痢があるか聞いてみたいところですね．

🟢 **すすむ 先生** 血液ガスでは酸塩基平衡異常の解釈以外に確認することはないかな？

🔵 **はじめ 先生** えーっと，ほかには「徐脈＋ショック」になるような高度な電解質異常やアシドーシスはなさそうです．

🟢 **すすむ 先生** そうだね．ここでも鑑別診断を絞り込んでいこう．残りの"VF AED ON"の項目をSecondary surveyで探していこう．さて，その前にPrimary surveyをまとめておこう．

Primary surveyと血液ガスの まとめ

「A」：シーソー呼吸・陥没呼吸なし，stridorなし
「B」：呼吸数：16回/分，酸素化良好，呼吸音正常
「C」：血圧：88/45 mmHg，心拍数：55回/分，左室壁運動正常，下大静脈径の呼吸性変動あり，心囊液・胸水・腹水なし，AG正常代謝性アシドーシス
「D」：JCS：0，GCS：E4 V5 M6，共同偏視なし，瞳孔左右差なし，四肢麻痺なし

Primary surveyの プロブレムリスト

#1．徐脈
#2．ショック

\# 3. 心窩部痛
\# 4. 嘔吐
\# 5. AG正常代謝性アシドーシス
\# 6. 低ナトリウム血症
\# 7. 高カリウム血症

3 初期検査提出

②Primary surveyを参照．実際の診療では②と同時進行となることが多い．今回は血液検査（血算，生化学，凝固）に加え，心電図をオーダーした．

4 Secondary survey

🌱 **はじめ先生** Primary surveyが終わりました．

🌿 **すすむ先生** 今はCの異常がわかり，それに対して輸液負荷をしている．ひとまず行うことができる介入はしているということだね．ぐったりしてはいるけれども，会話はできそうなのでこの間に手早く問診をとろう．

🌱 **はじめ先生** はい．血液ガスの所見から疑った下痢についても狙って質問してみますね．

＜問診中＞

現病歴
- 2日前から微熱，悪心，1日に20回以上の下痢を認めており，特に下痢の回数の多さに困っていたが，スポーツドリンクを飲んで様子をみていた．
- 本日，起床時より全身倦怠感が強くなった．嘔吐，心窩部痛も出現した．夕方には起立時にふらつくようになったため，救急要請．
- 下痢は本日も続いている．本日まで薬剤は欠かさず飲んでいる．

既往歴
- 5年前に右冠動脈完全閉塞を含む2枝病変を認め，当院で冠動脈バイパス術を施行．
- 高血圧，心房粗動，慢性腎臓病（普段はCr：1.2 mg/dL，eGFR：45 mL/分/1.73 m^{2}程度），水疱性類天疱瘡．
- 内服は当院処方のみ．

薬剤歴
＜心臓血管外科より＞
- ニフェジピン徐放剤（40 mg）1錠 分1 朝食後
- トランドラプリル（1 mg）1錠 分1 朝食後

＜皮膚科より＞
- ベタメタゾン（0.5 mg）4錠 分2 朝夕食後

- **すすむ 先生** なるほど，数日前から下痢と微熱が続いていたという情報が加わったわけだね．さっきのAG正常代謝性アシドーシスは，下痢で説明がつきそうだね．
- **みちお 先生** 当初鑑別にあげていた上部消化管出血についての評価はどうですか？「徐脈＋ショック」に引っ張られて，心窩部痛を呈しているということが頭の中から消えてしまっていませんか？
- **はじめ 先生** あ！ そうでした．すぐに診察します．

＜診察中＞

- **はじめ 先生** 軽度ですが心窩部に限局した圧痛があります．ほかには特にこれといった異常所見はありません．直腸診では茶褐色便が指に付着しました．消化管出血はあまり考えにくいと思います．
- **すすむ 先生** 心窩部痛だけど，どういった疾患が思い浮かぶ？ 考え方としては**痛む部位の近くにある臓器を考える**といいね．心窩部にある臓器は？
- **はじめ 先生** 胃と十二指腸と膵臓とかですか．あ，あと心臓，大動脈，食道もあります．
- **すすむ 先生** うん，考えられる臓器ごとに鑑別診断を考えていけばいいんだよ．ほかには胆嚢炎の初期や虫垂炎の初期なんかは落とし穴だね．これらも心窩部痛となり得るといわれているよ．胆嚢も虫垂も管腔臓器で，これらの炎症の初期は内圧が上昇し，壁が引き伸ばされることで疼痛を感じるため，初めは内臓痛になる．そして，周囲に炎症が波及したときに体性痛になるんだ．**内臓痛は臓器の位置にかかわらず正中に感じる**といわれているから，胆嚢炎や虫垂炎の初期（内臓痛のみの段階）は心窩部や臍上部の疼痛と感じることがあるんだよ[12]．
- **はじめ 先生** そうなんですね．じゃあ，これら全部を考えなくちゃいけませんね．
- **みちお 先生** そのとおりなのですが，今回はショックです．たとえば「胆嚢炎の初期」と「ショック」というのは病期として矛盾してしまうので，心窩部痛の原因でショックを満たすものに絞ってピックアップしてみましょう．
- **はじめ 先生** すると，バイタルサインに異常をきたすような疾患というと……，心筋梗塞，大動脈瘤破裂，大動脈解離，上腸間膜動脈塞栓症，急性膵炎，消化管穿孔，絞扼性イレウスなどでしょうか？
- **すすむ 先生** そんな感じだね．ステロイドは腸管壁を脆弱にするし，抗炎症作用もあるので痛みが前面に出ないことがあるから[12]，今回のように症状が乏しいショックであってもステロイド内服患者の場合には，それらの疾患の可能性も考えないといけないね．
- **はじめ 先生** あわわ．じゃあ急いでCTのオーダーをします．
- **すすむ 先生** 落ち着いて．バイタルサインが落ち着いたことを確認せずにCTに行っても，CT撮影中にさらに増悪してしまう可能性だってあるよ．そういった疾患の可能性を念頭に置きながら，まずはショックからの離脱が最優先事項だよ．輸液負荷をして血圧はどうなったかな？

バイタルサイン

血圧：86/43 mmHg，心拍数：40回/分，呼吸数：16回/分，SpO₂：98％（室内気），
体温：37.5℃

- 🔵 **はじめ 先生** 　いまいちですね．
- 🌱 **すすむ 先生** 　じゃあ，輸液負荷を続けながら昇圧剤も開始しよう．
- ⚪ **看護師** 　わかりました．
- 🌱 **すすむ 先生** 　検査結果も出たかな．確認しよう．

● 血液検査

＜血　算＞		＜生化学＞	
WBC	14,300 /μL	AST	38 U/L
RBC	362万 /μL	ALT	36 U/L
Hb	10.4 g/dL	LDH	220 U/L
Ht	30.0 %	T-Bil	0.8 mg/dL
Plt	26.4万 /μL	CK	68 U/L
		Alb	3.2 g/dL
＜凝　固＞		BUN	42 mg/dL
PT%	112 %	Cr	1.2 mg/dL
PT-INR	0.95	Na	121 mEq/L
APTT	29.9 秒	K	5.4 mEq/L
		Cl	97 mEq/L
＜内分泌＞		Ca	8.2 mg/dL
HbA1c	6.0 %	Glu	100 mg/dL
TSH	14.12 μIU/mL	AMY	130 U/L
free T₄	0.85 ng/dL	CRP	0.04 mg/dL
		TP	5.5 g/dL

- 🔵 **はじめ 先生** 　検査結果を含めたSecondary surveyのプロブレムリストを書き出してみました（List up）．

Secondary surveyのプロブレムリスト

- #1. 徐脈
- #2. ショック
- #3. 心窩部痛
- #4. 嘔吐
- #5. AG正常代謝性アシドーシス

\#6. 低ナトリウム血症
\#7. 高カリウム血症
\#8. 下痢
\#9. 微熱，炎症反応上昇（WBC：14,300/μL）
\#10. BUN/Cr比の上昇（BUN：42 mg/dL，Cr：1.2 mg/dL）

すすむ先生　じゃあ，次はプロブレムの優先順位づけ（Prioritization）だね．これらのプロブレムの中で"ENTer"の項目を多く満たすような優先順位が高いのは何かな？

▶ **優先順位の高いプロブレムを示す"ENTer"**
E：emergency（バイタルサインへの影響度が高いもの〔現段階だけでなく，今後悪くなると予想される場合も含む〕）
N：new-onset（新たに発症したもの〔慢性の病態の急性増悪も含む〕）
Ter：treatable（治療可能なもの〔ERで，もしくは入院初日に〕）
＊これらの頭文字をとって，"ENTer" = "入口"と覚える．

はじめ先生　もちろん徐脈ショックですね．さっき語呂を教えてもらったこともあって，徐脈とショックをまとめてしまったんですけど，いいですか？

みちお先生　そうですね．思考の整理のためのプロブレムリストですので，自由な形で構いませんよ．**鑑別診断を考えるうえで，high yieldなプロブレム（鑑別にあがる疾患数が少なく，鑑別診断を絞り込むことができるプロブレム）から考えるのが鉄則**とされています（→Mini Lecture）．何がhigh yieldなプロブレムであるかの認識は，経験や知識を要するので一朝一夕には身につきませんが，先輩に習ったり，本を読んだりして日々知識を増やしていきましょう．今回のように，語呂合わせもhigh yieldなプロブレムを覚えるのに非常に有用ですよ．

Mini Lecture

high yieldとlow yield

　High yield symptomとは鑑別にあがる疾患が少なく，鑑別診断を絞り込むことができる症状という意味で用いる．Low yieldはその逆の意味となる．たとえば，「徐脈 + ショック」という症状はhigh yieldな症状で，「体重減少」や「全身倦怠感」という症状はlow yieldな症状と考えられている．また，症状と症状を組み合わせることでhigh yieldな症状となることもある（「徐脈 + ショック」は好例である）．症候学の学習をする際に，high yieldとlow yieldという概念を意識しておくとより実践的となる．

　ただし，high yieldかlow yieldかは症状の重症度や致死率とは，必ずしもイコールとはならないことに注意する．

II. 各論

🔵 **はじめ先生** なるほど，わかりました．

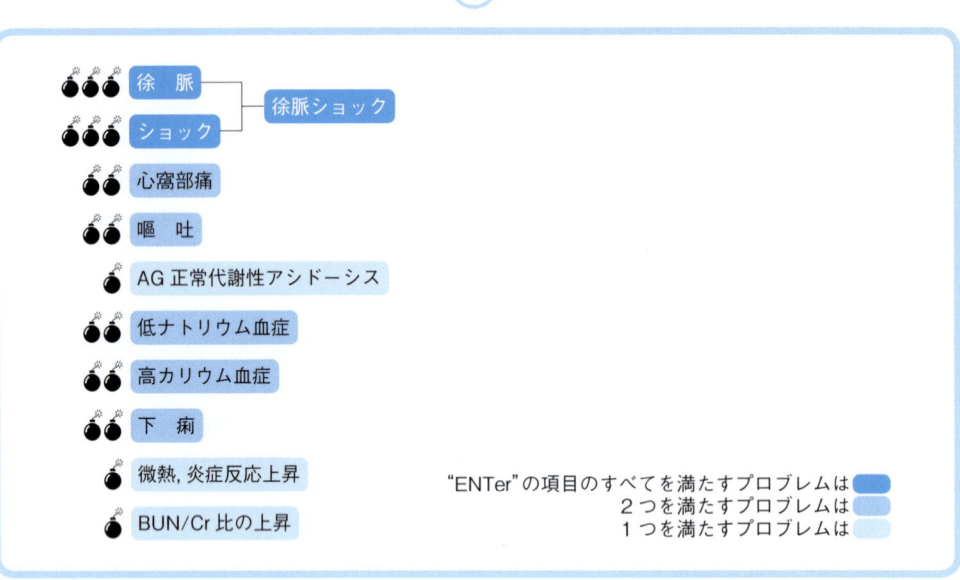

⬇

```
💣💣💣  徐　脈  ┐
              ├─ 徐脈ショック
💣💣💣  ショック ┘
 💣💣   心窩部痛
 💣💣   嘔　吐
  💣    AG 正常代謝性アシドーシス
 💣💣   低ナトリウム血症
 💣💣   高カリウム血症
 💣💣   下　痢
  💣    微熱，炎症反応上昇
  💣    BUN/Cr 比の上昇
```

"ENTer"の項目のすべてを満たすプロブレムは ■
2 つを満たすプロブレムは ■
1 つを満たすプロブレムは ■

5　追加検査提出，治療介入

バイタルサイン

血圧：95/56 mmHg，心拍数：42 回/分，呼吸数：16 回/分，SpO$_2$：98 %（室内気）

🟢 **すすむ先生** 輸液して昇圧剤を投与開始したら，ひとまず血圧が上昇したよ．では，CT に行こうか．

🔵 **はじめ先生** わかりました．

胸部〜骨盤造影 CT の結果

- 大動脈瘤，大動脈解離なし．大動脈からの分枝血管の閉塞なし．消化管穿孔や腸管壊死を示唆する所見なし．膵臓の腫大や周囲の炎症所見なし．
- 腹腔内臓器に明らかな異常所見なし．心嚢液，胸水，腹水なし．

🔵 **はじめ先生** 明らかな異常所見はありません．いったい何なんでしょう？

🟢 **すすむ先生** うーん，こういうときは，一番重要な「徐脈＋ショック」というプロブレムの鑑別診断から考えよう．もう一回，"VF AED ON"を見直してみよう．

> **"VF AED ON"から見直した現時点の鑑別診断**
>
> **V**：vasovagal reflex（血管迷走神経反射）
> **F**：freezing（低体温）
> **A**：**AMI（急性心筋梗塞，特に下壁梗塞）**，acidosis（高度なアシドーシス），arrhythmia（不整脈，特に完全房室ブロック）
> **E**：electrolyte（電解質異常，特に高カリウム血症，高マグネシウム血症），**endocrine**（甲状腺機能低下，**副腎不全**）
> **D**：drug（薬剤 → A：antiarrhythmics，B：β遮断薬，C：Ca拮抗薬，D：digoxin）
> **O**：opioid（オピオイド中毒）
> **N**：neurogenic shock（神経原性ショック，主に脊髄損傷）

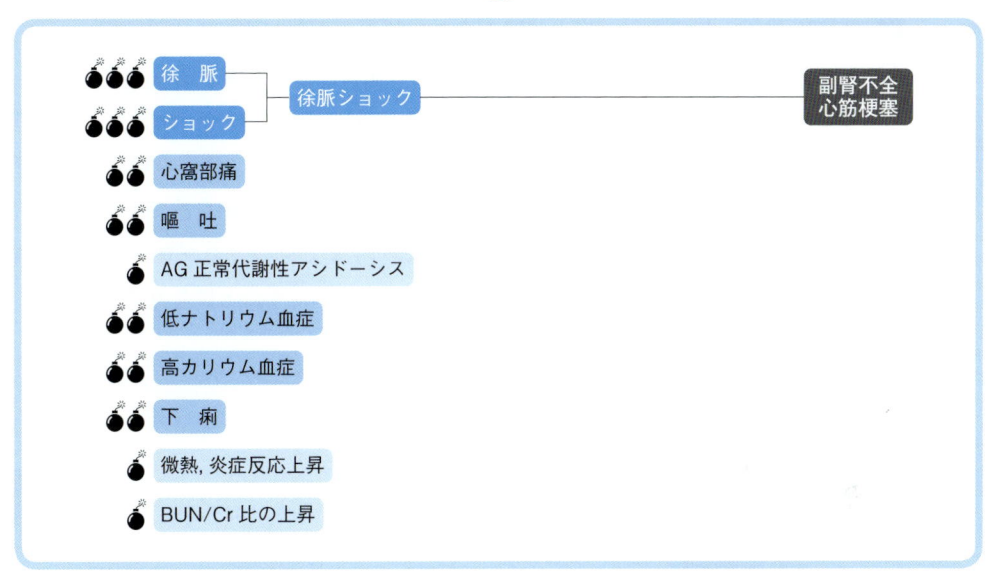

⬇

```
💣💣💣 徐 脈 ┐
💣💣💣 ショック ┴─ 徐脈ショック ─────────── 副腎不全
💣💣 心窩部痛                                心筋梗塞
💣💣 嘔 吐
💣 AG正常代謝性アシドーシス
💣💣 低ナトリウム血症
💣💣 高カリウム血症
💣 下 痢
💣 微熱，炎症反応上昇
💣 BUN/Cr比の上昇
```

🧑‍⚕️ **はじめ先生** 心筋梗塞は否定できないけど，エコーでは心臓の動きもよいし，心電図も変化なし．副腎不全は，どうやって診断するんでしたっけ？

🧑‍⚕️ **すすむ先生** えーっと，ストレス下でのコルチゾールの基準値は決まっていなくて，随時コルチゾール値を測って（ストレス下にもかかわらず）明らかに低いときには一発診断できるんだけど，そうでなければ，確定診断するには負荷試験が必要になるので[13, 14]，ERで診断をつけることができない場合も多いよ．それに，うちの病院ではコルチゾールを測定してもすぐには結果が出ないから，今の時点では参考にはできないよ（注：結果が出るまでの時間は施設によって異なる）．

🧑‍⚕️ **みちお先生** そういう事情もありますので，ERで副腎不全の診断をつけるのはなかなか難しいですね．副腎不全らしい病歴や所見が集まっていて，ほかに現在の病態を説明する疾患が考えられないときは，副腎不全を疑って診断的治療を先行することもあります．今回はショックですし，何らかの手を打たなければ命にかかわってきますから，副腎不全の可能性が強く考えられるのであれば診断的治療を行いましょう．

> ところで今回の場合，副腎不全らしいところはどこですか？

🧑‍⚕️ **はじめ 先生** ……．わかりません．

👨‍⚕️ **すすむ 先生** 副腎不全と考えてふり返ってみると，「徐脈＋ショック」のほかにも低ナトリウム血症，高カリウム血症がありますね．病歴では長期のステロイド内服歴がありますし，直近の感染もあります．

🧑‍⚕️ **はじめ 先生** もしかして，嘔吐や下痢があったので薬の内服をしていても吸収ができなかったりする可能性はありますか？

👨‍⚕️ **すすむ 先生** そうだね，可能性はあるね．副腎不全をきたした誘因として感染によるストレスや，嘔吐・下痢による内服ステロイドの吸収不良が考えられるね．

👨‍⚕️ **みちお 先生** ちなみに心窩部痛や嘔吐などの消化器症状も副腎不全で起こってもいいんですよ[15〜17]（→ **Mini Lecture**）．

🧑‍⚕️ **はじめ 先生** じゃあ，下痢も副腎不全の症状だったりしませんか？

👨‍⚕️ **みちお 先生** たしかに（特に慢性）副腎不全の症状として下痢を認めることはあります[17]．しかし，この方の場合はステロイド内服中ですのでステロイドがきちんと内服・吸収できていれば副腎不全とはならないはずです．とすると，発症の順序からも下痢は副腎不全の症状というよりは，副腎不全の誘因と考えたほうが自然ですね．

🧑‍⚕️ **はじめ 先生** なるほど，よくわかりました．今まで見つけたプロブレムのうち，副腎不全で説明できるプロブレムを考えてみると，こういうことになりますね．

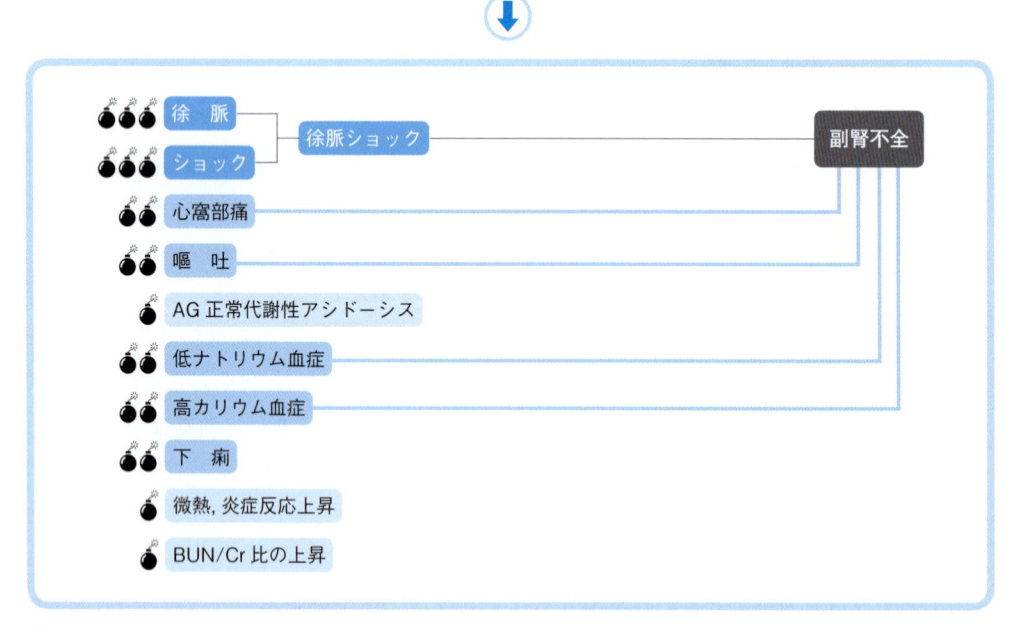

⬇

```
💣💣💣 徐 脈 ┐
            ├─ 徐脈ショック ──────┐
💣💣💣 ショック ┘                    │
💣💣 心窩部痛 ───────────────────────┤
💣💣 嘔 吐 ──────────────────────────┤
💣 AG 正常代謝性アシドーシス          ├── 副腎不全
💣 低ナトリウム血症 ──────────────────┤
💣 高カリウム血症 ────────────────────┤
💣 下 痢                              │
💣 微熱, 炎症反応上昇                 │
💣 BUN/Cr 比の上昇                    ┘
```

👨‍⚕️ **すすむ 先生** そうなるね．こうして同じ疾患で説明できるプロブレムをまとめていく作業が統合（Grouping）だね．統合を進めていくと，副腎不全だけで説明ができない優先順位の高いプロブレムは下痢であることがわかるね．だから，次の段階として，下痢の原因をしっかり考えたほうがいいよね．下痢には急性の下痢と慢性の下痢があり，

それにより大きく鑑別すべき疾患が変わるんだよ．慢性の下痢では非感染性の割合が高くなるけど，急性の下痢では感染性の下痢の可能性が圧倒的に高いんだ[18]．

はじめ先生 今回は急性の下痢ですね．でも感染性の下痢であっても補液などの対症療法だけで十分で，抗菌薬は不要って習った覚えがあるんですけど．

みちお先生 それが基本的原則です．ただ，感染性下痢の中でも抗菌薬を投与しておいたほうがいい場合も少ないですがあります．まず，なぜ感染性下痢に対して抗菌薬を投与することが少ないかを知っていますか？

はじめ先生 えーっと……．

みちお先生 感染性下痢の原因菌の中には抗菌薬投与によってメリットがないばかりか，むしろ抗菌薬投与で有害になる場合があるからです．具体的には志賀毒素産生性大腸菌（腸管出血性大腸菌：*E.coli* O157：H7など）に抗菌薬を使用すると，溶血性尿毒症症候群（hemolytic uremic syndrome：HUS）のリスクが増すといわれています[19]．また，非チフス性サルモネラ（*Salmonella typhi*と*Salmonerlla paratyphi*以外の*Salmonella*）は排菌期間が長くなったり[20]，再発リスクが上がるといわれているんです[21]．

　その一方で，細菌性赤痢やカンピロバクター（初期），旅行者下痢症では抗菌薬の投与により症状や排菌期間が短縮されると知られています[22]．また，非常に重症の場合や菌血症をきたしていると予想される場合などのように，抗菌薬を投与するのもやむをえないと考えられる状況もあります[23]．

　非チフス性サルモネラであっても，表Ⅱ-9に該当する人は菌血症のリスクが一般人より高く，また，菌血症になったときに血管内感染やデバイス感染をきたすので抗菌

Mini Lecture

急性副腎不全（副腎クリーゼ）の症状・所見（文献15, 16より作成）

- 低血圧，ショック
- 意識障害
- 悪心，嘔吐
- 全身倦怠感，食欲低下
- 腹痛，側腹部痛
- 筋肉痛，関節痛
- 高体温
- 低血糖
- 低ナトリウム血症，高カリウム血症
- 脱水，高尿素窒素血症，起立性低血圧

　上記のように一見，副腎不全と想起しにくい症状で来院することもあり，意識しないと副腎不全であると気づかない．

　慢性原発性副腎不全が基礎にある場合は色素沈着がみられる場合があるが，本症例のようにステロイド内服患者などの続発性副腎不全の場合や，原発性であっても副腎出血などのように急性発症であれば色素沈着は起こらない．

　副腎不全の急性症状（クリーゼ症状）は，病型が原発性でも続発性でも共通と考えられる（症状では鑑別できない）．

II. 各論

表II-9 非チフス性サルモネラで抗菌薬治療が推奨される患者群

- 50歳以上
- 12ヵ月以下の小児
- リンパ増殖性疾患
- 悪性腫瘍
- 炎症性腸疾患
- AIDSなどの細胞性免疫不全
- 臓器移植
- ステロイド使用者
- 血液透析
- 異常ヘモグロビン症
- 心臓弁膜症・人工弁
- 血管グラフト挿入
- 腹部大動脈瘤
- 変形性関節症・人工関節

(文献7, 8)より作成)

表II-10 下痢症の分類

	非炎症性(小腸型)	炎症性(大腸型)
臨床症状	発熱なし，悪心・嘔吐，疝痛・さし込む痛み(abdominal cramp)，血便なし，水様下痢，便量が多い	発熱，強い腹痛，しぶり腹(tenesmus)，症状の割に便量が少ない，血便・粘血便
便中白血球*	－であることが多い	＋であることが多い

＊：便中白血球の炎症性下痢(炎症型感染性下痢＋炎症性腸疾患)に対する感度72％，特異度84％[7]と報告されており，絶対的なものではない．

(文献23)より一部抜粋・改変)

薬治療を行います[7, 8]．

しかし，下痢の全例に抗菌薬を使用していては，先ほど説明したようにかえって望ましくない結果となる可能性があるので，本当に抗菌薬が必要な下痢を見抜くために下痢の特徴を確認する必要があります．

🦜 **はじめ先生** あ，下痢の性状は聞けていませんでした．あと食事歴も……．

🧑 **みちお先生** 今から確認してきてください．ちなみに，下痢は非炎症性(小腸型)下痢，炎症性(大腸型)下痢に分類されます(表II-10)．今まで説明したような抗菌薬治療が必要なタイプの細菌性下痢は，炎症性下痢の表現型になりやすいです．

そして食事歴や渡航歴，薬剤歴(特に抗菌薬)も重要です．これらから原因菌があぶり出される可能性もありますから，このあたりはあとから勉強しておいてください．

炎症性(大腸性)下痢を示唆する病歴を認めた場合や，先ほどお話しした菌血症の高リスク群の場合，臨床的に重症の場合は，血液培養と便培養，必要に応じて各病原体に対する特異的検査(VerotoxinやCD〔*Clostridium difficile*〕toxinなど)を追加し，抗菌薬の経験的治療を開始します[23]．逆に，生の牛肉を摂取したエピソードがあるときや，発熱がないにもかかわらず血便を呈するときなどのように志賀毒素産生性大腸菌が考えられる場合は，抗菌薬の投与を避けます[23]．

🦜 **はじめ先生** わかりました．急いで病歴をとり直してきます．

追加の病歴

- 食事歴：自宅で栽培している野菜を食べている．生肉，魚介類，乳製品は摂取していない．
- 渡航歴：なし．
- 動物飼育歴：なし．

- 抗菌薬使用歴：半年以上，使用歴なし．
- 下痢の性状：37℃台の微熱，水様下痢，心窩部痛あり．下痢の回数は1日6〜7回程度．肉眼的な血便やしぶり腹はなし．

🔵 **はじめ先生** 病歴をとってきました．病歴からは非炎症性のようですので，抗菌薬や追加検査は不要ですね．

🟢 **みちお先生** ちょっと待ってください．たしかに病歴は非炎症性下痢のようですが，この方は高齢のステロイド内服患者で高リスク群です．そして全身状態がショックバイタルを呈しているほど悪いので，抗菌薬を検討してもよいのではないでしょうか．

🔵 **はじめ先生** え，でもショックの原因は先ほど副腎不全によるものと判断しませんでしたか？

🟢 **みちお先生** それはあくまで副腎不全によって生じている可能性が高いと暫定的に判断しただけです．そして副腎不全と敗血症の合わせ技でショックになっている場合もあります．もちろん，はじめ先生がおっしゃるように，ショックバイタルであった原因は副腎不全だけなのかもしれません．しかし，**情報が乏しくなりがちなERの状況では常に最悪のケースを想定**しておいてください．もしもこの状況で敗血症を合併していた場合，取り返しがつかないことになる可能性があります．副腎不全の治療で著明に改善を認めた場合や，入院後に新たな情報が入って抗菌薬の使用が不適切とわかった時点で中止することはできますから．

🔵 **はじめ先生** そ，そうですね．肝に銘じます．ひとまず今回はERで抗菌薬を投与しておくことにします（Disposition①）．

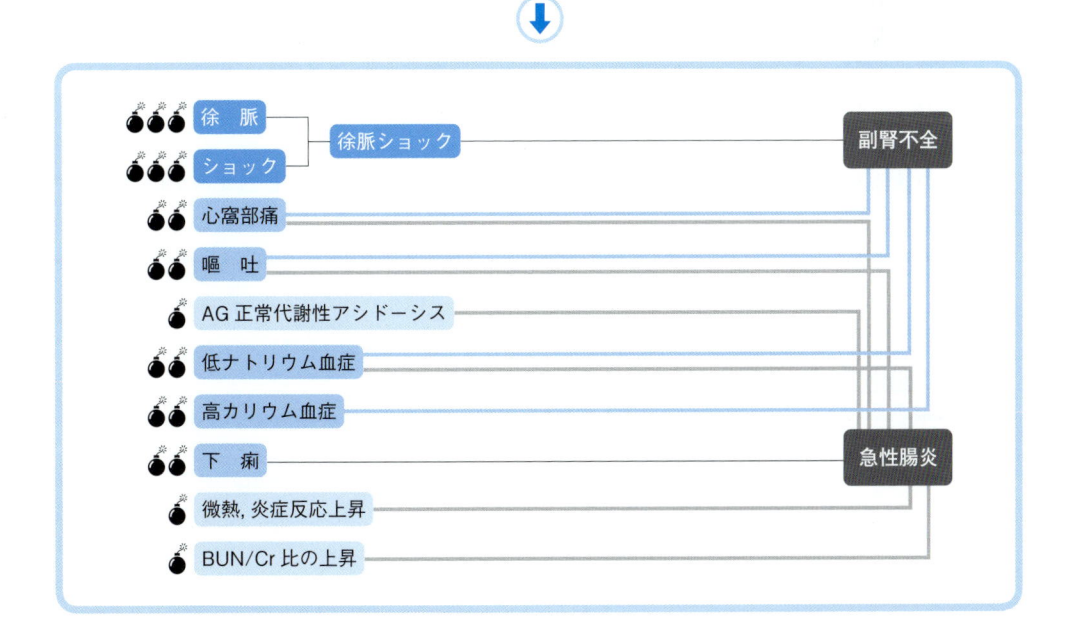

⬇️

- 徐脈 ─┐
- ショック ─┴─ 徐脈ショック ───── 副腎不全
- 心窩部痛
- 嘔吐
- AG正常代謝性アシドーシス
- 低ナトリウム血症
- 高カリウム血症
- 下痢 ───────────── 急性腸炎
- 微熱，炎症反応上昇
- BUN/Cr比の上昇

🧑 **はじめ 先生** 　とすると，今のところ，列挙しているプロブレムは副腎不全と急性腸炎ですべて説明がつきました．

🌱 **すすむ 先生** 　では，副腎不全の可能性が高いと判断して，副腎不全に対する診断的治療を行おう（Disposition②）．

🧑 **はじめ 先生** 　あ，すみません．どうやって治療するかわかりません……．

👤 **みちお 先生** 　不足したステロイドを補いましょう．ヒドロコルチゾン100 mgを静注で8時間ごとに投与します[24]．

　急性副腎不全のショックの症状は，ミネラルコルチコイド作用の不足によるものだと考えられています．ですので，ステロイド製剤の中でもミネラルコルチコイド作用をもつものを選ぶほうがよいと考えられています[24]．

🧑 **はじめ 先生** 　わかりました．今からヒドロコルチゾン100 mgを投与します．

👤 **みちお 先生** 　はい．効果は数時間〜1日で出てくる場合が多いですので，入院担当の先生に慎重に経過観察を行っていただきましょう．

　それでは，ここでプロブレムリストの整理を行いましょう．

最終的なプロブレムリスト

#1．副腎不全（徐脈，ショック，心窩部痛，嘔吐，低ナトリウム血症，高カリウム血症）
#2．急性腸炎（下痢，微熱，炎症反応上昇，AG正常代謝性アシドーシス，BUN／Cr比の上昇，心窩部痛，嘔吐，低ナトリウム血症）

本症例のTurning Point

・"ENTer"の項目を満たす優先順位の高いプロブレムに対して，語呂合わせを駆使して漏れなく鑑別診断をあげた．
・1つの診断をつけただけで満足するのではなく，拾いあげたプロブレムすべてについて丁寧にGroupingを行うことで，併存する疾患に対しても適切に対応した．

本症例の血液ガス解釈

pH：7.326，PaCO₂：29.0 mmHg，HCO₃⁻：15.0 mEq/L，Na⁺：121 mEq/L，K⁺：5.4 mEq/L，Cl⁻：97 mEq/L，Lactate：18.2 mg/dL

【1】 pHをみて，アシデミアかアルカレミアか判断する

・pH＝7.326＜7.40であるのでアシデミア．

▶シナリオ2 「心窩部痛・ふらつき」

【2】 アシデミア（アルカレミア）の主となる原因が，呼吸性か代謝性か判断する

- $PaCO_2$ と HCO_3^- に着目して，どちらが今回のアシデミアの主となる原因か考える．
- アシデミアの状況で，$HCO_3^- = 15.0\,mEq/L < 24\,mEq/L$ であるので，主となる原因は代謝性アシドーシスとわかる．ただし，この時点ではAG上昇性かAG正常かは判断できない．

【3】 $AG\,(= Na^+ - Cl^- - HCO_3^-)$ からAG上昇性代謝性アシドーシスの有無を判断する

- $AG = 121 - 97 - 15.0 = 9.0\,mEq/L$ となる．
- $AG > 12\,mEq/L$ でないため，【2】で検出した代謝性アシドーシスはAG正常代謝性アシドーシスであったとわかる．AGが低下している場合は，まず補正AGを計算するが，この時点ではAlb値の結果が出ていないので補正AGは計算できない（その後，Alb：3.2g/dLという値がわかった時点で補正AGを計算すると，$AG + 2.5 \times (4 - 3.2) = 9 + 2 = 11$ となり，たしかにAG正常代謝性アシドーシスの範疇にあると考えてもよさそうだとわかる）．

【4】 AGが上昇している場合，$\Delta AG\,(= AG - 12)$ から補正$HCO_3^-\,(= HCO_3^- + \Delta AG)$ を計算し，補正HCO_3^- を用いてAG正常代謝性アシドーシス，代謝性アルカローシスの有無を判断する

- AGは上昇していないので，今回はこの項目は考えなくてもよい．

【5】 代償式を用いて代償性変化が予測範囲内か確認し，さらなるアシドーシス，アルカローシスの有無を判断する

* 呼吸性，代謝性のいずれが主座でも実測HCO_3^- で代償の有無を判断する．
- 主となる酸塩基平衡異常は代謝性アシドーシスなので，代償式は「予測$PaCO_2 = 1.5 \times$ 実測$HCO_3^- + 8$」となり，$1.5 \times 15.0 + 8 = 30.5\,mmHg$ となる．さらなる酸塩基平衡異常がなければ実測$PaCO_2 \fallingdotseq$ 予測$PaCO_2$ となるはずだが，実測$PaCO_2 = 29.0\,mmHg$ であり，ほぼ代償できていると考えてよい．

【6】 上記の項目で検出された酸塩基平衡異常の，それぞれの原因となる病態を考える

- 上記の項目でAG正常代謝性アシドーシスを拾いあげることができた．
- その原因について本症例の症状や病歴に合わせて検討していく．
- AG正常代謝性アシドーシスの鑑別表（p.30の表I-7）を参照し，本症例と合致するものを考える．AG正常の代謝性アシドーシスをみたときにまず考えるべきは下痢である．本症例ではAG正常の代謝性アシドーシスという結果が先にわかっているため，問診のときに狙って下痢の有無について質問することができる（下痢の有無の確認など血液ガスに頼らなくてもわかると思ってしまうが，意識障害や全身状態が悪い患者の場合は下痢の有無のような病歴も得ることが難しいことがある）．また，腎不全は糸球体濾過量（GFR）が25％未満になった頃から代謝性アシドーシスをきたすといわれている[25]．今回の症例では下痢があることが確定する前の段階では，これも鑑別にあげていてもよいかもしれない．

　以上をまとめると，本症例では，血液ガス所見から下痢の存在を疑うことができる（その後，問診で下痢について狙った問診〔closed question〕を行い，下痢を発見することができる）．

Column　ERでの輸液

ERでは，救急車の到着前にあらかじめ輸液ルートを組んでいる施設も多いと思われる．その際，用意しておく輸液を何にするか迷うことはないだろうか．このような初期輸液は，来院前に明らかに病態が判明している場合でなければ，生理食塩水などの細胞外液を選択するとよい．

細胞外液をつないでおけば，「目を離した隙に，いつの間にかショック状態になっていて，すぐに輸液負荷したい」という状況になっても，すぐに有効な輸液をすることができる．ERという急変が起こりやすい環境では，このメリットは大きい．

もしも，ナトリウム負荷をしたくない疾患であったとしても，投与速度を20 mL/時程度に絞りさえすれば，ER滞在中のナトリウムの負荷量はほとんど無視できる程度となる（2時間投与し続けたとしても6 mEq程度のナトリウム負荷にしかならない．これは入院中に点滴ルートが詰まらないようにするためや，薬液の後押しをするために静注する生理食塩水に含まれるナトリウム量と変わらない）．診療が進み，病態が安定し，診断が確定に近づいたところで速やかに適切な輸液につなぎ替えればよい．

また，低血糖でない限り，糖が含まれている輸液を選択するメリットは少ない．一方で，低カリウム血症（ERの現場ではしばしば遭遇する）がある場合，糖負荷によりインスリンが分泌され，さらに低カリウム血症が進行するおそれもある．

以上の理由で，筆者らは来院前に明らかに病態が判明している場合でなければ，生理食塩水を初期輸液として使用している．

文献

1) Croskerry P：Achieving quality in clinical decision making：cognitive strategies and detection of bias. Acad Emerg Med, 9(11)：1184-1204, 2002.
2) Uretsky BF, et al：Symptomatic myocardial infarction without chest pain：prevalence and clinical course. Am J Cardiol, 40(4)：498-503, 1977.
3) Dorsch MF, et al：Poor prognosis of patients presenting with symptomatic myocardial infarction but without chest pain. Heart, 86(5)：494-498, 2001.
4) Firestein GS, et al：Kelley's Textbook of Rheumatology, 9th ed. p.909, Saunders, 2012.
5) Hoes JN, et al：EULAR evidence-based recommendations on the management of systemic glucocorticoid therapy in rheumatic diseases. Ann Rheum Dis, 66(12)：1560-1567, 2007.
6) Mandell GL, Bennett JE, Dolin R：Mandell, Douglas, and Bennett's Principles and Practice of Infectious Diseases, 7th ed. p.3782, Churchill Livingstone, 2009.
7) Thielman NM, Guerrant RL：Clinical practice. Acute infectious diarrhea. N Engl J Med, 350(1)：38-47, 2004.
8) DuPont HL：Clinical practice. Bacterial diarrhea. N Engl J Med, 361(16)：1560-1569, 2009.
9) Mangrum JM, DiMarco JP：The evaluation and management of bradycardia. N Engl J Med, 342(10)：703-709, 2000.
10) Mokhlesi B, et al：Adult toxicology in critical care：part I：general approach to the intoxicated patient. Chest, 123(2)：577-592, 2003.
11) Topf JM, Murray PT：Hypomagnesemia and hypermagnesemia. Rev Endocr Metab Disord, 4(2)：195-206, 2003.
12) Silen W：Cope's Early Diagnosis of the Acute Abdomen, 22nd ed. p.14-16, Oxford University Press, 2010.
13) Dorin RI, Qualls CR, Crapo LM：Diagnosis of adrenal insufficiency. Ann Intern Med, 139(3)：194-204, 2003.
14) Salvatori R：Adrenal insufficiency. JAMA, 294(19)：2481-2488, 2005.
15) Felig P, Frohman L：Endocrinology and Metabolism, 4th ed. p.650, McGraw-Hill Professional, 2001.
16) Burke CW：Adrenocortical insufficiency. Clin Endocrinol Metab, 14(4)：947-976, 1985.
17) Nomura K, Demura H, Saruta T：Addison's disease in Japan：characteristics and changes revealed in a nationwide survey. Intern Med, 33(10)：602-606, 1994.
18) Juckett G, Trivedi R：Evaluation of chronic diarrhea. Am Fam Physician, 84(10)：1119-1126, 2011.

19) Wong CS, et al：The risk of the hemolytic-uremic syndrome after antibiotic treatment of Escherichia coli O157：H7 infections. N Engl J Med, 342(26)：1930-1936, 2000.
20) Wiström J, et al：Empiric treatment of acute diarrheal disease with norfloxacin. A randomized, placebo-controlled study. Swedish Study Group. Ann Intern Med, 117(3)：202-208, 1992.
21) Neill MA, et al：Failure of ciprofloxacin to eradicate convalescent fecal excretion after acute salmonellosis：experience during an outbreak in health care workers. Ann Intern Med, 114(3)：195-199, 1991.
22) Guerrant RL, et al：Practice guidelines for the management of infectious diarrhea. Clin Infect Dis, 32(3)：331-351, 2001.
23) Barr W, Smith A：Acute diarrhea. Am Fam Physician, 89(3)：180-189, 2014.
24) Bouillon R：Acute adrenal insufficiency. Endocrinol Metab Clin North Am, 35(4)：767-775, 2006.
25) Kraut JA, Kurtz I：Metabolic acidosis of CKD：diagnosis, clinical characteristics, and treatment. Am J Kidney Dis, 45(6)：978-993, 2005.

Minimal review ②
急性副腎不全（副腎クリーゼ）

いつ疑うか
- 輸液・カテコラミン抵抗性のショック．
- 慢性副腎不全の原因となる基礎疾患のある患者の体調不良．
- 「低ナトリウム血症＋色素沈着」を呈する患者の体調不良．
- ステロイド使用者の体調不良．

概念
　急性副腎不全（副腎クリーゼ）とは，急激にグルココルチコイドの絶対的または相対的な欠乏が生じ，治療介入を行わないと致死的な状況に至る病態である．

　急性副腎不全の主な症状は，ショック・血圧低下であるが，食欲低下，悪心，嘔吐，腹痛，意識障害，高体温などの非特異的な症状も呈する．ERでは，その場で確定診断を得ることが難しいため，病歴や身体所見，血液検査所見などから副腎不全の存在を想起することができること，そして，可能性が高いと判断した場合にはすみやかに診断的治療を開始することが重要である．

診断基準
　安静時の負荷試験による（成書を参照）．
　ERで使える診断基準は現段階では存在しない（すなわち，他疾患の除外と診断的治療が必要となる）．

原因・危険因子
　ERにおける急性副腎不全は，主として図Ⅱ-7の4つに集約できる．これらを分けて考え，アプローチするとよい．
　「慢性副腎不全＋急性ストレス」の場合，慢性副腎不全の症状を呈していることがあるが，それ以外の場合は，典型的な副腎不全の症状（後述の

慢性副腎不全 ＋ 急性ストレス	比較的軽微なストレスでも起こりうる
ステロイドの中断	ステロイド使用者の内服中断・吸収障害
新規発症の副腎不全	副腎出血・梗塞 下垂体卒中 急性下垂体炎　など
高度のストレスによる相対的副腎不全	敗血症性ショック　など

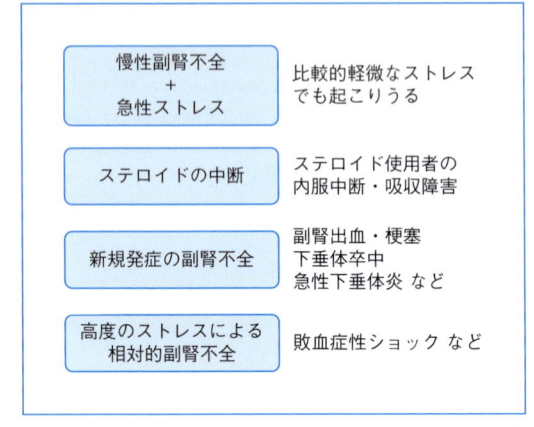

図Ⅱ-7　ERにおける急性副腎不全の主なパターン

表Ⅱ-13）を呈さないことも多い．
　ステロイドの中断による副腎不全の場合，体型はむしろCushing症候群様のこともある．

▶▶▶ 副腎不全の原因となる基礎疾患（先天性疾患や外因性は除く）
　表Ⅱ-11のような基礎疾患がある場合は，副腎不全が合併している可能性を頭の片隅に置く．しかし，一次性副腎不全の原因として特発性も多く，基礎疾患が指摘できない場合も多い（基礎疾患がないからといって副腎不全の可能性を否定できない）[1]．

▶▶▶ ステロイドの投与量・投与期間と副腎不全のリスク
- 一般的に，ステロイドの投与量と投与期間が増えれば副腎機能の抑制も長くなると考えられているが，同用量，同期間であっても下垂体機能の抑制期間に差があり，用量や投与期間で副腎不全のリスクは厳密には推定できない[2, 3]．
- ただし，腫瘍によるCushing症候群や慢性炎症性疾患に対するステロイド投与下（投与期間：1～10年）で下垂体機能が抑制されていると考えられる患者群において，腫瘍摘出術後もしくは

表Ⅱ-11　副腎不全の原因となる基礎疾患

障害される部位	基礎疾患	機　序
一次性（副腎そのもの）	結　核	副腎に炎症をきたす
	HIV	
	真菌感染症（クリプトコッカスなど）	
	梅　毒	
	髄膜炎菌敗血症	副腎出血をきたす
	抗リン脂質抗体症候群	
	悪性腫瘍	副腎への浸潤・転移
	アミロイドーシス	
	種々の自己免疫性疾患・内分泌疾患（副甲状腺機能低下症，甲状腺疾患，1型糖尿病など）	多腺性自己免疫症候群などのように内分泌疾患同士が合併することがある
二次性（下垂体）および三次性（視床下部）	頭蓋内腫瘍	下垂体や視床下部そのものの腫瘍や下垂体や視床下部への浸潤
	髄膜炎・脳炎	下垂体や視床下部への炎症の波及
	肉芽腫性疾患（サルコイドーシス，Wegener肉芽腫症など）	下垂体や視床下部への浸潤

（文献1）より作成）

ステロイドの中止後に，負荷試験による下垂体機能の改善が認められるまで9ヵ月以上かかった例が報告されている[4]．

- また，健常成人男性（n = 10）にプレドニゾロン25mg×2/日の投与を5日間継続すると，中止後5日経過するまでは外因性ストレス（インスリンによる低血糖の誘発）に対するコルチゾール分泌能が抑制されていたという報告もある[5]．

上記（文献4, 5）はいずれも古い報告ではあるが，これらの結果からは，ステロイドの投与が行われている（行われていた）例では副腎不全の可能性を安易に否定すべきでなく，常に念頭に置いて診療を進めることが必要であると考えられる．

▶▶▶ 副腎不全の原因となる薬剤

最も有名なものはステロイドである．ステロイドは，副腎皮質刺激ホルモン放出ホルモンを抑制することによって，生理的な副腎皮質ホルモンの分泌を抑制する．この状態でステロイドの投与が中断されたり，強い身体ストレスがかかったりす

表Ⅱ-12　ステロイド以外の副腎不全の原因・増悪因子となる薬剤

薬　剤	機　序
アゾール系抗真菌薬（フルコナゾール，ケトコナゾール）	コルチゾール合成酵素の抑制
抗けいれん薬（フェノバルビタール，フェニトイン，カルバマゼピン など）	コルチゾール代謝の亢進
リファンピシン	
抗精神病薬（クロルプロマジン）	コルチゾール遺伝子の発現抑制
抗うつ薬（イミプラミン）	

（文献1, 6）より作成）

ると，副腎皮質ホルモンを追加で分泌できないため，副腎不全をきたしてしまう．

しかし，副腎不全の原因となる薬剤はステロイドだけでなく，表Ⅱ-12の薬剤も重要である．

表Ⅱ-12の薬剤は単独で副腎不全をきたすこともあるが，むしろ，これらを内服中にストレスがかかった場合に急性副腎不全を呈しやすいと考える．これらの薬剤投与中の患者がERを受診した場合は，副腎不全の可能性が一般より高いということを認識しておく．

症　状

急性副腎不全の症状と慢性副腎不全の症状は類似しているが，必ずしも同一ではない（たとえば，原発性であっても慢性副腎不全が基礎にないと色素沈着は起こらないなど）．

「慢性副腎不全＋急性ストレス」の場合は，ベースとしての慢性副腎不全の症状を認める可能性があるが，その他の場合には慢性副腎不全の症状は呈さない．そのため，ERでは慢性副腎不全の症状を呈していなくても副腎不全の可能性を安易に否定してはならない．

▶▶▶ 慢性副腎不全の症状

表Ⅱ-13のような症状を認める症例では，慢性原発性副腎不全が基礎疾患としてある可能性を念頭に置く必要がある．

また，二次性（下垂体性），三次性（視床下部性）副腎不全の場合は副腎皮質刺激ホルモン（ACTH）が

表Ⅱ-13 慢性副腎不全の症状・所見

症　状	身体所見	検査値異常
・全身倦怠感 ・食欲低下，体重減少 ・心窩部痛，悪心・嘔吐（原発性に多い） ・筋肉痛，関節痛 ・めまい ・salt craving（塩分を欲しがる〔原発性のみ〕） ・皮膚乾燥，皮膚瘙痒感（女性） ・性欲減退（女性）	・皮膚の色素沈着（原発性のみ） ・皮膚蒼白（二次性のみ） ・高体温 ・低血圧，起立性低血圧（原発性で顕著） ・腋毛・陰毛の減少（女性） ・二次性徴の欠如（小児）	・血清クレアチニンの上昇（原発性のみ） ・低ナトリウム血症 ・高カリウム血症 ・甲状腺刺激ホルモンの上昇（原発性のみ） ・高カルシウム血症（原発性のみ） ・低血糖

（文献1）より作成）

表Ⅱ-14 急性副腎不全（副腎クリーゼ）の症状・所見

・低血圧，ショック ・意識障害 ・悪心，嘔吐 ・全身倦怠感，食欲低下 ・腹痛，側腹部痛 ・筋肉痛，関節痛	・高体温 ・低血糖 ・低ナトリウム血症，高カリウム血症 ・脱水，高尿素窒素血症，起立性低血圧

（文献7，8）より作成）

抑制されているため，色素沈着は起きないということも重要である．

▶▶▶ 急性副腎不全（副腎クリーゼ）の症状

副腎不全の急性症状（クリーゼ症状）は病型が原発性でも続発性でも共通と考えられる（症状では病型を鑑別できない）（表Ⅱ-14）．

検　査

非ストレス環境下では，一般的に，早朝コルチゾール値＜3μg/dLの場合は副腎不全と診断し，3〜18μg/dLの場合は判定保留（負荷試験を追加する）で，＞18μg/dLであれば副腎不全は否定的とされている[9]．

ただし，このカットオフ値が成立するのは非ストレス下の早朝という限定された環境での話であり，ストレス下ではコルチゾールの追加分泌がなされるため，これらのカットオフ値より低ければ副腎不全の診断は確定できるものの，仮に総コルチゾール値＞18μg/dLであったとしても副腎不全の可能性は除外できない．したがって，ERでは，副腎不全の有無を検査で正確に評価するのは困難である．そのため，病歴や所見から副腎不全の可能性が高く，なおかつ切迫している状況の場合は診断的治療を行うべきである．

▶▶▶ 随時総コルチゾール値

ERで測定できる検査として随時総コルチゾール値がある．しかし，ストレス下での随時総コルチゾール値について十分な検証はなされていない．

今後の検証が必要ではあるが，現時点では，ストレス下での随時総コルチゾール値の解釈について，以下のような目安が提唱されている．

- （敗血症性）ショック状態にもかかわらず随時総コルチゾール値＜18μg/dLである場合には，ステロイドの投与を考慮する[10,11]．
  このカットオフ値の精度については検証されていない（非ストレス下での一般的な診断基準のカットオフ値を踏襲したとされている）．

- severe sepsisもしくはseptic shockのような高度なストレス下で，随時総コルチゾール値＜10μg/dLの場合，副腎不全をきたしている可能性が高い．
  2002〜2004年の期間にICUに入室したsevere sepsisもしくはseptic shockの61例において，副腎不全が合併した群（n＝38）と合併しなかった群（n＝23）で比較すると，随時総コルチゾール値の中央値は16.4μg/dL vs 16.1μg/dLであったが，10μg/dL以下であった症例は合併あり群で7人，合併なし群で0人であった．副腎不全の診断は，ACTH負荷試験＋メチラポン試験で行った．Alb値は，合併あり群では＜2.5g/dLが16/38人（42.1％中央値2.3g/dL），合併なし群では＜2.5g/dLが5/23人（21.7％中央値3.0g/dL）と差があった[12]（→＊筆者注へ）．この結果に基づいて上記の推奨のカットオフ値が設定された[13]．
  ＊筆者注：Albが低値だと総コルチゾール値は低くみえる（正しく遊離コルチゾールを反映しない）場合があるため，このデータは絶対的なものではないと考えられる[12,13]．

ただし，随時総コルチゾール値が正常もしくは高値であったとしても，安易に副腎不全の可能性を除外してはならない．

▶▶▶ 入院後の副腎不全の診断までの検査

ストレス負荷が解除されたことを確認のうえ，早朝安静時コルチゾール値とACTH負荷試験を行う．これらの検査で副腎不全が疑われる場合，種々の負荷試験を追加し，副腎不全の確定診断と病変部位の特定を行う（施行方法や詳細なカットオフ値は成書を参照）．

ERでの初期治療

急性副腎不全はグルココルチコイド作用不足だけでなく，ミネラルコルチコイド作用不足を伴っていることが多い[14]．

そのため，ステロイドの補充を行うときは，ミネラルコルチコイド作用ももつ薬剤が望ましい．

▶▶▶ 処方例

細胞外液による補液を継続しながら，

① ヒドロコルチゾン100mgを生理食塩水100mLに希釈し，100mL/時で投与する．それを8時間ごとに繰り返す．
② ヒドロコルチゾン50mgを生理食塩水100mLに希釈し，100mL/時で投与する．それを6時間ごとに繰り返す．
③ ヒドロコルチゾン100mg（溶解液2mL）×2アンプルを生理食塩水20mLに希釈し，計24mL（200mg/24mL）にして1mL/時で投与する．

敗血症性ショックに伴う相対的副腎不全の場合は，②もしくは③の投与法が推奨されている．③のほうが血糖変動が少ない．また，相対的副腎不全の場合は，昇圧剤が不要になりしだい，漸減・中止することができる[11]．

副腎不全が明らかでない敗血症にステロイドを投与するときは，輸液・昇圧剤抵抗性ショックなどの重症例に限るべきである．

輸液・昇圧剤抵抗性の敗血症性ショックを呈する患者を対象とした無作為化比較試験（RCT）で，迅速ACTH負荷試験で相対的副腎不全と判断された患者群（n＝114）にヒドロコルチゾンを投与すると，プラセボ群（n＝115）と比較して死亡率が低下した[15]．

敗血症性ショックを呈する患者を対象としたRCT（輸液・昇圧剤への反応の有無や迅速ACTH負荷試験の結果は考慮せず）で，ステロイド群（n＝251）とプラセボ群（n＝248）では死亡率に有意差は認めなかった[16]．

文献

1) Charmandari E, Nicolaides NC, Chrousos GP：Adrenal insufficiency. Lancet, 383（9935）：2152-2167, 2014.
2) Lamberts SW, Bruining HA, de Jong FH：Corticosteroid therapy in severe illness. N Engl J Med, 337（18）：1285-1292, 1997.
3) Coursin DB, Wood KE：Corticosteroid supplementation for adrenal insufficiency. JAMA, 287（2）：236-240, 2002.
4) Graber AL, et al：Natural history of pituitary-adrenal recovery following long-term suppression with corticosteroids. J Clin Endocrinol Metab, 25：11-16, 1965.
5) Streck WF, Lockwood DH：Pituitary adrenal recovery following short-term suppression with corticosteroids. Am J Med, 66（6）：910-914, 1979.
6) Bornstein SR：Predisposing factors for adrenal insufficiency. N Engl J Med, 360（22）：2328-2339, 2009.
7) Felig P, Frohman LA：Endocrinology and Metabolism 4th ed. McGraw-Hill Professional, 2001.
8) Burke CW：Adrenocortical insufficiency. Clin Endocrinol Metab, 14（4）：947-976, 1985.
9) Salvatori R：Adrenal insufficiency. JAMA, 294（19）：2481-2488, 2005.
10) Dellinger RP, et al：Surviving sepsis campaign：international guidelines for management of severe sepsis and septic shock：2012. Crit Care Med, 41（2）：580-637, 2013.
11) Dellinger RP, et al：Surviving Sepsis Campaign：international guidelines for management of severe sepsis and septic shock, 2012. Intensive Care Med, 39（2）：165-228, 2013.
12) Annane D, et al：Diagnosis of adrenal insufficiency in severe sepsis and septic shock. Am J Respir Crit Care Med, 174（12）：1319-1326, 2006.
13) Marik PE, et al：Recommendations for the diagnosis and management of corticosteroid insufficiency in critically ill adult patients：consensus statements from an international task force by the American College of Critical Care Medicine. Crit Care Med, 36（6）：1937-1949, 2008.
14) Bouillon R：Acute adrenal insufficiency. Endocrinol Metab Clin North Am, 35（4）：767-775, 2006.
15) Annane D, et al：Effect of treatment with low doses of hydrocortisone and fludrocortisone on mortality in patients with septic shock. JAMA, 288（7）：862-871, 2002.
16) Sprung CL, et al：Hydrocortisone therapy for patients with septic shock. N Engl J Med, 358（2）：111-124, 2008.

シナリオ 3 「呼吸困難」Part 1
急がば回れ！── システマティックなアプローチで致死的疾患を拾いあげろ！

はじめ 先生（初期研修医），すすむ 先生（後期研修医），みちお 先生（指導医），看護師

> **搬送依頼**
> 70歳，女性．呼吸困難．救急隊が自宅へ到着時は，SpO₂：88％と低下．

はじめ 先生 来ましたね，いつものパターン．呼吸困難なら肺炎か心不全か，はたまた喘息か．いずれにせよ治療が必要ですので入院の必要性はありそうですね．

すすむ 先生 たしかによくある主訴だよね．

みちお 先生 決まりきったパターンにも落とし穴があるということを忘れてはいけません．いつも言っていますが，決めつけは危険ですよ．しっかり鑑別の幅を広げて見落としがないようにしてくださいね．それでは事前に得られる情報を確認しておきましょう．

0 Preparation

既往歴
- 10年前に右乳癌に対し，右乳房切除術施行．
- その後は外科で経過観察されているが，明らかな再発の指摘なし．
- 高血圧，脂質異常症の既往あり．

はじめ 先生 乳癌術後のため外科でフォロー中ですね．10年も前だし，カルテにも今のところ明らかな再発の記載はないので安心ですね．

すすむ 先生 そうだね．大丈夫だとは思うけど，現時点では念のため，胸郭内へ浸潤して呼吸困難の原因になっている可能性も頭の片隅に置いておこう．

みちお 先生 そうですね．「専門家が診ているから大丈夫」という思い込みも見逃しのもとです．いくら専門家であっても100％見逃しなく診療を続けるのは至難の業です．それに忙しい外来での診療です．カルテには書いていなくても，実は，「最近，なんらかの症状が出現していて次回の外来受診時には詳しく検査しようと思っていた」などという場合もあります．カルテに記載がないから大丈夫というわけでもありませんよ．あ，そろそろ救急車が到着しますよ．

▶シナリオ 3 「呼吸困難」Part 1

1　Pre-Primary survey

🌱 **はじめ先生**　到着しました．
"ぱっと見た印象は，かなり息が苦しそうできつそうだな．これはたしかに救急車を呼びたくなるだろうなぁ．
早速，Pre-Primary survey に取りかかろう．習ったとおり ABCD を意識しよう．
「A」（airway）は，呼びかけたら応答はあるな．ひとまず OK．
「B」（breathing）は，胸郭の動きの左右差はなし．でも，呼吸は速い．
「C」（circulation）は，橈骨動脈は触知できるけど，少し頻脈な印象だ．末梢は少し冷たいかな．でもあまりよくわからないな．
「D」（dysfunction of CNS）は，きつそうではあるけど，自分の名前や日時はしっかり言えている．グーパーもできる．"

Pre-Primary survey のまとめ

「A」：発声可能
「B」：胸郭運動の左右差なし，呼吸促迫
「C」：橈骨動脈の触知可能，頻脈，明らかな末梢冷感なし
「D」：JCS：0，GCS：E4 V5 M6

Pre-Primary survey のプロブレムリスト

#1. 頻呼吸
#2. 頻脈

2　Primary survey

🌱 **はじめ先生**　呼吸促迫と頻脈があります．まずはマスク 5L/分で酸素投与をお願いします．それからモニター装着と，採血と点滴ルート確保をお願いします．

💠 **看護師**　わかりました．

🌿 **すすむ先生**　たしかにきつそうだね．バイタルサインの値はどうかな？

バイタルサイン
血圧：122/88 mmHg，心拍数：106 回/分，呼吸数：24 回/分，SpO₂：96 %（マスク 5L/分），
体温：35.5 ℃

🌱 **はじめ先生**　Primary survey を行います．会話可能でシーソー呼吸や陥没呼吸はありません．A（airway）は大丈夫です．聴診では明らかな呼吸副雑音は聞こえません．呼吸

数は24回/分と増加しているのに，SpO₂の値は96％と今ひとつ上がっていません．**B (breathing)に異常あり**です．C (circulation)については，血圧は安定していますが，頻脈です．心エコーでは，下大静脈径は大きく，呼吸性変動はありませんが，左心室はしっかりと強く収縮しています．むしろ虚脱気味かもしれません．D (dysfunction of CNS)についてですが，意識レベルは先ほどと同じです．共同偏視・瞳孔左右差なく，麻痺もありません．

呼吸副雑音も聞こえないし，左心室も強く収縮しているから心不全はなさそうです．

- **すすむ 先生**　はじめ 先生が言っているのは，いわゆる左心不全徴候がないということだよ．

- **はじめ 先生**　え？ どういうことですか？

- **すすむ 先生**　心不全はいろいろな分類の仕方があるけど，病態生理学的な分け方として左心不全と右心不全があるよね[1]．それらには特徴的な症状があるけど[2~4]，はじめ 先生が言っている特徴は左心不全の特徴なんだよ．心不全において呼吸副雑音が聞こえるというのは肺うっ血を示唆している可能性が高いし，今，心エコーで見たのはまさに左心室の動きでしょ．だから集めた所見からは右心系に関する評価はできていないんだ．

- **はじめ 先生**　そうでした．納得しました．

- **すすむ 先生**　それならよかった．心不全は，まだ除外できていないことを理解してもらえればOK．心嚢液・胸水・腹水は右心不全徴候の一部として生じることがあるけど，これらはなかったね．必要ならSecondary surveyでほかの右心系の評価も追加しよう．酸素化も悪そうだから，血液ガスの結果を確認してPrimary surveyをまとめよう．

> **血液ガス(動脈)の結果**
>
> pH：7.417，PaO₂：100.0 mmHg，PaCO₂：37.9 mmHg，HCO₃⁻：23.9 mEq/L，Na⁺：139 mEq/L，K⁺：3.7 mEq/L，Cl⁻：105 mEq/L，Lactate：17.1 mg/dL，Glu：189 mg/dL

- **はじめ 先生**　えーっと，anion gap (AG)は10.1 mEq/Lです．呼吸性アルカローシスがあります(解釈の過程はp.118を参照)．これは呼吸数増加の影響ですね．PaO₂も100 mmHgもあって意外と大丈夫ですね．SpO₂モニターで拾えていないだけなんでしょうか？

- **すすむ 先生**　ちょっと待って．PaO₂は100 mmHgだけど，酸素をマスクで5L投与していてもその値だから酸素化がよいとは言えないよ．酸素を投与している場合は投与量によってPaO₂の値が変化するから，今回のように一見すると酸素化がよくみえてしまうこともあるよ．酸素投与中はPaO₂そのものではなくてP/F比で酸素化を評価するんだよ．

- **はじめ 先生**　P/F比……．何の比ですか……？

- **すすむ 先生**　PaO₂(動脈血酸素飽和度)とFiO₂(吸入酸素濃度)の比だよ．健常の場合，この値が大体350～400程度になるんだ[5]．FiO₂の値は酸素投与の形態によって大体予

測された値があるから，それを知っておくとよいよ（表Ⅱ-15）．僕は覚えられないからコピーしてポケットに入れているよ．

🩺 **はじめ先生** わかりました．今回の場合は，P/F比は250で，酸素化は悪いんですね．気をつけます．

表Ⅱ-15 酸素流量と吸入酸素濃度（FiO₂）の関係

鼻カニューラ		簡易酸素マスク		リザーバー付酸素マスク	
酸素流量(L/分)	FiO₂の目安	酸素流量(L/分)	FiO₂の目安	酸素流量(L/分)	FiO₂の目安
1	0.24	5〜6	0.4	6	0.6
2	0.28	6〜7	0.5	7	0.7
3	0.32	7〜8	0.6	8	0.8
4	0.36			9	≧0.8
5	0.40			10	≧0.8
6	0.44				

患者の呼吸状態（呼吸数，呼吸の大きさ）によって値は変動するため，このFiO₂（fraction of inspiratory oxygen）の値は厳密なものではない．

（文献6）より抜粋・一部改変）

Primary surveyと血液ガスのまとめ

「A」：シーソー呼吸・陥没呼吸なし，stridorなし
「B」：呼吸数：24回/分，SpO₂：96％（マスク5L/分），呼吸音正常，P/F比：250，呼吸性アルカローシス
「C」：血圧：122/88mmHg，心拍数：106回/分，左心室の虚脱・過収縮，心嚢液・胸水・腹水なし，下大静脈径の呼吸性変動なし
「D」：JCS：0，GCS：E4 V5 M6，共同偏視なし，瞳孔左右差なし，四肢麻痺なし

Primary surveyのプロブレムリスト

#1．頻呼吸，低酸素血症，呼吸性アルカローシス
#2．頻脈
#3．左心室の虚脱・過収縮
#4．下大静脈径の呼吸性変動なし

3 初期検査提出

🩺 **はじめ先生** さっきお願いした採血に加えて，肺炎の疑いもあるのでポータブルX線をオーダーします．

🌱 **すすむ先生** うん，よろしく．

＜撮影中＞

🩺 **はじめ先生** 結果が出ました（図Ⅱ-8）．

Ⅱ．各論

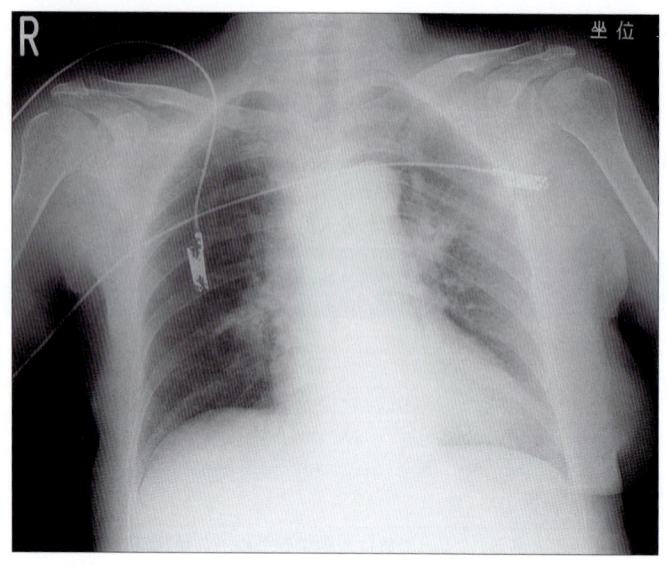

図Ⅱ-8 ポータブル胸部単純X線写真（座位A→P）

- **はじめ先生** 肺野の透過性が悪いですね．やっぱり左心不全があるのかな．
- **すすむ先生** 待って．左肺野の透過性が低いからそう思う？ まず知っておいてほしいことは，ポータブルX線撮影では，X線の出力が低いため，全体的に透過性が低下しているように見えることもあるんだ[7]．太った人や乳房の大きな女性などであればなおさらだよ．だから左右差やシルエットサインを大切にしよう．
- **はじめ先生** でも，この写真では左右差がはっきりしていますよ．
- **すすむ先生** Preparation（p.104）を思い出して．右乳癌で乳房切除術を行っているんだよ．だから左に比べて右の透過性が高いのは当然なんだ．だからこのX線からは左肺野の透過性低下とは言えないよ．少し左上肺野の浸潤影はあるかもしれないけど，このX線だけで決めるのは難しいね．
- **はじめ先生** なるほど．Preparationで情報を得ていたのに頭から抜け落ちていました．気をつけます．

4　Secondary survey

- **すすむ先生** さて，問診と診察をしよう．診察は呼吸困難だから胸部を集中的に．でも頭から足先まで忘れずに．裏に何が潜んでいるかわからないからね．
- **はじめ先生** はい．まず問診を行います．

＜問診中＞

- **はじめ先生** 問診はこんな感じでした．

> **現病歴**
> - 昨日までは普段どおりで体調も悪くなかった．咳嗽や臥位時の呼吸困難もなし．
> - 喘息や慢性心不全は指摘されたことがない．
> - 本日起床後，台所へ向かい朝食の準備をしていた．その途中から呼吸困難が出現し，持続するため救急車を要請した．
>
> **既往歴**
> - 10年前に右乳癌に対し，右乳房切除術施行．
> - その後は外科で経過観察されているが，明らかな再発の指摘なし．
> - 高血圧，脂質異常症．
>
> **薬剤歴**
> アムロジピン(2.5mg) 1錠 分1 朝食後(Ca拮抗薬)
> アトルバスタチン(5mg) 1錠 分1 朝食後(スタチン系脂質異常症治療薬)
>
> **その他**
> - 飲酒歴なし，喫煙歴なし，アレルギー歴なし．

🌱 **すすむ 先生** かなり急激な発症なんだね．昨日までは元気かぁ．

👽 **はじめ 先生** 診察を行います．

"胸部は聴診で特に心雑音もないし，Ⅲ音やⅣ音もはっきり聞こえないなぁ．呼吸副雑音は特に何も聞こえない．

頭から足先までしっかり診る，と．まずは頭から．眼瞼結膜も蒼白ではないし，座位での頸静脈は……．あれ，怒張してるような．でもあまり自信がない……．腹部は異常なし．下肢の浮腫もなし．"

🌱 **すすむ 先生** どうだった？

👽 **はじめ 先生** 特に胸部の所見に異常はなかったんですけど，座位でも外頸静脈が張っているように見えるんですが……（図Ⅱ-9）．

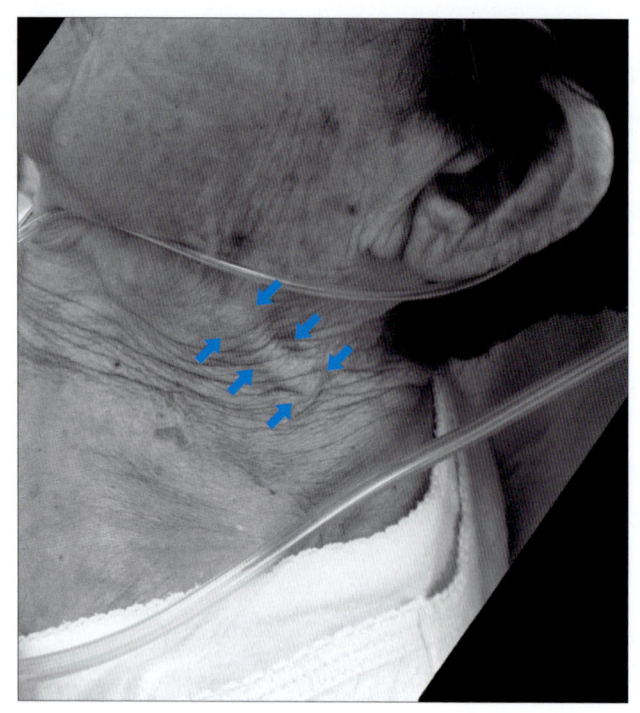

図Ⅱ-9　外頸静脈怒張

- **すすむ先生**　どれどれ．これは外頸静脈怒張だよ．中心静脈圧が上昇していることを示しているね．
- **はじめ先生**　そうなんですか．えっと……．
- **すすむ先生**　しかもあまりに発症が急激だよね．これはまず，心血管疾患や肺血栓塞栓症（以下，肺塞栓）の可能性を考えたほうがいいかも．
- **みちお先生**　いいですね．**突然といってもいいほど急激な発症です．こういうときは「つまる，破れる，ねじれる」疾患を最初に想定すべきです．**胸部症状であれば，心筋梗塞，肺塞栓，大動脈解離，気胸，食道破裂などでしょうか．今回の場合は，左心機能は保たれているようにみえますが，頸静脈怒張という右心不全徴候を認めていますので右室梗塞や肺塞栓がまず鑑別にあがります．さて，急ぎましょう．心電図はとっていないのですか？
- **はじめ先生**　すぐとります．

心電図

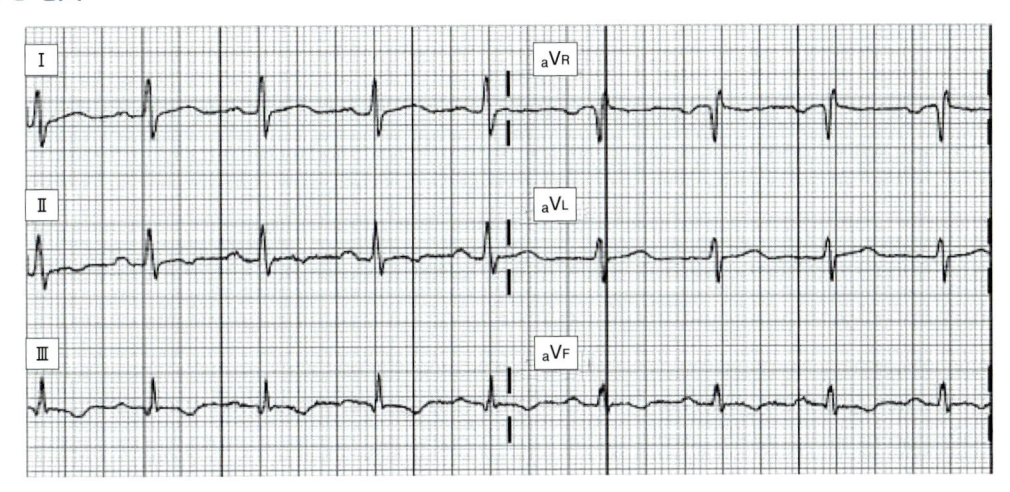

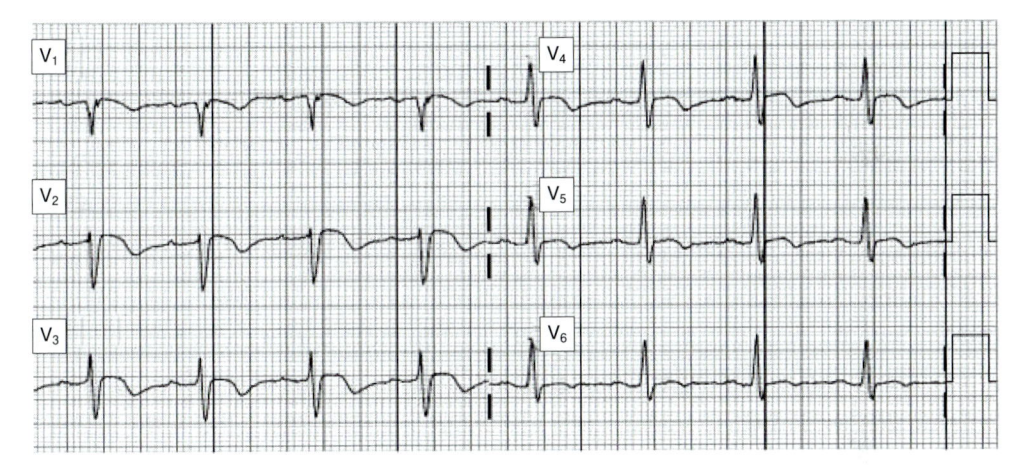

はじめ 先生 明らかなST変化はありません．

みちお 先生 右室梗塞に特徴的な心電図は右側胸部誘導（V_{3R}〜V_{6R}）のST上昇です[8, 9]（特にV_{4R}の0.1 mV以上のST上昇が有名[8, 10]）．右室梗塞を考えたときは，通常の胸部誘導に加えて右側胸部誘導の心電図もとってください（p.10の図Ⅰ-4を参照）．

そして，肺塞栓による心電図変化はSⅠQⅢTⅢパターン（Ⅰ誘導に0.15 mV以上のS波，Ⅲ誘導に0.15 mV以上のQ波，Ⅲ誘導に陰性T波を認める心電図のパターン）が有名ですよね[11]．ただし，報告によってさまざまですがSⅠQⅢTⅢパターンの心電図変化をきたすものは，肺塞栓の12〜52％にすぎない[12]といわれています．さらに，肺塞栓以外でもSⅠQⅢTⅢパターンを示すことがあるので，実はSⅠQⅢTⅢパターンの心電図変化の有無は肺塞栓の診断にあまり有用でないのです[13, 14]．

はじめ 先生 そ，そうなんですね．それを踏まえてもう1回，心電図を確認してみます．それから右側胸部誘導の心電図もとります．

◉ 心電図

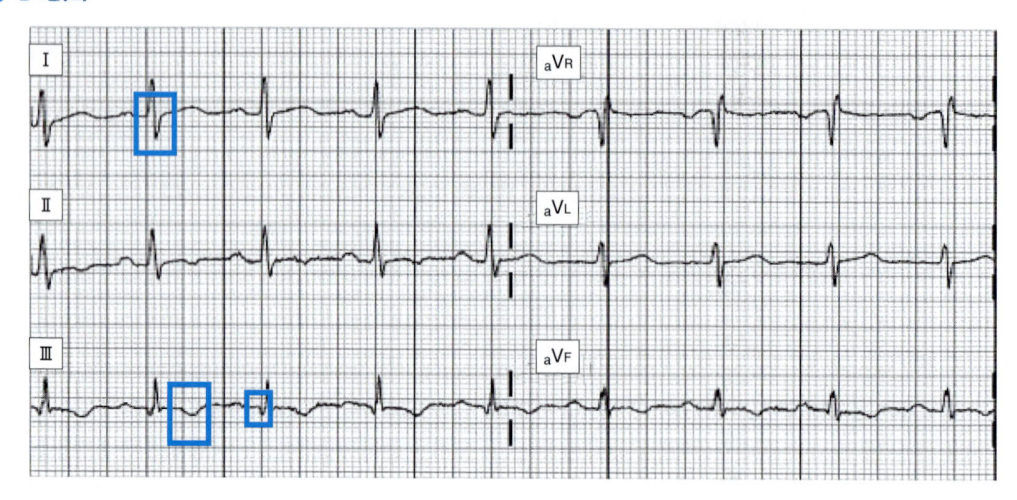

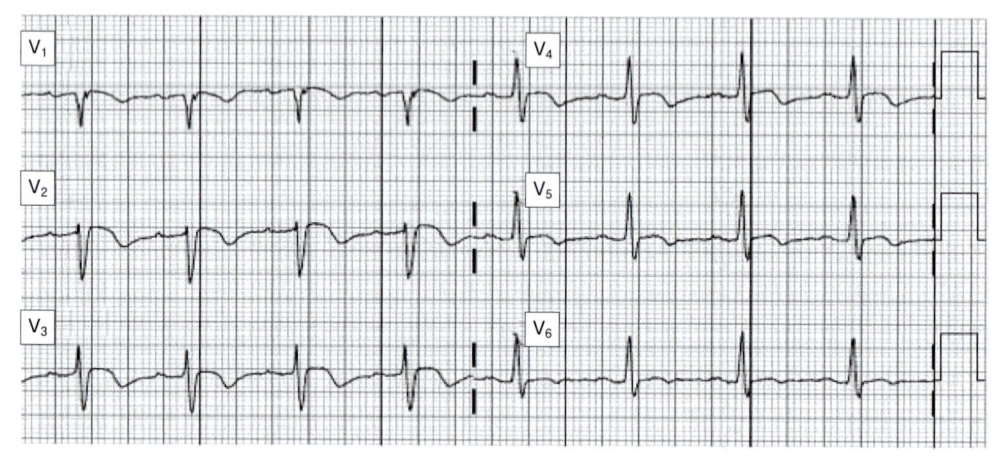

- 🔵 **はじめ先生**　あ，ＳⅠＱⅢＴⅢパターンがありました！　"けれどもこれに一喜一憂しない，と．"　それから，右側胸部誘導でもST変化はありませんでした．
- ⚫ **みちお先生**　わかりました．ＳⅠQⅢTⅢパターンは肺塞栓の診断に寄与しないと話しましたが，「急性発症の呼吸困難＋右心不全」という経過からは肺塞栓の可能性を考えないといけない状況ですね．では，肺塞栓の可能性について検討しましょう．先ほど，心エコーで左心室の過収縮とおっしゃいましたが，それは本当でしょうか？
- 🔵 **はじめ先生**，🌱 **すすむ先生**　え？　どういうことですか？
- ⚫ **みちお先生**　肺塞栓であれば，右心負荷が強く，右心室が拡大して見えるため左心室が小さく見えて過収縮にみえたのではないかと思いまして．
　もう一度，心エコーを当ててみませんか？
- 🔵 **はじめ先生**，🌱 **すすむ先生**　はい．
- 🌱 **すすむ先生**　あ，D-shape（図Ⅱ-10）！
- 🔵 **はじめ先生**　え，D-shape？　知りません……．いったい何のことですか？

▶シナリオ3 「呼吸困難」Part 1

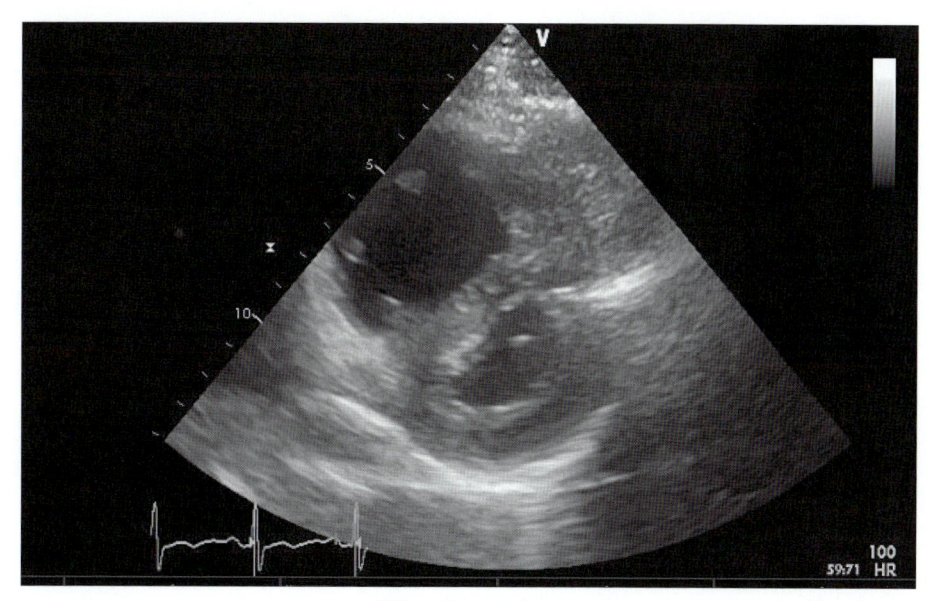

図Ⅱ-10　D-shape

🧑 **みちお先生**　右心室の圧負荷・容量負荷により心室中隔が左心室側へ偏位し，心エコー短軸像で左心室が「D」のような形状に見えることです*1．
　「D-shape＝肺塞栓」というわけではありませんが，右心負荷の重要な所見です．血液検査結果を確認して，造影CTを撮影しましょう．

⊙ 血液検査

＜血算＞		Dダイマー	5.8 μg/mL	Cr	0.6 mg/dL
WBC	9,310 /μL			Na	139 mEq/L
RBC	439万 /μL	＜生化学＞		K	3.7 mEq/L
Hb	13.1 g/dL	AST	44 U/L	Cl	105 mEq/L
Ht	40.9 %	ALT	38 U/L	Ca	8.8 mg/dL
Plt	18.0万 /μL	LDH	210 U/L	Glu	140 mg/dL
		T-Bil	0.9 mg/dL	AMY	48 U/L
＜凝固＞		CK	55 U/L	CRP	0.29 mg/dL
PT%	114 %	CK-MB	12 U/L	TP	6.3 g/dL
PT-INR	0.93	Alb	3.4 g/dL		
APTT	26.0 秒	BUN	17 mg/dL		

＊1　D-shape：正確には，septal flatteningという[15]．

II. 各論

> **はじめ先生** ほとんど異常所見はないな．あ，でもDダイマーは上がっていますね．
>
> **すすむ先生** Dダイマーはいろいろな疾患で上昇するから，低い場合にのみ意味があると考えておくといいよ．
>
> **みちお先生** Dダイマーだけで物事は判断できません．これは落とし穴ですよ．検査前確率が低い状態，つまり肺塞栓の可能性はなさそうだと考えている状況*2でDダイマーが低い場合に肺塞栓が除外できます．今回のように肺塞栓の可能性が高いと考えている場合や肺塞栓のリスクがあると考えている場合は，仮にDダイマー陰性であっても肺塞栓は除外できません．それは要注意です[18]．

Secondary surveyのプロブレムリスト

- #1. 頻呼吸，低酸素血症，呼吸性アルカローシス
- #2. 頻脈
- #3. 左心室の虚脱・過収縮 → 左心室のD-shape
- #4. 下大静脈径の呼吸性変動なし
- #5. 座位での頸静脈怒張
- #6. 心電図のSⅠQⅢTⅢパターン
- #7. Dダイマー上昇（5.8 μg/mL）

5 追加検査提出，治療介入

> **みちお先生** 今回の大本命は肺塞栓ですね．造影CTをオーダーします．
>
> **はじめ先生，すすむ先生** はい，わかりました．
>
> **みちお先生** さて，追加した検査の結果はどうでしょう（図Ⅱ-11）．

---

*2 検査前確率を正確に推定できないレジデントたちは，たとえばWells score[16]や改訂Geneva score[17]などの基準を参考にしながら判断するとよい．p.124, 125の表Ⅱ-24〜27を参照）．

▶シナリオ3 「呼吸困難」Part 1

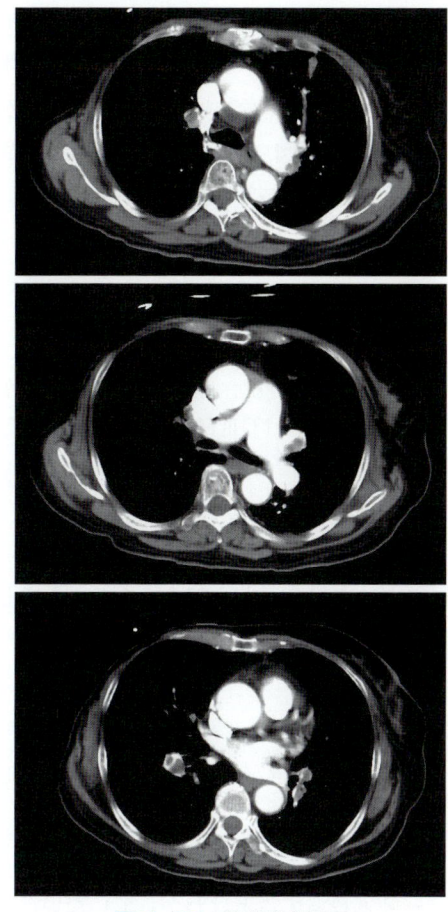

図Ⅱ-11　胸部造影CT
両側肺動脈に血栓が多発.

- 🌱 **すすむ先生**　これはひどい．循環器内科の先生に入院依頼を急ぎましょう．
- ☯ **みちお先生**　はい．それと並行して肺塞栓の原因の検索を行います．「**病態を見たら原因を考える**」です．肺塞栓の危険因子のうち一次性（先天性の凝固抑制因子欠損など）の危険因子は非常にまれですし，ERでは調べようがありませんので，まずは二次性（後天性）の危険因子の有無について確認しておきましょう（p.121の表Ⅱ-18を参照）．
- 🔵 **はじめ先生**　わかりました．
- 🌱 **すすむ先生**　今回は最初のPrimary surveyの段階でD-shapeを見逃していたので，診療が遅くなってしまいました．すみません．
- ☯ **みちお先生**　いえ，違います．Primary surveyでD-shapeを「探す」必要はありません．**Primary surveyはあくまでABCDの異常の検索が目的**です．Primary surveyで細かく心エコーをやり出すとSecondary surveyと分けている意味がなくなり，それこそメリハリのない診療になってしまいます．今回は「診療をある程度進めても原因のわからない呼吸困難」の時点で，肺塞栓を頭に浮かべることができるか，そして肺塞栓を疑った時点で心エコーを当てることができるかの2点がポイントです．肺塞栓は疑うことが難しい

疾患です．しかも診断に必要な造影CTは呼吸困難を訴える全症例に施行するのは，はばかられる敷居が高い検査です．ですので，病歴，身体所見，心電図，心エコーなど侵襲度が低いものでどれだけ肺塞栓を疑うことができるかが勝負になります．今回は，たまたま病歴，身体所見，心電図，心エコーのいずれにも異常所見というヒントがありましたが，時にはこの中のいずれかにしか異常が出ていないということもあります．そのため，Secondary surveyでしっかり情報を集める能力が，肺塞栓を見つけるには必要です．

> 最終的な
> **プロブレムリスト**
>
> #1．肺塞栓（低酸素血症，頻脈，左心室のD-shape，下大静脈径の呼吸性変動なし，座位での頸静脈怒張，心電図のＳⅠQⅢTⅢパターン，Dダイマー上昇（5.8 μg/mL），造影CTでの肺動脈血栓）

みちお先生 ここで少しイメージトレーニングをしましょう．この症例のPrimary surveyでショックだった場合，どう動くべきだったでしょうか？

> 70歳，女性．主訴：呼吸困難
>
> **バイタルサイン**
>
> 血圧：88/47 mmHg，心拍数：110回/分，呼吸数：30回/分，SpO$_2$：98 %（reservoir mask 10L/分），体温：35.5 ℃

はじめ先生 え，肺塞栓ってことはわかっていない前提ですよね？

みちお先生 もちろんです．ただし，Pre-Primary surveyでは呼吸促迫，頻脈，末梢冷感があるのはわかっているとします．

すすむ先生 ショックを大きく4つに分類して考えると，心原性ショック，循環血漿量減少性ショック，血液分布異常性ショック（敗血症，アナフィラキシー，副腎不全，神経原性ショックなど），閉塞性ショック（心タンポナーデ，肺塞栓，緊張性気胸）です[19]．この場合，末梢は冷たいので血液分布異常性ショックの可能性は下がると思います．著明な酸素化低下は循環血漿量減少性ショックだけでは説明がつかないので，心原性ショックか閉塞性ショックだろうとまでは考えられるのですが……．

みちお先生 少し大雑把ですが，たしかに循環血漿量減少性ショックのプレゼンテーションとしては酸素化低下が主訴というのは不思議な気がしますね．
　心原性ショックと閉塞性ショックの鑑別に困っていますね．心原性ショックは，心臓のポンプ機能の低下によるショックで心収縮力の低下をきたします．閉塞性ショックは物理的な閉塞のため左心系への血流が低下することによって起こるショックで，左心室の収縮力の低下は目立たないのですが，前負荷の上昇を示す所見を呈します．このヒントでどうやって鑑別するか思いつきましたか？

すすむ先生 はい！　Primary surveyで行うことの中から，左心室の収縮力と前負荷

を評価できるものを考えればいいわけですね．まず心収縮力についてですが，これがPrimary surveyの「パッと見る心エコー」の一番の目的でしたね．ほかには左心収縮力低下で肺うっ血をきたしていれば聴診で呼吸副雑音が聞こえることがあるかもしれないですね．前負荷については……．

🌚 **みちお先生** これは「パッと見る心エコー」では十分に評価するのは難しいですね．あれもこれも見ていると時間もかかってしまい，Primary surveyの意味がなくなります．ただ，閉塞性ショックは疾患が限られています．**緊張性気胸**と**心タンポナーデ**と**肺塞栓**です．

　緊張性気胸は，Primary surveyの聴診時にわざわざ側胸部を意識して聞くのはこのためでもあります．呼吸音の左右差の有無で確認できます．心タンポナーデは，「パッと見る心エコー」で左心室の動きを見ているときに心嚢液があれば目にとまるはずです．問題なのが肺塞栓です．Primary surveyで引っかけることはできません．基本的にPrimary surveyでD-shapeを探す必要はないと言いました．ショックバイタルのときに，ほかのショックを示唆する所見がPrimary surveyで見つからず，ほかのショックの可能性が低い場合，Primary survey後に肺塞栓を考えて胸骨左縁からの（左心室）短軸像でのD-shapeや，四腔像での右心室径拡大などの右心負荷所見を探してください（表Ⅱ-16）．この際も迷う場合などは深入りせずにほかの所見を探したり，バイタルサインを落ち着かせることに集中してください．

🌱 **すすむ先生** なるほど．そうなんですね．

🔵 **はじめ先生** よくわかりました．

🌚 **みちお先生** それならよかったです．繰り返しになりますが，Primary surveyを行っている目的は，見逃してしまうと致死的である**ABCD**の異常を漏らすことなく，できるだけ早く拾いあげることだということを肝に銘じてください．

🔵 **はじめ先生**，🌱 **すすむ先生** はい，わかりました．

🌚 **みちお先生** 決定的な所見がなくて，なおかつプロブレムの数が多くなっているときは，プロブレムリストを使いながら思考を整理することを意識して診療をします．

　一方で，Primary surveyやSecondary surveyなどで決定的な所見が見つかった場合は，すみやかにそれについて詰めていくという，メリハリのついた診療スタイルができるようになりましょう．

表Ⅱ-16　心エコー所見によるショックの鑑別法

	血液分布異常性 （distributive）	循環血漿量減少性 （hypovolemic）	心原性 （cardiogenic）	閉塞性（obstructive）	
				心タンポナーデ	肺塞栓，緊張性気胸
心室径	正常	縮小	拡大	右心室径：縮小 左心室径：縮小	右心室径：拡大 左心室径：縮小
左心室壁運動	正常～過収縮	過収縮	低下	過収縮	過収縮
下大静脈	径：正常～虚脱 呼吸性変動：あり	径：虚脱 呼吸性変動：あり	径：拡大 呼吸性変動：消失	径：拡大 呼吸性変動：消失	径：拡大 呼吸性変動：消失
その他	なし	なし	なし	心嚢液貯留	なし

（文献19～21）より作成）

II. 各論

> **本症例のTurning Point**
>
> ・Primary surveyを行い，その後の行動を大きく変えうる所見を探すことで診療の舵取りを心がけた．
> ・Secondary surveyで多角的に情報を集めることで，肺塞栓を強く疑うことができ，造影CTにすみやかに踏み切ることができた．

本症例の血液ガス解釈

pH：7.417，PaCO₂：37.9 mmHg，HCO₃⁻：23.9 mEq/L，Na⁺：139 mEq/L，K⁺：3.7 mEq/L，Cl⁻：105 mEq/L，Lactate：17.1 mg/dL

【1】 pHをみて，アシデミアかアルカレミアか判断する

・pH＝7.417＞7.40であるのでアルカレミア．

【2】 アシデミア（アルカレミア）の主となる原因が，呼吸性か代謝性か判断する

・PaCO₂とHCO₃⁻に着目して，どちらが今回のアルカレミアの主となる原因か考える．
・アルカレミアの状況で，PaCO₂：37.9 mmHg＜40 mmHgであるので，主となる原因は呼吸性アルカローシスとわかる．

【3】 AG（＝Na⁺－Cl⁻－HCO₃⁻）からAG上昇性代謝性アシドーシスの有無を判断する

・アルカレミアでもAGを計算することを忘れない．
　AG＝139－105－23.9＝10.1 mEq/Lとなる．
・AG＞12 mEq/Lでないため，AG上昇性代謝性アシドーシスの合併はないとわかる．Albの値が出ていないのでこの時点では正確に判断することはできないが，この段階でできる限りの判断を行う（血液ガスの解釈の目的は，起こりうる病態を迅速に予測することにあるため）．Albの結果が出て明らかに補正が必要な場合（高度な低アルブミン血症など）には，補正後に再度解釈を行う（実際には，解釈が大きく変わってしまう場面は少ない）．
・その後，Alb：3.4 g/dLという値がわかった時点で補正AGを計算すると，AG＋2.5×（4－3.4）＝10.1＋1.5＝11.6となり，やはりAG上昇性代謝性アシドーシスは合併していないとわかる．

【4】 AGが上昇している場合，ΔAG（＝AG－12）から補正HCO₃⁻（＝HCO₃⁻＋ΔAG）を計算し，補正HCO₃⁻を用いてAG正常代謝性アシドーシス，代謝性アルカローシスの有無を判断する

・AGは上昇していないので，今回はこの項目は考えなくてもよい．

【5】 代償式を用いて代償性変化が予測範囲内か確認し，さらなるアシドーシス，アルカローシスの有無を判断する

＊呼吸性，代謝性のいずれが主座でも実測HCO₃⁻で代償の有無を判断する．
・主となる酸塩基平衡異常は急性の呼吸性アルカローシスなので，急性経過の代償式は「予測HCO₃⁻＝0.2×実測PaCO₂＋16」となり，0.2×37.9＋16＝23.58 mEq/Lとなる．さらなる酸塩基平衡異常がなければ実測HCO₃⁻≒予測HCO₃⁻となるはずだが，実測HCO₃⁻＝23.9 mEq/Lであり，比較してもほぼ同等であるため，さらなるアシドーシスやアルカローシスの合併はないと考えられる．

【6】　上記の項目で検出された酸塩基平衡異常の，それぞれの原因となる病態を考える

- 上記の項目で呼吸性アルカローシスを拾いあげることができた．
- その原因について本症例の症状や病歴に合わせて検討していく．
- 呼吸性アルカローシスの鑑別表（p.31の**表Ⅰ-10**）を参照し，本症例と合致するものを考える．発熱（敗血症）や低酸素血症などが原因と考えられる．低酸素血症となる原因の中でも肺塞栓は診断が難しく，呼吸性アルカローシスが唯一の異常ということさえあるので特に注意しておく．

　以上をまとめると，本症例では，血液ガス所見からなんらかの低酸素血症を呈する疾患を疑い，特に敗血症や肺塞栓がその裏に隠れている可能性があると考え，十分な検索を行うきっかけとなりうる．

Column　ERからのコンサルト

　ERから専門家へコンサルト（相談）を行う際，電話がつながりしだい，病歴を一から説明している場面を目にすることがあるが，それは必ずしもよいとは限らない．コンサルトを受ける側の目線で考えれば，怒濤のように情報を述べられても，状況と目的の把握に困ることもあり，さらに，重要な情報を聞き落としてしまうことさえある．

　ERからの電話コンサルトで必ず伝えなければならないことは，「何をしてほしいのか」と「なぜそう思うのか」の2点である．たとえば，専門家にERへ診察に来てほしいと思っているとすると，その旨を伝え，続いて，なぜ専門家をERに呼ぶ必要があるのかを説明することとなる．このような場合，診察に来てほしいと思う根拠となるred flag（危険な所見）について端的に伝えることが重要となる．追加で必要な病歴や周辺情報があれば，専門家側から質問されるであろうし，こちらから説明するにしても，百聞は一見にしかずという言葉もあるように，ERに来ていただいてからのほうがより詳細に説明できる可能性が高い．言い換えれば，電話口では，ERでのいきさつを詳しく説明するよりも，「なぜ，どのように，あなたの力を借りたいのか」を伝えることが主眼になるということである．

文献

1) Lilly LS ed：Pathophysiology of Heart Disease：A Collaborative Project of Medical Students and Faculty, North American Edition. Lippincott Williams & Wilkins, 2010.
2) JCS Joint Working Group：Guidelines for treatment of acute heart failure（JCS 2011）. Circ J, 77(8)：2157-2201, 2013.
3) 日本循環器学会 編：急性心不全治療ガイドライン（2011年改訂版）．<http://www.j-circ.or.jp/guideline/pdf/JCS2011_izumi_h.pdf>
4) Dosh SA：Diagnosis of heart failure in adults. Am Fam Physician, 70(11)：2145-2152, 2004.
5) 丸山一男：人工呼吸の考え方．南江堂, 2009.
6) Shapiro BA, et al：Clinical Application of Blood Gases, 5th ed. Mosby, 1994.
7) Goodman LR：Felson's Principles of Chest Roentgenology, A Programmed Text, 3rd ed. Saunders, 2006.
8) Zehender M, et al：Comparison of diagnostic accuracy, time dependency, and prognostic impact of abnormal Q waves, combined electrocardiographic criteria, and ST segment abnormalities in right ventricular infarction. Br Heart J, 72(2)：119-124, 1994.
9) Horan LG, Flowers NC：Right ventricular infarction：specific requirements of management. Am Fam Physician, 60(6)：1727-1734, 1999.

10) Inohara T, et al：The challenges in the management of right ventricular infarction. Eur Heart J Acute Cardiovasc Care, 2(3)：226-234, 2013.
11) McGinn S, White PD：Acute cor pulmonale resulting from pulmonary embolism：it's clinical recognition. JAMA, 104(17)：1473-1480, 1935.
12) Ferrari E, et al：The ECG in pulmonary embolism. Predictive value of negative T waves in precordial leads--80 case reports. Chest, 111(3)：537-543, 1997.
13) Rodger M, et al：Diagnostic value of the electrocardiogram in suspected pulmonary embolism. Am J Cardiol, 86(7)：807-809, 2000.
14) Kucher N, et al：QR in V1--an ECG sign associated with right ventricular strain and adverse clinical outcome in pulmonary embolism. Eur Heart J, 24(12)：1113-1119, 2003.
15) Goldhaber SZ：Echocardiography in the management of pulmonary embolism. Ann Intern Med, 136(9)：691-700, 2002.
16) Wells PS, et al：Derivation of a simple clinical model to categorize patients probability of pulmonary embolism：increasing the models utility with the SimpliRED D-dimer. Thromb Haemost, 83(3)：416-420, 2000.
17) Le Gal G, et al：Prediction of pulmonary embolism in the emergency department：the revised Geneva score. Ann Intern Med, 144(3)：165-171, 2006.
18) Konstantinides S：Clinical practice. Acute pulmonary embolism. N Engl J Med, 359(26)：2804-2813, 2008.
19) Vincent JL, De Backer D：Circulatory shock. N Engl J Med, 369(18)：1726-1734, 2013.
20) Perera P, et al：The RUSH exam：Rapid Ultrasound in SHock in the evaluation of the critically Ⅲ. Emerg Med Clin North Am, 28(1)：29-56, 2010.
21) Perera P, et al：The RUSH exam 2012：rapid ultrasound in shock in the evaluation of the critically ill patient. Ultrasound Clin, 7(2)：255-278, 2012.

Minimal review ③
急性肺血栓塞栓症

いつ疑うか
- 突然発症の呼吸困難．
- 肺野に異常がない呼吸困難，低酸素血症．
- 呼吸困難＋ショック．
- 原因不明の重症呼吸不全・心肺停止．

概念・取り上げた経緯

　肺血栓塞栓症(pulmonary embolism：PE)は，病態としては有名であるが，無症状に近い状態からショックや突然死に至るまで幅が広く，なおかつ特異的な症状がないことから，診断の遅れが生じやすい．呼吸器症状の原因の検索を行う際には，ほかに明確な原因を指摘できない限り，常にこの病態の存在の可能性を考慮する必要がある．また，この病態を語るうえで，Ｄダイマーという検査が重要となる．この検査は，プロフィール(特徴)をきちんと理解して活用すれば強い武器となるが，同時に検査の限界も理解しておく必要がある．

診断基準

　診断のgold standardは肺動脈造影による血栓(造影の欠損)の確認である．
　ただし，侵襲性，迅速性などの観点から，現在は造影CTなどで代用されることが多い．

原因・危険因子(表Ⅱ-17, 18)

　プロテインＳ欠損症，プロテインＣ欠損症，アンチトロンビン欠損症が日本人における3大先天性血栓性素因である(これらはすべて**常染色体優性遺伝**なので**家族歴が重要**となる)．
　後天性の危険因子は**表Ⅱ-19**のような語呂合わせで記憶するとよい．

表Ⅱ-17　肺血栓塞栓症の先天性危険因子

・プロテインＳ欠損症	・プロテインＣ欠損症	・アンチトロンビン欠損症
・プロトロンビン遺伝子異常	・異常フィブリノゲン血症	・第Ⅷ因子活性上昇
・活性化プロテインＣ抵抗性	・第Ⅴ因子ライデン変異*	・高ホモシステイン血症†

＊：欧米では第Ⅴ因子ライデン変異が多いとされているが日本ではまれ．
†：高ホモシステイン血症は先天性の表に含めたが，実際には後天的に高ホモシステイン血症を認める例のほうが多い．

(文献1)より作成)

表Ⅱ-18　肺血栓塞栓症の後天性危険因子

・長距離飛行	・肥満	・喫煙
・高血圧	・長期臥床	・高齢
・妊娠	・経口避妊薬	・ホルモン補充療法
・肺血栓塞栓症(PE)や深部静脈血栓症(DVT)の既往	・悪性腫瘍	・うっ血性心不全
	・糖尿病	・炎症性腸疾患
・慢性閉塞性肺疾患(COPD)	・長期間の中心静脈カテーテル留置	・カテーテル検査・留置後(空気塞栓)
・抗精神病薬使用中	・麻痺を伴う脳卒中	・最近の入院歴
・ペースメーカー・埋込み型除細動器(ICD)	・外傷・骨折	・手術
・下肢静脈瘤	・ネフローゼ症候群	・脱水・多血症
・抗リン脂質抗体症候群		

(文献2, 3)より作成)

表Ⅱ-19 肺血栓塞栓症の原因"TOP TEN (Top 10)"

- T：trauma（外傷・骨折）
- O：obesity（肥満）& operation（手術後）
- P：past history（DVT・PEの既往）& pregnancy（妊娠）& palsy（麻痺）
- T：travel & immobile（長距離旅行・長期臥床）
- E：elderly（高齢）& estrogen（エストロゲン製剤）
- N：neoplasm（腫瘍）

（文献4，5）より作成）

表Ⅱ-20 肺血栓塞栓症の診断に対する各Dダイマー測定法の感度・特異度

	感度（％）	特異度（％）	陽性尤度比	陰性尤度比
定量ELISA法	98	40	1.62	0.05
定量ラテックス凝集法（現在の日本の主流）	90	46	1.68	0.21

ELISA：酵素免疫抗体法（enzyme-linked immunosorbent assay）
FEU：fibrinogen equivalent units
DDU：D-dimer units
1983〜2003年の間に発表された41本の論文に関するメタアナリシス．ただし単位がFEUなのかDDUなのかの記載はない（おそらく大半がFEUであると思われる）． （文献8））

症　状

古典的三徴は，①呼吸困難，②胸痛，③喀血とされている．ただし，すべて揃う例はまれである．単独で肺血栓塞栓症を強く示唆する所見や除外できる所見はない[6,7]．

また，肺血栓塞栓症がショックや心肺停止などの原因となることもある．これらの場合では，肺血栓塞栓症を疑わせる症状が何もない（情報が得られない）ということもある．すなわち，原因のよくわからない重症（呼吸不全）患者を診たときには，頭の片隅に肺血栓塞栓症を思い浮かべるようにすべきである．

検　査

現段階では，血液検査や侵襲性の低い簡易検査で，肺血栓塞栓症を除外もしくは診断できるものはない．

Dダイマー検査は，有用であるが完璧なものではない．検査の特徴と限界を理解し，その他の所見と合わせて総合的に肺血栓塞栓症の可能性を見積もる必要がある．

▶▶▶ Dダイマー（表Ⅱ-20）

- カットオフ値：500 ng/mLとしたときの各Dダイマー測定法の肺血栓塞栓症の診断に対する感度・特異度を表Ⅱ-20に示す．

▶▶▶ Dダイマーのプロフィール（特徴）

- Dダイマーの測定法には，大きな分類としてラテックス凝集法（定量と半定量がある），酵素免疫測定法（この中にELISAが含まれる），蛍光免疫測定法，免疫クロマトグラフィーなどがある．これらはやっかいなことに，抗体や測定法の違いによって血栓症の診断に対する感度・特異度が異なる（表Ⅱ-20）．

- 現在，日本で主に流通しているDダイマー測定法は，ラテックス凝集法を原理としているものである．欧米の諸論文内で使われているDダイマー測定法は酵素免疫測定法のうちELISA法を原理としているものである．

- 表Ⅱ-20のように定量ELISA法を用いた測定法のほうが，定量ラテックス凝集法を用いた測定法に比べて感度が高い（そのため，ELISA法によるDダイマー測定法を高感度Dダイマー測定法と呼ぶこともある）．このように，測定法によってDダイマーの診断精度が大きく変わるため，注意が必要である．また，それぞれの施設で採用されているDダイマー測定法についても確認し，それに応じた解釈・対応をすべきである．

- Dダイマーの単位は，Dダイマー量をフィブリノゲン量に換算したfibrinogen equivalent units（FEU）で表示する場合と，純化Dダイマー量に換算したD-dimer Units（DDU）で表示する場合とがあるが，いずれも表示される単位は，「µg/mL」や「ng/mL」で共通なのでわかりにくい．しかし，どちらの単位を採用しているかでカットオフ値が異なるため注意が必要である．

- 換算式：1 FEU ≒ 2 DDU

本書で紹介する肺血栓塞栓症診断アルゴリズムのもととなる研究では，VIDAS® D-dimerアッセイ

が使用されている．このVIDAS®D-dimerアッセイは，単位としてFEUを採用している．

各施設で採用しているDダイマー測定キットはどちらの単位を採用しているかを確認し，DDUであれば上記の換算式を用いてカットオフ値を調整する必要がある．

＜例＞FEUで500 ng/mLをカットオフ値とするのであれば，DDUでは1,000 ng/mLがカットオフ値となる．

▶▶▶ 心電図

肺血栓塞栓症に特徴的な心電図変化として，SⅠQⅢTⅢパターンや右軸偏位，右脚ブロックなどの所見が知られているが，偽陽性や偽陰性も多く，いずれも肺血栓塞栓症の診断に大きな影響は与えない[9,10]．

▶▶▶ 胸部X線

肺血栓塞栓症の多くは，胸部X線において非特異的な異常所見（無気肺，胸水，心拡大など）を呈する．一方，胸部X線所見が正常である例も少なくない．そのため，胸部X線が肺血栓塞栓症の診断に大きな影響は与えない[1]．

▶▶▶ 心エコーの所見と感度

右心室径拡大（＝右心室径／左心室径比≧1）という所見は描出が簡単で実用化しやすい．経胸壁心エコーの四腔像で測定する．正常では，右心室径／左心室径比＝0.6程度である[11]．

中等度以上の肺血栓塞栓症リスクをもつ患者における，肺血栓塞栓症の診断に対する心エコーの右心室径拡大の感度・特異度を表Ⅱ-21に示す．

また，心エコーでは，肺血栓塞栓症そのものではなく右心負荷の程度を見ているにすぎないため，肺血栓塞栓症の重症度が軽度であれば異常が認められる可能性が下がる（感度がより低下する）ことも注意しなければならない．また，基礎疾患によって，もともと肺高血圧症がある場合は評価が困難となる．そのため，心エコーのみで肺血栓塞栓症の診断もしくは除外を行うことは推奨できない（表Ⅱ-22）．

表Ⅱ-21 肺血栓塞栓症の診断に対する心エコーの右心室径拡大の感度・特異度

	感度（％）	特異度（％）	陽性尤度比	陰性尤度比
Bova, et al（2003）*	31	94	5.2	0.7
Dresden, et al（2014）†	50	98	25	0.5

*：単施設のERで行われた前向き研究．外来・入院患者で肺血栓塞栓症が疑われた患者（n＝152）が対象（集団の肺血栓塞栓症の有病率は42％と高く，高リスク群に相当）．心エコーの扱いに習熟した3人の医師がエコー検査を施行．確定診断は肺血流シンチグラフィ＋血管造影（gold standard）で行った．平均年齢67歳（13～90歳），右心室径拡大を目視で行った点，連続サンプリングを行ったにもかかわらず肺血管造影を診断基準に用いたため（施行できなかった）脱落例が多く，選択バイアスとなった可能性がある点などが問題ではある（後者は検査の特性上，仕方ないとも考えられる）．

†：単施設のERで行われた前向き研究．ERを受診し，肺血栓塞栓症が疑われ，Wells scoreで中等度以上（≧2点）のリスクがあると計算された患者（n＝146）が対象（集団の肺血栓塞栓症の有病率は21％）．心エコーに習熟した4人の医師がエコーを施行．右心室径拡大＝右心室径／左心室径比≧1とした．確定診断はCTもしくは血管造影で行った．平均年齢が49歳とやや若い点，前医ですでに画像診断で肺血栓塞栓症が確定している例も含まれている点，サンプリングが連続症例ではない点などが問題ではある．特に対象の年齢が若く，心疾患・肺疾患の既往をもつ患者が少ない点は特異度を上げる大きな要因となっており，検査対象となる年齢が上がれば心疾患・肺疾患をもつ患者も増えるため，**特異度は低下すると予想される**．

（文献11, 12）

表Ⅱ-22 肺血栓塞栓症の診断における心エコーの役割

- 造影CTを撮影すべきか迷ってしまう症例で，造影CTを撮影するための後押しとして有用である．
- 一方，感度が低いため，心エコーが正常であったとしてもそれだけで肺血栓塞栓症を除外してはならない．

（文献7, 8）より作成

▶▶▶ 造影CT（表Ⅱ-23）

表Ⅱ-23 肺血栓塞栓症の診断に対するCTアンギオグラフィ（CTA）の感度・特異度

	感度（％）	特異度（％）	陽性尤度比	陰性尤度比
CTA単独	83	96	8.3	0.18
CTA＋CTV*	90	95	18.0	0.11

*：CTV＝CT静脈造影：静脈相で腹部～下肢まで撮影し，下肢の血栓の検索を行う．
PIOPEDⅡという8施設の合同研究．4～16列のマルチスライスCTを使用．肺血栓塞栓症疑いの外来・入院患者（n＝824）に対してreference standardを肺動脈造影もしくは肺換気血流シンチグラフィ±下肢静脈エコー±Wells scoreによる血栓の診断とした（reference standardで血栓陽性n＝192；有病率23％の集団）．倫理的な理由から侵襲的な肺動脈造影を全例には施行できなかったため，このようなreference standardとなっている．

（文献13）

- 肺血栓塞栓症をきたしやすい静脈血栓は下肢遠位部よりも腹部〜骨盤〜下肢近位部であることを考えると，腹腔内静脈の血栓の評価もできるCT静脈造影（CTV）は肺血栓塞栓症の原因となりやすい血栓を検出できるという点と，今後の管理に必要な情報が得られるという点で優れていると考えられる[14]．

上記のような結果から，現在，臨床的な肺血栓塞栓症の臨床診断は造影CT（CTA ± CTV）で行っている．ただし，上記の感度からは偽陰性（小さな血栓を検出できないなど）となる場合も予想される．そのため，検査前確率が非常に高い場合は，CTで血栓がないというだけで肺血栓塞栓症を除外するのではなく，必要に応じて，さらなる検査として肺換気血流シンチグラフィや肺動脈造影などに踏み切ることもある．

診断アルゴリズム

上記のように，単一の臨床所見や侵襲性やコストの低い検査のみでは肺血栓塞栓症の診断に至るのは困難であるが，複数の臨床所見と簡易検査所見を組み合わせて肺血栓塞栓症の診断（除外）に寄与するスコアリングシステムやアルゴリズムの開発が行われている．多くの種類のスコアリングシステムやアルゴリズムが提唱されているが，その中でも特に有名なWells scoreと改訂Geneva scoreを紹介する．

これらの診断精度についてはほぼ同等といわれている[15]が，以下のように，どのスコアリングスコアを使うかには，ある程度の制約がある．

▶▶▶ Wells score[16]

最も有名な肺血栓塞栓症の確率推定スコアリングシステムである（表Ⅱ-24）．

また，スコアの合計≦4点であれば肺血栓塞栓症の有病率（スコアリング後確率）は7.8％とも報告されている[16]が，この解釈には少し注意が必要である（表Ⅱ-25）．

▶▶▶ Wells scoreの特徴[18]

- 「肺血栓塞栓症以外の疾患の可能性が低い」という項目が主観的である．
- 外来患者と入院患者を含む患者群から導出され，その後の検証が外来患者と入院患者を含む患者群で複数回行われている．そのため，外来患者だけでなく，入院患者にも適応できるスコアリングシステムである．

もともとの検査前確率（肺血栓塞栓症のスコアリング前確率）が17％程度である集団（≒比較的検査前確率が低い集団）から作成されたスコアリングシステムである．そのため，肺血栓塞栓症の検査前確率が高い集団に適応すると，originalの報告でいわれているようなスコアリング後確率にならない

表Ⅱ-24　Wells score

項　目	スコア
DVTの所見（下肢の腫脹＋圧痛）	3.0
肺血栓塞栓症以外の疾患の可能性が低い	3.0
心拍＞100bpm	1.5
4週間以内の手術もしくは3日以上の長期臥床	1.5
DVTもしくは肺血栓塞栓症の既往	1.5
喀　血	1.0
最近6ヵ月以内の悪性腫瘍の既往	1.0

リスク分類	スコアの総計	originalの報告での肺血栓塞栓症の有病率
低リスク	0〜1点	3.6％
中等度リスク	2〜6点	20.5％
高リスク	6.5点以上	66.7％

（文献16）

表Ⅱ-25　Wells scoreと改訂Geneva scoreの解釈

- 低リスク＋Dダイマー陰性*
  →肺血栓塞栓症の可能性は非常に低い（造影CT・抗凝固療法不要）
- 中等度リスク＋高感度Dダイマー陰性（ELISA法など）
  →肺血栓塞栓症の可能性は非常に低い（造影CT・抗凝固療法不要）
- Dダイマー陽性，高リスク，高感度Dダイマーを利用できない中等度リスク
  →肺血栓塞栓症の可能性を否定できないため，造影CTを行う

＊：ここでのDダイマー陰性とは，Dダイマー＜500ng/mL（FEU）もしくはDダイマー＜1,000ng/mL（DDU）のことを指す．Dダイマー陽性とは，Dダイマー≧500ng/mL（FEU）もしくはDダイマー≧1,000ng/mL（DDU）のことを指す．

（文献17）

ことがある(このような理由で,「高感度Dダイマーでなくても Wells score の総計≦4.0点＋Dダイマー陰性で肺血栓塞栓症は除外できる」という考えを適応する際には注意が必要である).

▶▶▶ 改訂Geneva score[19]

すべての項目が客観的な指標である. 診断精度についてはWells scoreと同等と評されている(表Ⅱ-26).

各リスク群に分類後の解釈は,Wells scoreと同様である(表Ⅱ-25).

▶▶▶ 改訂Geneva scoreの特徴[18]

- すべての項目が客観的な所見であるため,スコアリングの際に迷わない.
- 外来患者のみから導出され,その後の検証もほとんどが外来患者に限定した研究である. そのため, 現段階では, 外来患者にしか適応できないスコアリングシステムということになる.
- もともとの検査前確率(肺血栓塞栓症のスコアリング前確率)が23％程度である集団(≒比較的検査前確率が高い集団)から作成されたスコアリ

ングシステムである. そのため, ERの患者のような肺血栓塞栓症の検査前確率が高い集団にも有効であると考えられる.

表Ⅱ-27にWells scoreと改訂Geneva scoreを比較して特徴をまとめた.

表Ⅱ-27 Wells scoreと改訂Geneva scoreの比較

Wells score	入院患者も可	肺血栓塞栓症の可能性が低めの集団で使うほうがbetter
改訂Geneva score	外来患者専用	肺血栓塞栓症の可能性が高めの集団でも可

重症度分類(表Ⅱ-28)

重症度に応じて治療方針が変わる可能性があるため, 重症度分類もERでできることが望ましい.

表Ⅱ-28 pulmonary embolism severity index (PESI)

因子	original PESI	simplified PESI
年齢	＋年齢	＋1(≧80歳の場合)
男性	＋10	
悪性腫瘍	＋30	＋1
慢性心不全	＋10	＋1
慢性肺疾患	＋10	
脈拍数≧110回/分	＋20	＋1
収縮期血圧＜100mmHg	＋30	＋1
呼吸数＞30回/分	＋20	
体温＜36℃	＋20	
意識障害	＋60	
動脈血酸素Hb飽和度＜90％	＋20	＋1

original PESIのClass(得点)	30日死亡率
Ⅰ(≦65点)	非常に低リスク(0～1.6％)
Ⅱ(66～85点)	低リスク(1.7～3.5％)
Ⅲ(86～105点)	中等度リスク(3.2～7.1％)
Ⅳ(106～125点)	高リスク(4.0～11.4％)
Ⅴ(＞125点)	非常に高リスク(10.0～24.5％)
simplified PESIの得点	30日死亡率
0点	1.0％
1～6点	10.9％

表Ⅱ-26 改訂Geneva score

項目	スコア
年齢＞65歳	1
DVTもしくは肺血栓塞栓症の既往	3
1ヵ月以内の,全身麻酔下手術または下肢の骨折	2
最近1年以内の悪性腫瘍の既往	2
片側性の下肢の疼痛	3
喀血	2
脈拍	
≧95bpm	5
75～94bpm	3
片側性の下肢腫脹と圧痛	5

リスク分類	スコアの総計	originalの報告での肺血栓塞栓症の有病率
低リスク	0～3点	9.0％
中等度リスク	4～10点	27.5％
高リスク	11点以上	71.7％

(文献19))

(文献20, 21))

表Ⅱ-29 2014年のESCガイドラインにおける急性肺血栓塞栓症の重症度分類

早期死亡率		危険因子			
		ショック 低血圧	PESI class Ⅲ〜Ⅴ sPESI ≧ 1	エコー or CTでの 右心機能不全徴候[*1]	心筋マーカー[*2]の上昇 （トロポニンやBNP）
高リスク		＋	（＋）必須ではない	＋	（＋）必須ではない
中等度	比較的高リスク	－	＋	両者とも＋	
	比較的低リスク	－	＋	いずれかが＋もしくはいずれも－	
低リスク		－	－	－	－

*1：右心機能不全徴候とは，エコーの場合，右心室の拡大，右心室径≧左心室径，右心室壁運動異常，三尖弁逆流ジェットの増加などで，CTの場合は右心室径≧左心室径などを指す．
*2：心筋マーカーは，心筋障害を示唆するもの，もしくは，心不全を示唆するものを指す．

（文献22）より作成）

現在，最もコンセンサスのある重症度分類は，以下のpulmonary embolism severity index（PESI）である（表Ⅱ-28）．

複数の重症化因子の総得点で重症度を判定するoriginal PESIと，重症化因子の有無で重症度を判定するsimplified PESIの2つがあり，いずれかを使用する．

2014年のESC（European Society of Cardiology）ガイドラインでは，PESIと従来から用いられている血行動態と右心負荷，心筋マーカーを合わせたもので重症度を総合的に評価するように推奨されている（表Ⅱ-29）．

ESCガイドラインでは，従来から用いられてきたmassiveなどの用語は，閉塞の程度≠重症度であることから用いないことを推奨している．

ERでの初期治療

循環動態が安定している場合，未分画ヘパリンやフォンダパリヌクスによる抗凝固療法が基本ではあるが，重症度に応じてt-PAによる血栓溶解療法や，抗凝固のリスクに応じて下大静脈フィルターの留置なども行われるため，各施設の循環器医もしくは入院担当医と相談が必要となる．

文献

1) Ouellette DW, Patocka C：Pulmonary embolism. Emerg Med Clin North Am, 30(2)：329-375, 2012.
2) Goldhaber SZ：Pulmonary embolism. Lancet, 363(9417)：1295-1305, 2004.
3) JCS Joint Working Group：Guidelines for the diagnosis, treatment and prevention of pulmonary thromboembolism and deep vein thrombosis（JCS 2009）. Circ J, 75(5)：1258-1281, 2011.
4) Stein PD, Henry JW：Clinical characteristics of patients with acute pulmonary embolism stratified according to their presenting syndromes. Chest, 112(4)：974-979, 1997.
5) West J, Goodacre S, Sampson F：The value of clinical features in the diagnosis of acute pulmonary embolism：systematic review and meta-analysis. QJM, 100(12)：763-769, 2007.
6) Miniati M, et al：Accuracy of clinical assessment in the diagnosis of pulmonary embolism. Am J Respir Crit Care Med, 159(3)：864-871, 1999.
7) Pollack CV, et al：Clinical characteristics, management, and outcomes of patients diagnosed with acute pulmonary embolism in the emergency department：initial report of EMPEROR(Multicenter Emergency Medicine Pulmonary Embolism in the Real World Registry). J Am Coll Cardiol, 57(6)：700-706, 2011.
8) Stein PD, et al：D-dimer for the exclusion of acute venous thrombosis and pulmonary embolism：a systematic review. Ann Intern Med, 140(8)：589-602, 2004.
9) Rodger M, et al：Diagnostic value of the electrocardiogram in suspected pulmonary embolism. Am J Cardiol, 86(7)：807-809, 2000.
10) Kucher N, et al：QR in V1--an ECG sign associated with right ventricular strain and adverse clinical outcome in pulmonary embolism. Eur Heart J, 24(12)：1113-1119, 2003.
11) Dresden S, et al：Right ventricular dilatation on bedside echocardiography performed by emergency physicians aids in the diagnosis of pulmonary embolism. Ann Emerg Med, 63(1)：16-24, 2014.
12) Bova C, et al：Diagnostic utility of echocardiography in patients with suspected pulmonary embolism. Am J Emerg Med, 21(3)：180-183, 2003.

13) Stein PD, et al：Multidetector computed tomography for acute pulmonary embolism. N Engl J Med, 354(22)：2317-2327, 2006.
14) Cham MD, et al：Deep venous thrombosis：detection by using indirect CT venography. The Pulmonary Angiography-Indirect CT Venography Cooperative Group. Radiology, 216(3)：744-751, 2000.
15) Lucassen W, et al：Clinical decision rules for excluding pulmonary embolism：a meta-analysis. Ann Intern Med, 155(7)：448-460, 2011.
16) Wells PS, et al：Derivation of a simple clinical model to categorize patients probability of pulmonary embolism：increasing the models utility with the SimpliRED D-dimer. Thromb Haemost, 83(3)：416-420, 2000.
17) Konstantinides S：Clinical practice. Acute pulmonary embolism. N Engl J Med, 359(26)：2804-2813, 2008.
18) Ceriani E, et al：Clinical prediction rules for pulmonary embolism：a systematic review and meta-analysis. J Thromb Haemost, 8(5)：957-970, 2010.
19) Le Gal G, et al：Prediction of pulmonary embolism in the emergency department：the revised Geneva score. Ann Intern Med, 144(3)：165-171, 2006.
20) Aujesky D, et al：Derivation and validation of a prognostic model for pulmonary embolism. Am J Respir Crit Care Med, 172(8)：1041-1046, 2005.
21) Jiménez D, et al：Simplification of the pulmonary embolism severity index for prognostication in patients with acute symptomatic pulmonary embolism. Arch Intern Med, 170(15)：1383-1389, 2010.
22) Konstantinides SV, et al：2014 ESC guidelines on the diagnosis and management of acute pulmonary embolism. Eur Heart J, 35(43)：3033-3069, 2014.

シナリオ 4 「側腹部痛」
検査結果に翻弄されるな！ ― 手持ちの武器の特徴を知る

> **搬送依頼**
> 61歳，女性．3日前からの左側腹部痛．バイタルサインは安定．

はじめ 先生 ん，3日前に発症？　どうして今日受診するんだろう？　きっとたいしたことないでしょう．

すすむ 先生 なんでそう思うの？

はじめ 先生 重症であれば，まず発症当日中には来院すると思います．3日も我慢できたんだから今日も問題ないでしょうし，帰宅可能なレベルだと思います．

すすむ 先生 うーん．それで救急車を呼ぶかな？　ずーっと痛かったけど我慢していて，その我慢も限界にきてしまったというパターンもあるし，認知症があるような高齢者などでは，たまたま来訪者や家族が異変に気づいたときに受診に至るというパターンもあるから，そうとはいい切れないよ．

みちお 先生 繰り返しになりますが，ERではアンダートリアージは厳禁です．特に，ERが混雑しているときや，時間帯が深夜の場合は，気づかないうちにアンダートリアージする方向に流れてしまいがちです．それでは，気を引き締めて，事前に得られる情報を集められるだけ集めて患者背景を把握しておきましょう．

0 Preparation

既往歴
- 健康診断で異常を指摘され，1回のみ受診歴あり．
- 高血圧，脂質異常症の既往あり．

はじめ 先生 既往歴は，健診で高血圧，脂質異常症を指摘されているくらいです．年齢からしてもよくありそうな既往歴ですね．

すすむ 先生 考えるとすれば，動脈硬化性疾患や生活習慣が関与する疾患だけど，3日前からの左側腹部痛という主訴でピンとくるものはないなぁ．ひとまず，これらの既往があることを頭の片隅に置いて診療を進めよう．ただ，既往歴がないからといって安心はできないからね．油断は禁物だよ．

みちお 先生 救急車が到着したようです．早速，診察に取りかかりましょう．

▶シナリオ 4 「側腹部痛」

1 Pre-Primary survey

🔵 **はじめ先生** あれ？ ストレッチャーの上で体を丸めているなんて，けっこう痛そうだな．
"早速，Pre-Primary survey に取りかかろう．習ったとおり **ABCD** を意識して……．
「A」(airway) は，呼びかけたらしっかり応答はあるな．OK．
「B」(breathing) は，胸郭の動きの左右差はなし．でも，呼吸は速い．
「C」(circulation) は，橈骨動脈はしっかり触知できる．脈は少し速いかも．末梢は冷たくはないな．
「D」(dysfunction of CNS) は，しっかり自分の名前や日時は言えている．離握手もできる．"

Pre-Primary survey の まとめ

「A」：発声可能
「B」：胸郭運動の左右差なし，呼吸促迫
「C」：橈骨動脈の触知可能，頻脈，末梢冷感なし
「D」：JCS：0，GCS：E4 V5 M6

Pre-Primary survey の プロブレムリスト

#1．頻呼吸
#2．頻脈
#3．左側腹部痛

2 Primary survey

🔵 **はじめ先生** 呼吸促迫と頻脈があります．まずはマスク 5 L/分で酸素投与をお願いします．それからモニター装着と，採血と点滴ルート確保をお願いします．

⚪ **看護師** わかりました．

🟢 **すすむ先生** さて，バイタルサインの値はどうかな．

> **バイタルサイン**
>
> 血圧：116/87 mmHg，心拍数：100回/分，呼吸数：22回/分，SpO$_2$：100 %（マスク 5 L/分），
> 体温：36.8 ℃

🔵 **はじめ先生** Primary survey を行います．シーソー呼吸や陥没呼吸はなく，会話可能なので A (airway) は大丈夫です．B (breathing) は，聴診では呼吸音の左右差はなく，明らかな呼吸副雑音は聞こえません．呼吸数は22回/分と軽度増加しています．SpO$_2$は100 %です．C (circulation) については，血圧は安定していますが，頻脈です．心エコーをすると，下大静脈径の呼吸性変動は保たれています．左心室も過収縮気味に強く収

縮しています．壁運動はよさそうです．心嚢液はありません．そのままプローブを動かして確認しましたが，胸水・腹水もありません．D（dysfunction of CNS）についてですが，意識レベルは完全に覚醒しています．共同偏視や瞳孔左右差なく，麻痺もありません．

🌱 **すすむ 先生**　Primary surveyでは，ひとまず大きくバイタルサインが崩れているということはなさそうだね．

🌀 **はじめ 先生**　はい．Pre-Primary surveyで気づいていた頻呼吸と頻脈も数字で確認できて安心しました．

🌱 **すすむ 先生**　それが大事だね．逆の場合は騙されることがあるからね．たとえば，SpO_2であれば，一酸化炭素中毒のときなんかは，SpO_2の値がPaO_2の値に比べて高めに出ることがあるし，爪が汚れていたり，末梢循環が悪いときはSpO_2値が低く出たり，拾えなかったりするからね．**まずは自分の五感で確認することが大事**だよ．**機械での値はその確認や補助である**ということは忘れないで．

🌀 **はじめ 先生**　はい！　わかりました．

💀 **みちお 先生**　さて，血液ガスの結果を確認してPrimary surveyをまとめましょう．

血液ガス（動脈）の結果

pH：7.542，PaO_2：196.7 mmHg，$PaCO_2$：35.0 mmHg，HCO_3^-：30.1 mEq/L，Na^+：141 mEq/L，K^+：3.8 mEq/L，Cl^-：100 mEq/L，Lactate：7.1 mg/dL，Glu：98 mg/dL

🌀 **はじめ 先生**　Anion gap（AG）は10.9 mEq/Lです．代謝性アルカローシスと呼吸性アルカローシスがあります（解釈の過程はp.144を参照）．

　代謝性アルカローシスは，嘔吐でもしていたのかもしれません．家でお腹が痛くて何も食べていなかったことで脱水状態になっている可能性もあるかもです．呼吸性アルカローシスは痛みでいいと思います．

🌱 **すすむ 先生**　2つのアルカローシスがあることもよく見抜いたね．解釈もそう考えるのが理にかなっているね．血液ガスはこんなふうに，診療のごく初期に結果が出るわりには得られる情報量が多いでしょ．**血液ガスの結果から病歴を想像しながら診療できるようになってくると，ものすごくスピードが上がるからね．**

　あくまで想像だけど，今回の症例でほかにストーリーを考えてみると，「高血圧の既往があるので利尿薬が処方されていたとして，調子が悪くて食事を摂ることができなかったにもかかわらず，毎日内服だけは継続していた」という状況はどうだろう？　利尿薬はそのものが代謝性アルカローシスの原因になるし，食事が摂れない状況で利尿薬を継続すれば有効循環血漿量も落ちてくる可能性はあるよね（詳細はp.31を参照）．

🌀 **はじめ 先生**　なるほど．そういう真面目さが裏目に出るというシチュエーションはよくみることがありますね．今回もありえそうな話ですね．

🌱 **すすむ 先生**　それからPaO_2も196.7 mmHgもあるね．P/F比は？

🌀 **はじめ 先生**　えっと……，マスクで5 L/分だからFiO_2は0.4で，P/F比は492です．酸

素化は非常にいいですね．これだと酸素投与は必要なさそうですね．

🌱 **すすむ 先生** 　そうかもしれないね．ひとまず酸素投与をやめてみて，呼吸が苦しそうになったりSpO₂が低下したりしないか確認しよう．

🐣 **はじめ 先生** 　はい．外しましたが，呼吸の様子は変わりませんしSpO₂は99％です．呼吸が速いのは，やはり痛みでしたね．

🌱 **すすむ 先生** 　どうやらそのようだね．

Primary surveyと血液ガスのまとめ

「A」：シーソー呼吸・陥没呼吸なし，stridorなし
「B」：呼吸数：22回/分，SpO₂：99％（室内気），呼吸音正常，呼吸性アルカローシス
「C」：血圧：116/87 mmHg，心拍数：100回/分，左心室過収縮，下大静脈径の呼吸性変動あり，心嚢液・胸水・腹水なし，代謝性アルカローシス
「D」：JCS：0，GCS：E4 V5 M6，共同偏視なし，瞳孔左右差なし，四肢麻痺なし

Primary surveyのプロブレムリスト

#1. 頻呼吸，呼吸性アルカローシス
#2. 頻脈
#3. 左心室の過収縮
#4. 代謝性アルカローシス
#5. 左側腹部痛

3　初期検査提出

⚙ **看護師** 　左側腹部痛ですが，念のため胸痛に準じて心電図をとっておきましょうか？

🐣 **はじめ 先生** 　ご指摘ありがとうございます．そうですね．動脈硬化のリスクもある方ですし，採血と心電図をお願いします．

🌱 **すすむ 先生** 　うん，それがいいね．よろしく．

＜心電図測定中＞

⚙ **看護師** 　結果が出ました．

Ⅱ. 各論

● 心電図

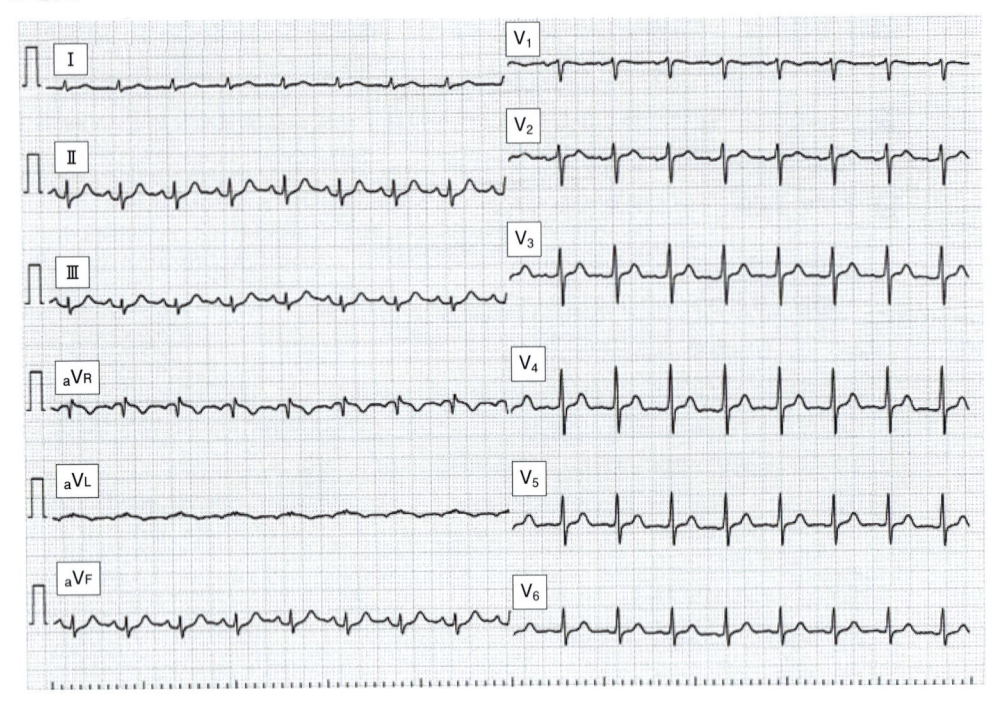

はじめ先生　洞調律で，明らかなST変化や異常Q波，陰性T波やブロックなど虚血性心疾患を示す所見はないです．ひとまず安心ですね．

すすむ先生　そうだね．バイタルサインもとりあえず安定していることが確認できたわけだし，Secondary surveyにとりかかろうか．

4 Secondary survey

はじめ先生　はい．では問診します．

＜問診中＞

はじめ先生　問診で得られた情報はこんな感じです．今回は意識もしっかりしていて，自分から話してくださったのでよく聞けました．

> **現病歴**
> - 3日前の明け方に上腹部から左側腹部にかけた疼痛で目が覚めた．そのうち改善するだろうと思い，しばらく様子をみていたが，改善しなかった．同日夜には37.8℃と体温上昇も認めた．その後，左側腹部の痛みが強くなり救急車を呼ぼうかと迷ったが，この程度で救急車を呼んではいけないと思い，我慢していた．
> - 本日になっても痛みが改善しないため，やはりおかしいと思い救急車を呼んだ．嘔吐は4日前と3日前に2回ずつした．食事は2日前からほとんど摂れていない．お茶は飲むようにしていた．内服

は継続していた．

既往歴
- 高血圧，脂質異常症でA医院にかかりつけ．
- それ以外は特に異常を指摘されたことはない．

薬剤歴
- トリクロルメチアジド（1 mg）1錠 分1 朝食後（降圧利尿薬）
- ロスバスタチン（5 mg）1錠 分1 朝食後（スタチン系脂質異常症治療薬）

その他
- 飲酒歴なし，喫煙歴なし，アレルギー歴なし

🔵 **はじめ 先生** さっき血液ガスから推測したとおりでした．食事は摂ることができない状況なのに利尿薬は継続していたようです．それから嘔吐や腹痛についてもいろいろと話してくださり，たくさんの情報を得ることができました．

🌱 **すすむ 先生** うーん．惜しい！ おそらく，この方はいろいろ自分で話してくださったので，はじめ 先生はその話を一生懸命メモしたんじゃないかな？

🔵 **はじめ 先生** そ，そうですが．何かまずかったですか？

🌱 **すすむ 先生** それも大事なことではあるけど，それだけでは正解にたどり着けないこともあるんだ．こういう自由に話してもらう問診（open question）と，具体的にこちらから聞く問診（closed question）を上手く使い分けていこう．きっとはじめ 先生もこれらについては知っていると思うけど，今回のように自分から病歴を話してくださる方のような場合には，それに引っ張られてopen questionだけで終わってしまうこともあるから注意しよう．

🔵 **はじめ 先生** たしかに……．今までもそういうことが多かったかもしれません．

🟢 **みちお 先生** Closed questionもコツがあるんですよ．たくさんの鑑別診断を覚えておいて，思いついた鑑別診断に特徴的な症状を1つひとつ聞くということも重要ですが，すべての症例で普遍的に行うことができるものもあります．1つは系統的問診（review of system）と呼ばれるものです．これは，問診の最後に，種々の症状について今回の症状と関係ないと思われるものも含めて，系統的に症状の有無について質問することです．これによって，「主訴を伝えることに集中しすぎて，言い忘れていたほかの症状」とか，「本人は今回の症状とは関係ないと思って言わなかったが，実は診断には重要な症状」などを拾いあげることができます（詳細はp.12〜14を参照）．そしてもう1つは，症状に対するパッケージ化した質問法（たとえば**OPQRST法**）です．**OPQRST法**とは，各症状について以下の項目をセットで聞くというものです．これらをセットで聞くことで，症状について必要な情報をすばやく十分に得ることができます．この**OPQRST法**は特に痛みの問診で使う場合が多いのですが，ほかの症状についてもこの方法を用いてよいと思います．

Ⅱ. 各論

> ▶ **症状に関するパッケージ化した質問法（OPQRST法）**
> O：onset（発症時期，発症様式（突発・急性・亜急性・慢性など））
> P：position（症状の部位）
> Q：quality & quantity（症状の性質，程度）
> R：radiation（放散痛の有無・部位）
> S：sequence（症状の経過，順序）
> T：timing（増悪寛解因子・増悪寛解のタイミング）

- **はじめ 先生**　そうなんですね．もう1回聞いてみます．
- **すすむ 先生**　僕も一緒に review of system を聞いていいかな？
- **はじめ 先生**　ありがとうございます．お願いします．

＜再度，問診中＞

> **OPQRST法での問診結果**
> **O**nset：3日前から急性発症
> **P**osition：上腹部痛と左側腹部痛（側腹部のほうが強い）
> **Q**uality & **Q**uantity：奥のほうに差し込むような鈍い痛み
> **R**adiation：放散痛は特にない
> **S**equence：痛みに波はなく，持続的に痛む．3日前と現在では痛みは横ばい
> **T**iming：増悪寛解因子なし
>
> **review of system**
> 頭痛（−），耳痛（−），耳鳴り（−），鼻汁（−），咽頭痛（−），咳嗽（−），頸部痛（−），胸痛（−），肩痛（−），背部痛（−），呼吸困難感（−），腹部膨満感（−），腰痛（−），嘔吐（＋），下痢（−），関節痛（−），悪寒戦慄（−）

- **はじめ 先生**　今度こそきちんと話が聞けました．
- **みちお 先生**　そうですね．はじめ 先生のとってきてくださった病歴で，この3日間の腹痛の様子がかなりイメージできるようになりました．Review of system も新たに拾えた症状はありませんでしたが，「ほかに症状がない」ということも重要な情報ですね．
- **はじめ 先生，すすむ 先生**　はい！
- **みちお 先生**　さて，問診が終わったので続いて診察をしましょう．もちろん頭から足先まで診察することは重要ですが，今回のように限局した症状がある場合は，症状のある部位は特に丁寧に詳しく診察しましょう．さらに，**そこにある臓器を意識して診察できるとなおよいです**．
- **はじめ 先生**　わかりました．やってみます．

＜診察中＞

- **はじめ 先生**　体型は肥満です．腸蠕動音は低下しています．筋性防御はなく，軟らかいです．心窩部のやや下のほうから左側腹部にかけて圧痛があります．ほかの部位に

は圧痛はありません．

すすむ 先生 なるほど．

はじめ 先生 それから頭から足先まで診察してみたんですが，これといって異常と思う所見はありませんでした．

すすむ 先生 現段階で鑑別は浮かんだかな？

はじめ 先生 うーん，何となくですけど．左側腹部痛なので，そこにある臓器を考えて尿路結石，腎梗塞や脾梗塞はどうですか？

すすむ 先生 **解剖学的な構造から考える**というのは非常にいいよね．何より想像しやすい．左側腹部とその周辺にある臓器を想像して，その臓器において急性発症する疾患を考えるということだね．

はじめ 先生 はい．そうです．

すすむ 先生 ほかには左側腹部周辺にある臓器は何か思いつかない？

はじめ 先生 胃，膵臓ですか？

すすむ 先生 そうだね．ほかにも忘れがちだけど横行結腸や下行結腸もあるし，実は肺も背部は意外と足側まで伸びているんだよ．今，はじめ 先生が言ってくれた臓器と，これらの臓器から鑑別診断を考えるという解剖学的分類に基づく方法は想起しやすく，漏れも少ないよね．

はじめ 先生 そうですね．とすると，胃潰瘍や急性膵炎，憩室炎などが鑑別にあがると思います．

みちお 先生 いいですね．そのように鑑別診断を思い浮かべながら診察をしてください．診察の結果，想起する疾患が変わったり，増えたりするのは構いません．今回もたとえば尿路結石のような腎臓の急性疾患を考えたのであれば，肋骨脊柱角の圧痛を確認するのを忘れてはいけません．急性膵炎を考えたのであれば，膵臓の位置を想定した部位の圧痛を確認してみましょう．高山の圧痛点[1,2]と呼ばれることもあります．また，診察によって思いついた鑑別診断を絞り込むために改めて病歴を聞きたくなることもあります．腎梗塞，脾梗塞を考えたのであれば，心房細動はこれらのリスク[3,4]の1つですので，心房細動の有無は確認したいところですよね．**問診しては診察して，診察しては問診や追加診察をして……．動きながら考える**わけです．そのためにもプロブレムリストが必要ですね．再度診察して血液検査が出る前に，現時点でのプロブレムリストを考えましょう．

はじめ 先生 肋骨脊柱角の圧痛はありません．心房細動は先ほどの心電図上は認めていませんでした．一過性であった可能性はありますので否定はできませんが，今のところ腎梗塞や脾梗塞を強く疑うというわけではなさそうですね．膵臓に一致した部位（高山の圧痛点）に圧痛を認めます．ということは，膵炎の可能性はあるかもしれませんね．

　現段階で拾いあげることができたプロブレムを書きあげて，"ENTer"の項目を参考にして優先順位をつけると，こんな感じでしょうか（List up & Prioritization）？

> ▶ **優先順位の高いプロブレムを示す"ENTer"**
> **E**：emergency（バイタルサインへの影響度が高いもの〔現段階だけでなく，今後悪くなると予想される場合も含む〕）
> **N**：new-onset（新たに発症したもの〔慢性の病態の急性増悪も含む〕）
> **Ter**：treatable（治療可能なもの〔ERで，もしくは入院初日に〕）
> ＊これらの頭文字をとって，"ENTer"="入口"と覚える．

⬇

> 💣💣 頻呼吸・呼吸性アルカローシス
> 💣💣 頻　脈
> 💣💣 左心室の過収縮
> 💣💣 代謝性アルカローシス
> 💣💣 嘔　吐
> 💣💣 上腹部〜左側腹部痛
> 💣💣 高山の圧痛点
> 💣 腸蠕動音低下
>
> "ENTer"の項目のすべてを満たすプロブレムは ■
> 2つを満たすプロブレムは ■
> 1つを満たすプロブレムは ■

🔹 **はじめ先生**　"ENTer"の項目をすべて満たすような超緊急なプロブレムは，今回はなかったです．

🔹 **すすむ先生**　うんうん，そうだよね．少し，安心してゆっくり考える余裕があるということだね．ではこのリストの中で優先順位の高いものから段階的に鑑別診断を考えていくとよいと思うよ．いきなり全部について考えると，頭の中がごちゃごちゃになることがあるからね．

🔹 **はじめ先生**　じゃあ，これまでに得た情報から，まずENTerの2つの項目を満たすプロブレムについて鑑別診断を考えてみます．

🔹 **みちお先生**　はい，そうしましょう．ERでは鑑別診断を数多く漏れなくあげることに固執しすぎなくていいので，まずは3C［頻度が高く（common），治療可能で（curable），バイタルサインに影響を与える（critical）］の項目の多くを満たすものを連想して，優先的に鑑別にあげるというようにしましょう．ただし，鑑別診断を漏れなくたくさんあげることに固執して診療の手が止まってしまったり，たくさん列挙した疾患の可能性をそれぞれしらみつぶしに検討していくことで，ERの滞在時間が必要以上に長くなってしまったりすることのほうが危険であると私は考えています．**ERで最もしなければならないことは，確実な正しい診断ではなく，①入院加療の必要性の有無の判断と，②緊急治療介入の必要性の判断**ですので，鑑別診断についても割り切ることが重要です．そこで，ひとまずは3Cを多く満たすような優先順位が高い鑑別診断をあげておき，

それらの可能性がすべて消えたときにほかの疾患を考えればいいと大きく構えておきましょう．

🔵 **はじめ 先生** わかりました．そう言ってもらえると少し気が楽です．

🌱 **すすむ 先生** とにかく完璧でなくても，まずはゴールに到達することが大事ってことだね．たしかに，一刻を争うような緊急疾患の可能性さえ除外できていれば，入院後に情報が整った状態でしっかり腰を据えて，場合によってはほかの先生に意見をうかがったり，本や資料を見たりしながら鑑別診断を考えることもできるからね．

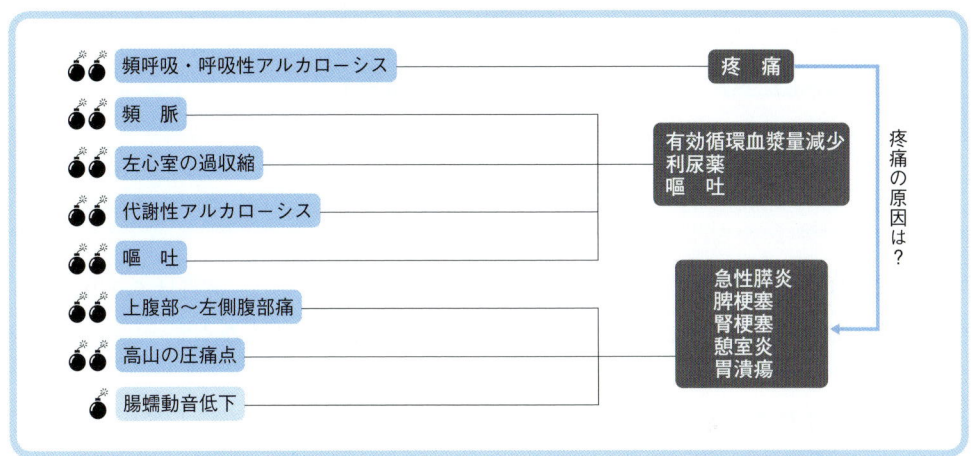

🟢 **みちお 先生** 「後医は名医」という言葉もあるくらいですからね．状況に応じて求められる診療内容が違うので，臨機応変にやりましょう．

🔵 **はじめ 先生**，🌱 **すすむ 先生** はい．

⬇

```
💣💣 頻呼吸・呼吸性アルカローシス ─────────── 疼 痛
💣💣 頻 脈
💣💣 左心室の過収縮                有効循環血漿量減少
                                利尿薬                   疼
💣💣 代謝性アルカローシス             嘔 吐                   痛
                                                        の
💣💣 嘔 吐                                                 原
                                急性膵炎                   因
💣💣 上腹部〜左側腹部痛              脾梗塞                   は
                                腎梗塞                   ？
💣💣 高山の圧痛点                  憩室炎
                                胃潰瘍
💣  腸蠕動音低下
```

🔵 **はじめ 先生** 優先順位の高いプロブレムについて鑑別診断の列挙（List up）と統合（Grouping）をしてみました．今回はENTerをすべて満たすような最重要プロブレムがなかったので，どれからとりかかるか迷いましたが，先ほど血液ガスの解釈のときに考えたことと，Secondary surveyの診察で得られた所見の部位から解剖学的アプローチで鑑別診断を行ったときに考えたことをまとめたら，それだけで現在列挙されているプロブレムの説明がつきました．

🌱 **すすむ 先生** いいんじゃないかな．今回のようにGroupingがスッキリ進むこともあるよ．それにスッキリまとまるというのは，診療の経過で得られた所見のつながりを考えながら診療できている証拠だね．

🔵 **はじめ 先生** ありがとうございます．

🟢 **みちお 先生** そろそろ血液検査も出た頃でしょう．確認しましょう．

Ⅱ. 各論

●血液検査

<血　算>		<生化学>				<尿定性>	
WBC	9,740 /μL	AST	164 U/L	Ca	9.0 mg/dL		
RBC	441 万/μL	ALT	157 U/L	Glu	98 mg/dL		
Hb	13.4 g/dL	LDH	295 U/L	AMY	111 U/L		
Ht	41.1 %	ALP	486 U/L	CRP	16.48 mg/dL		
Plt	25.5 万/μL	γ-GTP	328 U/L	TP	7.5 g/dL		
		T-Bil	1.7 mg/dL			比重	1.155
<凝　固>		CK	94 U/L			pH	6.5
PT%	87 %	CK-MB	4 U/L			タンパク	1+
PT-INR	1.06	Alb	3.8 g/dL			潜血	―
APTT	27.8 秒	BUN	15 mg/dL			尿糖	―
		Cr	0.7 mg/dL			ケトン	―
<内分泌>		Na	141 mEq/L			WBC	―
HbA1c	5.5 %	K	3.8 mEq/L			亜硝酸	―
		Cl	100 mEq/L				

はじめ先生　あれ，アミラーゼが上昇していないですね．膵炎は違うのかなぁ．あっ，でも膵炎の診断に関してアミラーゼはあまり感度がよくなくて，リパーゼじゃなきゃダメだって聞いたことあるんですが……．

すすむ先生　うちの病院ではすぐにリパーゼの結果が出ないんだから仕方ないよ．膵炎は除外できないけど症状も一致しているし，造影CTを撮ろう．ほかの疾患も結局は診断にはCTが要るものばかりだし，撮ってみて考えよう．それに急性膵炎の診断基準は，①上腹部の圧痛，②膵酵素の上昇，③画像上での膵炎の証明のうち，どれか2つを満たしていればいいんだから[5〜7]．

はじめ先生　わかりました．造影CTをオーダーします．

みちお先生　少し質問をします．もし，このオーダーした造影CTで，膵炎かどうか迷うような軽微な炎症が唯一の所見だったらどうしますか？　感度が十分でないとはいうものの，アミラーゼも陰性ですし，どう判断すべきでしょうか？

はじめ先生　うっ．困ります……．

すすむ先生　診断はつかないし，でもけっこう痛がっているし，食事も摂れていないからこのまま帰すわけにはいかないですよね．

みちお先生　そうなってしまいます．CTや血液検査は診断の大きな武器です．検査が発達し，今まで診断が難しかった疾患が続々と比較的容易に診断できるようになってきています．しかし，そんな検査も完璧なものではないんです．偽陽性や偽陰性だってあります．検査を行う前にしっかりと疑う疾患の可能性を見積もっておかないと，

偽陽性や偽陰性に騙されてしまうことがあるんですよ．今回は少なくとも診察の段階では急性膵炎の可能性を考えています．それなのにアミラーゼという血液検査の結果が偽陰性である可能性を考えずに自分たちの考え（膵炎かもしれないという考え）を一気に無にしてしまうのはもったいないですね．大げさかもしれませんが，その読み違いが治療方針の誤りにつながる可能性もあるかもしれません．

はじめ 先生，すすむ 先生 はい……．

みちお 先生 **検査法にはそれぞれ特徴があり，その検査の得意な状況と不得意な状況がある**ということです．血中アミラーゼの場合は，膵炎（疼痛）発症から2〜12時間以内に上昇しはじめ，48時間でピークになり，その後，徐々に正常化に向かうといわれています[8]．

　つまり，この方は，発症から3〜4日経過している状況で来院しているので，血中アミラーゼの値はピークを越えて，減少に向かっていると予想されます．今回は正常上限ですが，実はもっと高かった可能性があります．そう考えると，この方の場合，血中アミラーゼの値は急性膵炎の診断にあまり寄与しないのです．感度・特異度という数字だけをみているとたまたま陰性になってしまったように思うかもしれませんが，検査の特徴を理解していれば陰性になってもおかしくない状況だと考えることができます．このような状況では，診察所見などから急性膵炎を疑ったのであれば，アミラーゼの値にかかわらず造影CTで膵炎の所見を探しにいくことが重要です．結果としては造影CTの撮影という選択肢は同じですが，判断に迷いが少なくなります．特に読影に迷うような所見であったときには検査前確率がものをいいますので，いざというときに役に立ちます．

すすむ 先生 たしかに**画像って見たいものを狙って見ないと見落としてしまう**もんなぁ．昔，心窩部痛で来た人に膵炎か胃潰瘍かなって思いながら造影CTを撮って，胃や膵臓には何も異常がないから，とりあえず胃薬を処方して帰しかけたんだけど，あとからほかの先生に胆嚢内に巨大な胆石が写っていることを指摘されて，「なぜ気づかなかったんだろう」と反省したことを思い出したよ．あれだけ大きな胆石であっても，心窩部痛の原因として胆石発作を考えて胆嚢を見ないと見落としてしまうんだよなぁ．

はじめ 先生 そんなこともあるんですね．やっぱり「とりあえずCTを撮っておこう」という考えは危険ですね．肝に銘じます．

みちお 先生 そのとおりです．もちろんそうやって狙いを定めて見るということも重要ですが，私は，それに加えて画像を撮影したときは漏れがないように狙ったものを見たあとに，症状があろうとなかろうと，主要臓器を体系的にスクリーニングするように心がけています．

> **主要臓器のスクリーニングの例**
>   "これを見るまで帰せま10（テン）" 腹部CT ver.
> ① 腹腔内free airの有無
> ② 大動脈とその主要分枝（特に上腸間膜動脈）の解離・閉塞と動脈瘤の有無
> ③ 肝臓
> ④ 胆嚢・胆管
> ⑤ 膵臓
> ⑥ 脾臓（そもそも脾臓があるかどうかも重要）
> ⑦ 腎臓・尿管・膀胱
> ⑧ 卵巣・子宮（これらの臓器周囲の"水＝出血"の有無）
> ⑨ 腸管（肛門から回盲部まで追う）
> ⑩ 骨・軟部組織（特に肋骨骨折と長期発熱時の腸腰筋膿瘍が見落としやすい）

すすむ先生 これも大事ですね．このようにスクリーニングする習慣があれば，見落としのリスクは下がりますね．

みちお先生 話をもとに戻しますが，血中リパーゼがなぜ有用な検査といわれているか（感度が優れているといわれるか）は，これも血中リパーゼの検査の特徴がポイントとなります．血中リパーゼは膵炎（疼痛）の発症から4～8時間後に上昇しはじめ，24時間以内にピークになり，その後8～14日間は高値が保たれるといわれています[9]．急性膵炎の症状出現から来院までの平均日数は2.7日[10]と報告があるように，来院時には血中アミラーゼはピークを過ぎて正常化に向かっていても血中リパーゼは高値を保っているから，「アミラーゼよりリパーゼがよい」と考えられているのです．報告によっては，感度について血中リパーゼより血中アミラーゼのほうが優れているというものもあるのですが，これは発症から来院までの時間が短い場合だった可能性がありますね．ちなみに尿中アミラーゼという検査もあります．これは血中アミラーゼが分解され，尿に排泄されたものをみているため，血中アミラーゼのピークから12～24時間遅れてピークになるといわれています[10]．

当院では夜間に血中リパーゼは測れませんが，尿中アミラーゼは測れます．追加検査として提出してみましょう．

すすむ先生 へぇ～．尿中アミラーゼって，もう古くて使えない検査だと思っていました．

みちお先生 たしかに使いどころは少ないですが，今回のような状況では測定してみる価値はあるでしょう．

はじめ先生 よくわかりましたが，血液検査で肝・胆道系酵素も上昇しているので，やっぱり胆管炎なんじゃないでしょうか……？

すすむ先生 それこそ，検査結果に引っ張られているんじゃないかな．胆管炎だけでは，もともとの主訴や診察所見で認めた左側腹部痛が説明できないからね．

みちお先生 いいですね．先ほどの教訓が活きていますね．まず病歴や診察で疾患を

想定しているからこそ，この検査値の違和感を感じることができますね．たしかに右上腹部痛は胆嚢炎や胆管炎の必ずしも全例にあるわけではありません（感度80％程度）[11]．それに，胆石発作や総胆管結石の場合は落石してしまえば症状も消失します．ですので，右上腹部痛の有無だけでは不十分ですが，左側腹部痛もあるのならば，胆道系疾患だけで説明するよりは，「胆道系の疾患＋左側腹部痛」をきたす疾患の合併を考えるほうが自然ですね．

🩺 **はじめ先生** でも，胆管炎と同時期にほかの疾患が起こったと考えるのは不自然ではないですか？ 2つの疾患が同時に起こるのは珍しいような……．

🌱 **すすむ先生** 膵炎ならそれが一連の病態で説明つくよ．膵炎の誘因の中に胆石性膵炎ってあるでしょ（詳細はp.147のMinimal review ④を参照）．胆石の落石によって膵炎が引き起こされたと考えれば，今回の検査結果の理由が説明できるね．そして胆石のリスクは5F，すなわちForty（40歳以上），Female（女性），Fatty（肥満），Fertile（妊娠，多産），Familial（胆石の家族歴）といわれている[12]けど，それに基づけばこの方は胆石をもっていそうな要素も高いし．

🩺 **はじめ先生** なるほど，そうですね．たしかに，胆石のリスクの5Fの少なくとも3つ以上は該当していますから，胆石は起こりやすい人なのかもしれません．膵炎の原因としても，胆石性膵炎は頻度が高いんでしたね[13]．

　じゃあ，今，得られた情報をプロブレムリストに反映すると，こんな感じですね（Grouping）．

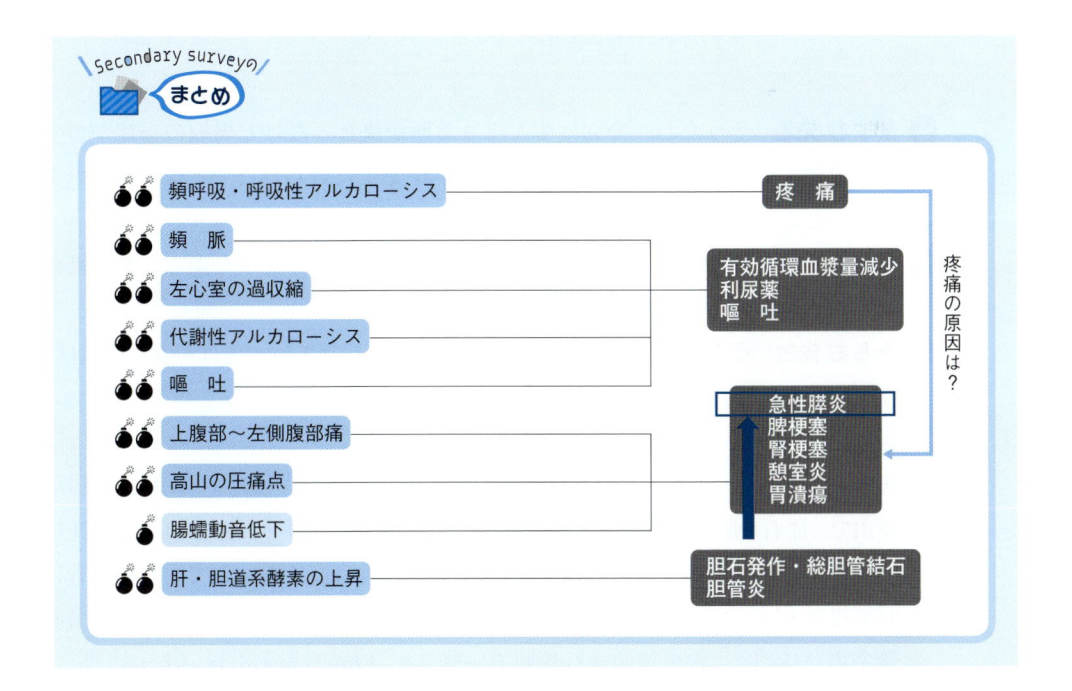

Secondary surveyのまとめ

- 💣💣 頻呼吸・呼吸性アルカローシス ─────────── 疼痛
- 💣💣 頻脈
- 💣💣 左心室の過収縮 ─── 有効循環血漿量減少／利尿薬／嘔吐
- 💣💣 代謝性アルカローシス
- 💣💣 嘔吐
- 💣💣 上腹部〜左側腹部痛 ─── 急性膵炎／脾梗塞／腎梗塞／憩室炎／胃潰瘍
- 💣💣 高山の圧痛点
- 💣 腸蠕動音低下
- 💣💣 肝・胆道系酵素の上昇 ─── 胆石発作・総胆管結石／胆管炎

疼痛の原因は？

Ⅱ. 各論

5　追加検査提出，治療介入

🩺 **はじめ 先生**　さっきオーダーしていた造影CTに呼ばれました．

＜撮影してERに戻ってきて＞

🌱 **すすむ 先生**　さて，所見はどうかな(図Ⅱ-12)？

🩺 **はじめ 先生**　膵周囲に炎症所見がありました．やはり膵炎はありそうですね．

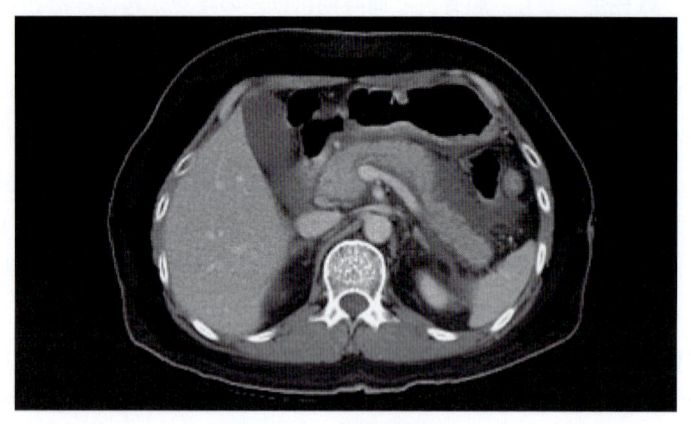

図Ⅱ-12　腹部造影CT

・軽度の膵腫大あり．膵尾側に炎症所見あり．膵の造影不領域なし．炎症は左前腎傍腔まで波及．
・腎梗塞，脾梗塞を考える造影不領域なし．胃壁異常は明らかでない．
・胆嚢内，胆管内に結石は指摘できない．胆嚢壁肥厚，胆管拡張は指摘できない．
・腸管の造影不良なし．free airなし．小腸～結腸全体にわたり，軽度～中等度の拡張あり．

🌱 **すすむ 先生**　そうだね．今回はすんなり診断が決まったけど周囲の炎症がわずかだったら見逃すかもしれないし，さっき，みちお 先生に言われたことは忘れないようにしよう．ところで胆嚢や総胆管はどう？

🩺 **はじめ 先生**　それが……．結石はありません．落石しちゃったから，もう見えないんでしょうか？

👨‍⚕️ **みちお 先生**　そうかもしれませんが，少し待ってください．実は胆嚢や胆道はCTが苦手とする部位であることはご存じですか？

🩺 **はじめ 先生**　そうなんですか⁉

👨‍⚕️ **みちお 先生**　はい．胆石の種類にはX線陰性結石(≒ 純コレステロール結石)があるなどの理由で，胆石や胆嚢炎の評価に関してはCTの検出力はエコーに劣るといわれています[14]．
　総胆管結石についても同じ理由でCTでの検出力は高くないのです．総胆管に関しては経腹壁エコーでも描出が難しく，疑った場合は超音波内視鏡(EUS)や磁気共鳴胆道膵管造影(MRCP)，内視鏡的逆行性胆道膵管造影(ERCP)などを行います[15, 16]．つまり，CTで異常がないからといって胆嚢・胆道に異常がないといってよいというわけではありません．ですので，CTのみで結論づけるのではなく，**モダリティ(検査手法)を変え**

▶シナリオ4 「側腹部痛」

て評価をして情報量を増やしましょう．まずは，侵襲性の低い経腹壁エコー検査で再評価してみましょうか．エコーで胆嚢を観察するときの注意点として，**胆嚢頸部の描出は難しく，十分に評価できないことも多い**ですが，その点に気をつけながら胆嚢をエコーで見てみましょう．

🌱 **すすむ 先生**　はい．なんとなく，CTなら何でも見つけることができると思っていましたが，そんなに甘くないんですね．今日は今までの固定観念が崩されるなぁ．

＜エコー中＞

🌱 **すすむ 先生**　胆嚢を描出してみました．わずかですが胆泥があります（図Ⅱ-13）．

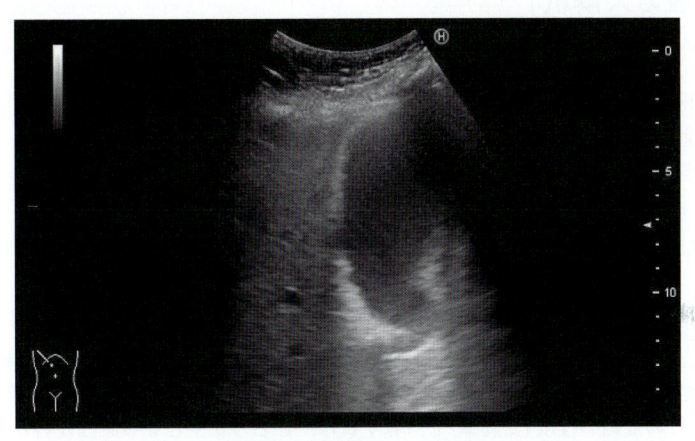

図Ⅱ-13　腹部エコー検査

😀 **みちお 先生**　本当ですね．胆泥があるということは総胆管結石があってもおかしくないわけですね．やはり，もうすでに落石したあとかもしれません．総胆管は，（経腹壁）エコーも苦手とする部位です．胆石性膵炎では，胆管炎や胆道通過障害がある場合に，早期のERCPや内視鏡的乳頭括約筋切開術が必要になります[5, 6]．入院を依頼し，そして消化器内科の先生に相談してERCPの必要性を検討してもらいましょう（Disposition）．先ほど代謝性アルカローシスから有効循環血漿量低下という話がありましたが，膵炎は血管透過性が著しく亢進する病態でもあるので，非常に有効循環血漿量が減少してしまいます．先ほどの代謝性アルカローシスもこの要素が大きいかもしれません．ですので，しっかり輸液をしましょう．それから胆管炎に準じて血液培養を2セット採取し，抗菌薬も投与しておきましょう．

😀 **はじめ 先生**，🌱 **すすむ 先生**　はい！わかりました．

最終的なプロブレムリスト

#1. 胆石性膵炎

Ⅱ. 各論

> ### 本症例の Turning Point
>
> - Open question, closed question と review of system を上手く使いこなして，来院までの様子が具体的にイメージできるような詳細な病歴を得た．
> - 検査の特徴を理解し，検査結果に翻弄されずに診療を進めた．
> - 病態を意識してプロブレムを Grouping することで鑑別診断を考えやすくなった．

本症例の血液ガス解釈

pH：7.542，$PaCO_2$：35.0 mmHg，HCO_3^-：30.1 mEq/L，Na^+：141 mEq/L，K^+：3.8 mEq/L，Cl^-：100 mEq/L，Lactate：7.1 mg/dL

【1】 pH をみて，アシデミアかアルカレミアか判断する

- pH ＝ 7.542 ＞ 7.40 であるのでアルカレミア．

【2】 アシデミア（アルカレミア）の主となる原因が，呼吸性か代謝性か判断する

- $PaCO_2$ と HCO_3^- に着目して，どちらが今回のアルカレミアの主となる原因か考える．ただし，今回は $PaCO_2$ も HCO_3^- もどちらもアルカリ側に傾いており，どちらが主となる原因かはわかりにくい．
- 基準値からの変動の程度（変動率）を計算すれば，どちらが主となる原因かわかる．

  $PaCO_2$ の変動率 ＝ ｜$PaCO_2$ － 40｜/ 40
  HCO_3^- の変動率 ＝ ｜HCO_3^- － 24｜/ 24

  となるので今回の症例では，
  $PaCO_2$ の変動率 ＝ ｜35 － 40｜/ 40 ＝ 5 / 40 ＝ 0.125
  HCO_3^- の変動率 ＝ ｜30.1 － 24｜/ 24 ＝ 0.254

  となる．したがって HCO_3^- の変動率 ＞ $PaCO_2$ の変動率となるため，主となる原因は代謝性アルカローシスとわかる．

【3】 AG（＝ Na^+ － Cl^- － HCO_3^-）から AG 上昇性代謝性アシドーシスの有無を判断する

- アルカレミアでも AG を計算することを忘れない．
- AG ＝ 141 － 100 － 30.1 ＝ 10.9 mEq/L となる．
- AG ＞ 12 mEq/L でないため，AG 上昇性代謝性アシドーシスの合併はないとわかる．
- Alb の値が出ていないのでこの時点では正確に判断することはできないが，この段階でできる限りの判断でよい（血液ガスの解釈の目的は，起こりうる病態を迅速に予測することにあるため）．Alb の結果が出て明らかに補正が必要な場合（高度な低アルブミン血症など）には，補正後に再度解釈を行う（実際には，解釈が大きく変わってしまう場面は少ない）．
- 本症例でも，Alb：3.8 g/dL という値がわかった時点で補正 AG を計算してみると，AG ＋ 2.5 ×（4 － 3.8）＝ 10.9 ＋ 0.5 ＝ 11.4 mEq/L となり，やはり AG 上昇性代謝性アシドーシスは合併していないとわかる．

【4】 AG が上昇している場合，⊿AG（＝ AG － 12）から補正 HCO_3^-（＝ HCO_3^- ＋ ⊿AG）を計算し，補正 HCO_3^- を用いて AG 正常代謝性アシドーシス，代謝性アルカローシスの有無を判断する

- AG は上昇していないので，今回はこの項目は考えなくてもよい．

▶シナリオ 4 「側腹部痛」

【5】 代償式を用いて代償性変化が予測範囲内か確認し，さらなるアシドーシス，アルカローシスの有無を判断する

＊呼吸性，代謝性のいずれが主座でも実測HCO_3^-で代償の有無を判断する．
・主となる酸塩基平衡異常は代謝性アルカローシスなので，代償式は「予測$PaCO_2 = 0.6 ×$ 実測$HCO_3^- + 26$」となり，$0.6 × 30.1 + 26 = 44.06$ mmHg となる．もしくは「予測$PaCO_2 =$ 実測$HCO_3^- + 15$」を用い，$30.1 + 15 = 45.1$ となる（いずれの代償式を使ってもほぼ同じ値となっている）．さらなる酸塩基平衡異常がなければ実測$PaCO_2 ≒$ 予測$PaCO_2$ となるはずだが，実測$PaCO_2 = 35.0$ mmHg であり，比較すると実測$PaCO_2$ のほうがよりアルカリ方向に傾いている．これは呼吸性アルカローシスが隠れていることを示している．
・ちなみに，今回の症例のようにアルカレミアがある状況で$PaCO_2$ とHCO_3^- のどちらもアルカリ方向に傾いているとわかった時点で，代償ができていないと判断して代謝性アルカローシスと呼吸性アルカローシスの両者が存在すると考えてもよい．

【6】 上記の項目で検出された酸塩基平衡異常の，それぞれの原因となる病態を考える

・上記の項目で代謝性アルカローシスと呼吸性アルカローシスを拾いあげることができた．
・その原因について本症例の症状や病歴に合わせて検討していく．
・代謝性アルカローシスの鑑別表（p.31 の表Ⅰ-8）を参照し，本症例と合致するものを考える．まずは嘔吐や利尿薬の利用，有効循環血漿量の減少などが common な原因として頭に浮かぶ．これらの状況の有無について本人や家族から聴取する．
・次に呼吸性アルカローシスの鑑別表（p.31 の表Ⅰ-10）を参照し，本症例と合致するものを考える．強い左側腹痛があり，呼吸促迫しているため，それが呼吸性アルカローシスの原因と説明がつく．念のため，低酸素血症の有無や発熱の有無は確認し，あればそれらを引き起こす疾患の検索を行う必要があることも心の隅に置いておく．

以上をまとめると，本症例では，血液ガス所見から嘔吐や利尿薬の利用，有効循環血漿量の減少の存在を疑うことができ，本人や家族からそれにフォーカスを当てた問診をとることができる．

Column　検査の価値を感度・特異度だけで割り切らない

　近年，感度・特異度や尤度比などを用いた検査特性が注目されている．その結果，「使える検査」「使えない検査」という検査の格づけが行われてしまうこともある．ただし，検査に関して感度・特異度，尤度比のほかにも考慮すべき重要な項目もあることを忘れてはならない．そういったものの中に，**検査の手間**，**侵襲度**，**結果が得られるまでの時間**などの要素も含まれる．いくら感度・特異度がよくても，結果の判明までに数時間を要する検査は，滞在時間の少ない ER という場面での使用には不向きといえる．逆に，そもそも情報量が不足しがちな ER という場面では，感度や特異度は低かろうが，**侵襲が少なく**，**手間がかからず**，**結果がすぐ判明するもの**（典型例は身体所見）は行う**価値がある**可能性がある．たとえば髄膜炎の診断には腰椎穿刺が必要だが，この検査は侵襲性や手間の面でどうしても施行のハードルが高くなりがちである．一方，項部硬直や Kernig 徴候，Brudzinski 徴候などは，感度および／または特異度が高くないため，検査として軽視されることがある．しかし，髄膜炎の可能性が頭をよぎったときに，これらの所見が陽性であれば腰椎穿刺を行うハードルを下げることにつながるため，これらの検査は少なくとも ER では有用であり，行うべきと考えられる（もちろん，感度・特異度が示すように，これらの身体所見が陰性だからといって髄膜炎の除外ができるとはいえないことには注意が必要である）．すなわち，項部硬直や Kernig 徴候，

Brudzinski徴候などといった「非侵襲，迅速，低コスト」の検査を利用することで腰椎穿刺を行うことのハードルを下げることができる可能性があるならば，これらの検査は施行する価値があるといえる．こういった観点からも検査の価値，役割を見直してみてほしい．

そして，本シナリオでも少し触れたが，感度・特異度の数字だけではなく，その**検査のプロフィール（特徴）**にも目を向けてほしい．なぜ感度・特異度がその値になるのか，自分が適用しようとする場面ではその値どおりのパフォーマンスを発揮することができるのかについてまで深めて学んでおくと，より検査の価値を高めることができる．

文献

1) 高山欽哉：私の圧診法 上腹部不定愁訴台所説によるスクリーニング法. Clinician, 16(7)：7-13, 1969.
2) 安部宗顕, ほか：スクリーニングテストの実際 腹部触診・腰背部叩打診について. 治療, 53(3)：757-763, 1971.
3) Antopolsky M, et al：Renal infarction in the ED：10-year experience and review of the literature. Am J Emerg Med, 30(7)：1055-1060, 2012.
4) Antopolsky M, et al：Splenic infarction：10 years of experience. Am J Emerg Med, 27(3)：262-265, 2009.
5) 急性膵炎診療ガイドライン2015改訂出版委員会 編：急性膵炎診療ガイドライン2015. 金原出版, 2015.
6) Amano H, et al：Therapeutic intervention and surgery of acute pancreatitis. J Hepatobiliary Pancreat Sci, 17(1)：53-59, 2010.
7) Tenner S, et al：American College of Gastroenterology guideline：management of acute pancreatitis. Am J Gastroenterol, 108(9)：1400-1415, 2013.
8) Smotkin J, Tenner S：Laboratory diagnostic tests in acute pancreatitis. J Clin Gastroenterol, 34(4)：459-462, 2002.
9) Frank B, Gottlieb K：Amylase normal, lipase elevated：is it pancreatitis? A case series and review of the literature. Am J Gastroenterol, 94(2)：463-469, 1999.
10) Jones HG, et al：Patients with non-diagnostic hyperamylasaemia must be investigated and managed as per acute pancreatitis. JRSM Short Rep, 3(1)：7, 2012.
11) Trowbridge RL, Rutkowski NK, Shojania KG：Does this patient have acute cholecystitis? JAMA, 289(1)：80-86, 2003.
12) Stinton LM, Myers RP, shaffer EA：Epidemiology of gallstones. Gastroenterol Clin North Am, 39(2)：157-169, 2010.
13) Satoh K, et al：Nationwide epidemiological survey of acute pancreatitis in Japan. Pancreas, 40(4)：503-507, 2011.
14) Harvey RT, Miller WT Jr：Acute biliary disease：initial CT and follow-up US versus initial US and follow-up CT. Radiology, 213(3)：831-836, 1999.
15) Sugiyama M, Atomi Y：Endoscopic ultrasonography for diagnosing choledocholithiasis：a prospective comparative study with ultrasonography and computed tomography. Gastrointest Endosc, 45(2)：143-146, 1997.
16) Neitlich JD, et al：Detection of choledocholithiasis：comparison of unenhanced helical CT and endoscopic retrograde cholangiopancreatography. Radiology, 203(3)：753-757, 1997.

Minimal review ④
急性膵炎

いつ疑うか

上腹部痛や腰背部痛（特に，大酒家もしくは太っている人）．

概念・取り上げた経緯

膵炎に特徴的とされる血液検査や画像所見が知られていることから，一見すると診断が容易な疾患の印象を受けるが，実はこれらの検査の解釈には落とし穴がある．すなわち，検査の結果を正しく解釈しないと診断を見誤る危険性があるということである．そのため，検査の解釈を含めてより深く学ぶ必要がある．

診断基準（表Ⅱ-30）

表Ⅱ-30 急性膵炎の診断基準

1. 上腹部に急性腹痛発作と圧痛がある
2. 血中または尿中に膵酵素の上昇がある
3. 超音波，CTまたはMRIで膵に急性膵炎に伴う異常所見がある

上記3項目中2項目以上を満たし，<u>他の膵疾患および急性腹症を除外</u>したものを急性膵炎と診断する．ただし，慢性膵炎の急性増悪は急性膵炎に含める．
注：膵酵素は膵特異性の高いもの（膵アミラーゼ，リパーゼなど）を測定することが望ましい．

＊下線は著者． （文献1））

原因・危険因子

急性膵炎の原因は，表Ⅱ-31のような語呂合わせが有名である．

表Ⅱ-31 膵炎の原因 "BAD HITS"

- B：biliary stones（胆石の落下）
- A：alcohol（アルコール多飲）
- D：drugs（薬剤）
- H：hyperlipidemia（脂質異常症，主にTG≧1,000 mg/dL）& hyper Ca（高カルシウム血症）
- I：infection & idiopathic（感染症 & 特発性）
- T：trauma（腹部外傷後）
- S：surgery（ERCP後，腹部手術後）

ERCP：内視鏡的逆行性胆管膵管造影．
（文献2, 3）より一部改変）

原因が特定できた急性膵炎のうち，**約半数を胆石性とアルコール性**で占めている[4]．したがって，まずこれらの可能性を検討し，これらが否定的な場合にほかの可能性を検討するとよい．

また，表Ⅱ-32のような胆石のリスクを複数もっている場合は，胆石性膵炎の可能性を想定し入念に検索する．

表Ⅱ-32 主要な胆石のリスク "5F"

- F：forty（40歳以上）
- F：female（女性）
- F：fatty（肥満）
- F：fertile（妊娠，多産）
- F：familial（胆石の家族歴）

（文献5）より作成）

- 薬剤性

薬剤性膵炎は多くの薬剤で起こりうる．処方頻度が高い薬剤のうち薬剤性膵炎と強い関与が示されているものは，フィブラート系薬剤，スタチン系薬剤，ステロイド製剤，エストロゲン製剤，オメプラゾール，エナラプリル，ロサルタン，フロセミド，αメチルドパ，アミオダロン，プロカインアミド，ST合剤，ペンタミジン，テトラサイクリン，メトロニダゾール，イソニアジド，ラミブジン，バルプロ酸，チアマゾール，アザチオプリン，メルカプトプリン，シトシンアラビノシド，スリンダクなど．詳細は文献6）を参照．

- 感染症

主な病原体としてHIV，ムンプス，コクサッキーB，B型肝炎ウイルス（HBV），サイトメガロウイルス（CMV），ヘルペス属，マイコプラズマ，マイコバクテリウム属，真菌，寄生虫などがある．その他についての詳細は，文献7）を参照．

症 状

急性発症の上腹部痛が最も多い症状である（図Ⅱ-14）．ただし，上腹部痛を呈する疾患は多岐にわたるため，急性膵炎の診断にはほかの上腹部痛を呈する疾患（特に胃・十二指腸潰瘍，大動脈解離，上腸管膜動脈閉塞症などはpitfallとなる）の除外が必要である．

身体診察を行うときには，**各臓器の位置を意識しながら行う**と診察の精度が上がる．

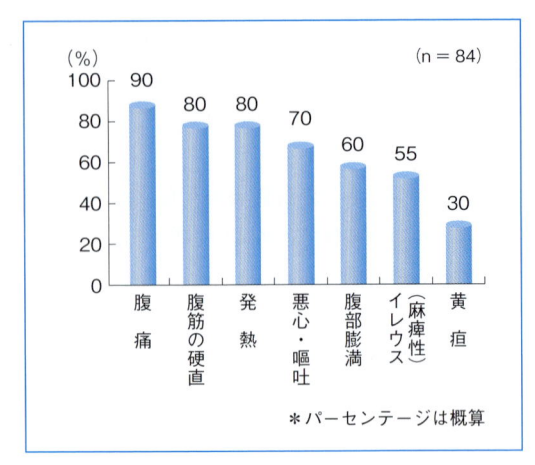

図Ⅱ-14 急性膵炎の経過中にみられた症状の頻度
（文献8)より作成）

症状	頻度(%)
腹痛	90
腹筋の硬直	80
発熱	80
悪心・嘔吐	70
腹部膨満	60
(麻痺性)イレウス	55
黄疸	30

（n = 84）
＊パーセンテージは概算

検査

膵酵素の上昇が急性膵炎の診断基準に含まれている。ただし，膵酵素検査にも偽陽性や偽陰性があることに注意を払う必要がある。これらの検査の特徴と限界を理解し，その他の所見と合わせて総合的に膵炎の可能性を見積もることが重要である。

▶▶▶ 膵酵素

血中アミラーゼも血中リパーゼも，基準値上限の3倍以上の上昇を有意ととることがコンセンサスとなっている[9]。

▶▶▶ 膵酵素検査のプロフィール（特徴）

- アミラーゼはリパーゼに比べて正常化が早い。そのため，来院時には正常化しており偽陰性となることがある。
- 血中アミラーゼは，膵炎発症（症状出現）から2〜12時間以内に上昇しはじめ，48時間でピークとなり，その後，徐々に正常化する[10]。
- 血中リパーゼは，膵炎発症（症状出現）から4〜8時間以内に上昇しはじめ，24時間以内にピークとなり，その後8〜14日間は高値が保たれる[10〜12]。
- 尿中アミラーゼは，血中アミラーゼが分解されて尿に排泄されたものをみている。そのため，血中アミラーゼよりピークが12〜24時間遅れる[13]。

アミラーゼもリパーゼもほかの多くの疾患・病態によって上昇することがあり，偽陽性も多い。そのため，「膵酵素の上昇→膵炎」と飛びつくのではなく，臨床症状や経過をしっかりと把握し，正しく解釈を行う必要がある[12,14]。

いずれの酵素も**腸管疾患**（**腸管穿孔**, **腸管虚血**, **腸炎**, **腸閉塞**），肝硬変，腎不全，頭蓋内出血などで上昇する。加えて，アミラーゼは，唾液腺疾患，マクロアミラーゼ血症，子宮外妊娠破裂，卵巣嚢腫，種々の悪性腫瘍でも上昇する[12,14]。

▶▶▶ 画像検査

急性膵炎の診断基準では，エコー，造影CTもしくはMRIのいずれかで膵臓の評価を行うことになっているが，エコーで膵臓を描出するのは難易度が高く，十分に評価できないことも多い[15]。一方，重症度分類の判定には造影CTが必要ということもあり，膵臓の評価については造影CTが特に重要な検査となる。造影CTを用いて，膵腫大の有無，膵実質の造影不良の有無とその範囲，炎症（脂肪織濃度上昇）の波及範囲などを把握する。

膵臓の評価に続いて，膵炎の原因を検索する。**急性膵炎において，原因をつきとめることには大きな意味がある**。たとえば，胆石性膵炎であれば，抗菌薬の適応にもなるし，緊急ERCP/ES（内視鏡的逆行性胆管膵管造影/内視鏡的乳頭括約筋切開術）の適応となることもあるし，また，待機的に胆嚢摘出術の適応となる，というように膵炎の原因によって治療内容が変わる。

膵臓の評価においてはほかより優位であったCTだが，原因検索の一環で行う胆嚢・胆道の評価については必ずしも最適なモダリティでない場合がある。胆嚢結石・胆嚢炎の診断において，CTはX線陰性結石（純コレステロール結石など）の場合など検出力がエコーに劣る可能性があるため[16,17]，胆石や胆泥の有無を探す場合は，CT以外のモダリティも併せて用いることを考慮する必要がある。

ちなみに，胆嚢結石をエコーで見逃す状況として，結石が非常に小さい場合，胆嚢ポリープと見間違え

▶ Minimal review ④ 急性膵炎

表Ⅱ-33 総胆管結石の診断に対する各モダリティの感度・特異度

モダリティ	感度(%)	特異度(%)	陽性尤度比	陰性尤度比
エコー	63（27）	95	12.6	0.4
CT 単純＋造影 スライス厚5mm	71（27）	97	23.7	0.3
EUS	96（91）	100	∞	0.04

総胆管結石疑いの患者（n＝142）に対して，reference standardをERCPによる結石の検出とした（reference standardで結石陽性，n＝51）．
括弧内の数値は，胆石φ≦5mmの症例（n＝11）に限定したときの感度．
（文献19）より）

表Ⅱ-34 急性膵炎の急性期マネジメント"PANCREAS"

P：prophylaxis of withdrawal（アルコール離脱の予防）➡（ERでは行わないので割愛）
A：analgesia（鎮痛）➡ 本文を参照
N：nutrition（栄養）➡ 48時間以内に経腸栄養を行う（ERでは行わないので割愛）
C：clinical scoring（重症度分類）➡ 本文を参照（特に厚労省スコアとAPACHE Ⅱ）
R：rehydration（輸液）➡ 本文を参照
E：ERCP/ES（内視鏡的逆行性胆管膵管造影/内視鏡的乳頭括約筋切開術）➡ 胆石性膵炎の可能性が高い場合，診断的治療として適応を検討する
A：antibiotics（抗菌薬）➡ 本文を参照
S：surgery（デブリドマン，ドレナージ）➡ 感染性膵壊死や膵膿瘍に対して行う

現段階では，胆石性膵炎の全例に対して早期のERCP/ESを行う根拠は乏しい．胆道閉塞が持続している場合や胆管炎を併発している場合など，症例ごとに専門家と相談のうえで適応症例を選択し，施行する．
その他の治療法（血液浄化，蛋白分解酵素阻害薬，局所動注療法，腹腔洗浄など）については，現段階ではそれらの効果は明確に確立されていない．症例ごとに適応を見定めて，施行すべきか検討する．
（文献23）より作成）

る場合，**胆囊頸部に結石がある場合**などが指摘されている[18]．

一方で，総胆管結石の場合は描出が胆囊内の場合に比べ難しく，経腹壁エコーよりCTのほうが検出力は優れている［ただし，超音波内視鏡（EUS）とCTでは超音波内視鏡が優れている（表Ⅱ-33）］．

膵炎を起こすような胆石はφ＜5mmのものが多く，逆にφ≧8mmの胆石は胆囊内にとどまっていることが多いとされている[20〜22]．つまり，総胆管結石（特に膵炎をきたすようなもの）をCTで検出するためには5mmスライスよりも薄いスライスで撮影するほうがよいと考えられる．

以上のデータから，CTで結石が映らなくても胆石性膵炎の可能性は否定できない．病歴や診察，血液検査（肝・胆道系酵素の上昇），エコー検査などと総合的に判断する必要がある．

ERでの初期治療

急性膵炎の急性期マネジメントについては，表Ⅱ-34のような語呂合わせで覚えるとよい．

表Ⅱ-34の項目のうち，ERで行うことができることは輸液（rehydration）と鎮痛（analgesis），抗菌薬（antibiotics），重症度分類（clinical scoring）であり，これらについて概説する．

表Ⅱ-35 輸液プロトコル

- 初期輸液（来院後24時間）
  ERに到着後からすぐに，細胞外液を1〜2L（20mL/kg）投与し，その後，細胞外液150〜300mL/時（約3mL/kg/時）で輸液を行う．脱水の状況や基礎疾患に応じて輸液量を増加してもよい．
- 維持輸液（来院24時間経過後〜）
  初期輸液に良好に反応していると思われる場合には，2mL/kg/時に減量する．
  初期輸液に反応がないと思われる場合は，3mL/kg/時を継続する．

（文献24）より）

表Ⅱ-36 初期輸液の目標値

- 尿量≧0.5mL/kg/時
- 平均動脈圧≧65mmHg

（文献25）より作成）

▶▶▶ 輸　液

急性膵炎は，病態として炎症に伴う血管透過性の亢進があり，有効循環血漿量は非常に欠乏している．そのため，恐れずに積極的な輸液を行う必要がある．

Expert opinionではあるが，表Ⅱ-35のような輸液プロトコルがある．

治療の指標として明確なものはないが，表Ⅱ-36を維持できるように輸液量を調整する．

II. 各論

▶▶▶ 鎮　痛

膵炎は激しい持続痛を認めるため、発症早期より鎮痛を行う．以下のものなどがコンセンサスのある鎮痛薬である．

- ブプレノルフィン　初回0.3mg 静注 + 2.4mg/日 持続点滴静注

  急性膵炎（慢性膵炎の急性増悪を含む）(n = 39)に対して、ブプレノルフィン0.3mg 静注 + 2.4mg/日 点滴静注とプロカイン 点滴静注を比較したところ、前者が鎮痛薬の追加投与が少なく、入院3日以内の疼痛スコアも少なかった[26]．

- ペンタゾシン30mg　静注6時間ごと

  急性膵炎（慢性膵炎の急性増悪を含む）(n = 101)に対してペンタゾシン30mg 静注6時間ごと投与とプロカイン 点滴静注を比較したところ、前者が鎮痛薬の追加投与が少なく、入院3日以内の疼痛スコアも少なかった[27]．

- また、インドメタシンなどのNSAIDs坐剤（50mg × 2/日）の併用も有効と考えられる．

  急性膵炎(n = 30)に対してインドメタシン坐剤50mg × 2/日とプラセボ坐剤を比較したところ、前者が疼痛の持続日数や鎮痛薬の追加投与が少なかった[28]．

ただし、有効循環血漿量が減少している状態でのNSAIDsの使用は注意が必要である．

▶▶▶ 抗菌薬

American College of Gastroenterology (ACG)のガイドラインでは以下のような推奨となっている（表II-37）．

ただし、これらの根拠となっている論文には種々のバイアスの関与も考えられるため、この基準も絶対的なものではない．

また、『急性膵炎診療ガイドライン2015』では重症例もしくは壊死を伴う急性膵炎に対して、予防的広域抗菌薬の投与を行う選択肢を提示している[29]．

▶▶▶ 重症度分類（スコアリング）

スコアリングを用いて重症度判定を行うことで、入院先や治療方針の判断を誤るリスクが減ると考えられるため、ERでもスコアリングを行えるとよい（たとえば、見た目では軽症にみえても、これらの重症度判定で重症に分類される場合は十分な観察ができる部屋に入室することが望ましい、など）．

ERでの重症度の把握は、厚生労働省（厚労省）重症度判定基準やAPACHE IIスコアなどを用いるとよい．これらの重症度判定基準は、たとえばRansonスコアとは異なり、ERの時点でスコアリングを完成することができる（再判定は必要だが、初回の判定は完成することができる）．

- 厚労省重症度判定基準（厚生労働省難治性膵疾患に関する調査研究班2008年）

  2003年の急性膵炎全国調査で、予後因子が5/9項目以上測定されていた1,779例において、死亡率が軽症（0～2点）では0.83%であったのに対し、重症（3点以上）では19.5%であった[30]．

- APACHE IIスコア

  集中治療室入室24時間以内の12生理機能パラメーターと年齢、基礎疾患を点数化したもの（スマートフォンのアプリなどで計算できる）．

  集中治療室に入室した患者の重症度評価のために開発されたが、急性膵炎の重症度判定にも用いられている．

- 急性膵炎においては、APACHE IIスコア≧8であれば重症である可能性が高いと判断する．

  ただし、これらのスコアリングは重症度予測スコアにすぎず、実際の"重症"膵炎（たとえば死亡、臓器不全の持続、外科的介入の必要性など）の検出においてAPACHE IIスコア≧8をカットオフとすると、感度83%、特異度52%、陽性尤度比1.7、陰性尤度比0.33という報告[31]もあり、スコアリングが絶対的なものではない．そのため、スコアリングすることがあまり有用でないと考える人もいる[3,32]．

スコアリングだけで評価するのではなく、仮にスコアリングで軽症であっても慎重に臨床経過を追う必要があると心得る．

表II-37　ACGのガイドラインによる抗菌薬投与

- 胆管炎を合併している症例やほかの感染症を合併している症例では抗菌薬投与を行う
- 重症急性膵炎や壊死を伴う急性膵炎であっても予防的抗菌薬・抗真菌薬投与については推奨されていない
- 壊死を伴う急性膵炎のうち、組織の感染を証明できた場合にのみカルバペネム系などの広域抗菌薬で治療を行う（感染の証明のためにはCTガイド下穿刺吸引術によって壊死組織を採取し、その培養やグラム染色を行うことを推奨）

（文献3）

文 献

1) 武田和憲, 大槻 眞, 北川元二, ほか：急性膵炎の診断基準・重症度判定基準最終改定案. 厚生労働科学研究費補助金難治性疾患克服研究事業難治性膵疾患に関する調査研究, 平成17年度総括・分担研究報告書. 27-34, 2006.
2) Saint S：Saint-Frances Guide：Clinical Clerkship in Inpatient Medicine, 3rd ed. Lippincott Williams & Wilkins, 2009.
3) Tenner S, et al：American College of Gastroenterology guideline：management of acute pancreatitis. Am J Gastroenterol, 108(9)：1400-1415, 2013.
4) Satoh K, et al：Nationwide epidemiological survey of acute pancreatitis in Japan. Pancreas, 40(4)：503-507, 2011.
5) Stinton LM, Myers RP, Shaffer EA：Epidemiology of gallstones. Gastroenterol Clin North Am, 39(2)：157-169, 2010.
6) Badalov N, et al：Drug-induced acute pancreatitis：an evidence-based review. Clin Gastroenterol Hepatol, 5(6)：648-661, 2007.
7) Parenti DM, Steinberg W, Kang P：Infectious causes of acute pancreatitis. Pancreas, 13(4)：356-371, 1996.
8) Malfertheiner P, Kemmer TP：Clinical picture and diagnosis of acute pancreatitis. Hepatogastroenterology, 38(2)：97-100, 1991.
9) American Gastroenterological Association (AGA) Institute on "Management of Acute Pancreatits" Clinical Practice and Economics Committee, AGA Institute Governing Board：AGA Institute medical position statement on acute pancreatitis. Gastroenterology, 132(5)：2019-2021, 2007.
10) Smotkin J, Tenner S：Laboratory diagnostic tests in acute pancreatitis. J Clin Gastroenterol, 34(4)：459-462, 2002.
11) Frank B, Gottlieb K：Amylase normal, lipase elevated：is it pancreatitis? A case series and review of the literature. Am J Gastroenterol, 94(2)：463-469, 1999.
12) Yadav D, Agarwal N, Pitchumoni CS：A critical evaluation of laboratory tests in acute pancreatitis. Am J Gastroenterol, 97(6)：1309-1318, 2002.
13) Jones HG, et al：Patients with non-diagnostic hyperamylasaemia must be investigated and managed as per acute pancreatitis. JRSM Short Rep, 3(1)：7, 2012.
14) Williamson MA, Snyder LM：Wallach's Interpretation of Diagnostic Tests, 9th ed. Lippincott Williams & Wilkins, 2011.
15) Moon JH, et al：The detection of bile duct stones in suspected biliary pancreatitis：comparison of MRCP, ERCP, and intraductal US. Am J Gastroenterol, 100(5)：1051-1057, 2005.
16) Harvey RT, Miller WT Jr：Acute biliary disease：initial CT and follow-up US versus initial US and follow-up CT. Radiology, 213(3)：831-836, 1999.
17) Shea JA, et al：Revised estimates of diagnostic test sensitivity and specificity in suspected biliary tract disease. Arch Intern Med, 154(22)：2573-2581, 1994.
18) Gandolfi L, et al：The role of ultrasound in biliary and pancreatic diseases. Eur J Ultrasound, 16(3)：141-159, 2003.
19) Sugiyama M, Atomi Y：Endoscopic ultrasonography for diagnosing choledocholithiasis：a prospective comparative study with ultrasonography and computed tomography. Gastrointest Endosc, 45(2)：143-146, 1997.
20) Frossard JL, Steer ML, Pastor CM：Acute pancreatitis. Lancet, 371(9607)：143-152, 2008.
21) Diehl AK, et al：Gallstone size and risk of pancreatitis. Arch Intern Med, 157(15)：1674-1678, 1997.
22) Frossard JL, et al：Choledocholithiasis：a prospective study of spontaneous common bile duct stone migration. Gastrointest Endosc, 51(2)：175-179, 2000.
23) Khaliq A, et al：Management of acute pancreatitis："PANCREAS" contains eight easy steps to remember the treatment. JOP, 11(5)：492-493, 2010.
24) Nasr JY, Papachristou GI：Early fluid resuscitation in acute pancreatitis：a lot more than just fluids. Clin Gastroenterol Hepatol, 9(8)：633-634, 2011.
25) 急性膵炎診療ガイドライン2015改訂出版委員会 編：急性膵炎診療ガイドライン2015. p.128-129, 金原出版, 2015.
26) Jakobs R, et al：Buprenorphine or procaine for pain relief in acute pancreatitis. A prospective randomized study. Scand J Gastroenterol, 35(12)：1319-1323, 2000.
27) Kahl S, et al：Procaine hydrochloride fails to relieve pain in patients with acute pancreatitis. Digestion, 69(1)：5-9, 2004.
28) Ebbehøj N, et al：Indomethacin treatment of acute pancreatitis. A controlled double-blind trial. Scand J Gastroenterol, 20(7)：798-800, 1985.
29) 急性膵炎診療ガイドライン2015改訂出版委員会 編：急性膵炎診療ガイドライン2015. p.130-134, 金原出版, 2015.
30) 大槻 眞, ほか：急性膵炎重症度判定基準と診断基準の改訂. 胆と膵, 29(4)：301-305, 2008.
31) Bollen TL, et al：A comparative evaluation of radiologic and clinical scoring systems in the early prediction of severity in acute pancreatitis. Am J Gastroenterol, 107(4)：612-619, 2012.
32) Greer SE, Burchard KW：Acute pancreatitis and critical illness：a pancreatic tale of hypoperfusion and inflammation. Chest, 136(5)：1413-1419, 2009.

はじめ 先生(初期研修医)， すすむ 先生(後期研修医)， みちお 先生(指導医)， 看護師

シナリオ 5 「つじつまが合わない」
ERですべきことは何か？── 診断の確定に固執しない

搬送依頼
80歳，男性．本日起床時より発言のつじつまが合わない．

はじめ 先生 えー，この主訴なら救急車で来るほどではないのでは……．

すすむ 先生 「つじつまが合わない」という症状は，軽度ではあるけれど，れっきとした意識障害だよ．すると，ABCDの異常のうちD (dysfunction of CNS) の異常となるから楽観視はできないよ．

みちお 先生 そのとおりですね．意識障害の鑑別診断は多岐にわたるので，少しでも迅速に診療できるように事前に情報を仕入れておきましょう．

0 Preparation

既往歴
- 10年前に慢性糸球体腎炎に対し，透析導入．
- その後はA病院で維持血液透析中．

はじめ 先生 透析中ですね．もうそれだけで嫌なイメージなんですけど……．

すすむ 先生 うーん，言いたいことはわかるよ．透析だけでなく，人工物を体内に挿入している場合はそれぞれに特有な合併症も鑑別診断に入れなければならないよね．それから，透析患者は感染症の罹患頻度が高いし，心血管リスクも高いね．つまり，透析患者は必然的にマルチプロブレムだから嫌なイメージをもってしまうということだよね．

みちお 先生 すすむ先生のおっしゃるように，透析患者は敗血症による死亡率が一般人口の100～300倍高いという報告[1]もあります．また，透析患者は心血管イベントによる死亡率が一般人口の10～20倍高いという報告[2]もあります．そのように高リスクで，「何が起こってもおかしくない」状況であるからこそ，ER診療の目的を忘れないようにしましょう．その方に起こっている急性期の病態を把握し，入院の必要性を判断することがERの最大の目的です．

はじめ 先生 わかりました．

みちお 先生 いいですね．あ，そろそろ救急車が到着しますよ．

1　Pre-Primary survey

🌱 **はじめ 先生**　到着しました．
"あれ？　ぱっと見た印象は，元気そうだぞ．でも念のため，いつもどおり，Pre-Primary surveyに取りかかろう．さてABCDは……．
「A」(airway)は，呼びかけたらちゃんと返事はあるな．OK．
「B」(breathing)は，胸郭の動きの左右差はなし．呼吸数は速い印象はない．
「C」(circulation)は，橈骨動脈は触知できるし，末梢も冷たくはないな．脈は普通の印象．
「D」(dysfunction of CNS)は，自分の名前や日時は正確に答えてくれる．ただ，聞いていないこともしゃべっているよ．困ったな．"

Pre-Primary surveyの まとめ

「A」：発声可能
「B」：胸郭運動の左右差なし，呼吸数は明らかな異常なし
「C」：橈骨動脈の触知可能，頻脈・徐脈なし，末梢冷感なし
「D」：JCS：I-1，GCS：E4 V5 M6

Pre-Primary surveyの プロブレムリスト

#1．軽度意識障害
#2．末期腎不全・血液透析

2　Primary survey

🌱 **はじめ 先生**　軽度意識障害があります．モニター装着と，採血と点滴ルート確保をお願いします．血液透析中の方なので，両前腕からの採血や点滴ルート確保はできれば避けてください．

⚪ **看護師**　わかりました．

🌱 **すすむ 先生**　とりあえず，意識障害のみ，か．了解．バイタルサインもみてみよう．

バイタルサイン
血圧：153/60 mmHg，心拍数：80回/分，呼吸数：18回/分，SpO$_2$：96％（室内気），体温：37.7℃

🌱 **はじめ 先生**　Primary surveyを行います．シーソー呼吸や陥没呼吸はなく，聴診では明らかな異常ありません．A (airway)とB (breathing)は大丈夫です．C (circulation)については心エコーで左心室も下大静脈もともに，明らかに虚脱していたり，張っていたりする感じではありません．心嚢液・胸水・腹水もありません．ただ，透析患者ですし，輸液速度はひとまず20 mL/時に絞っておきます．体液量をSecondary surveyで追加評

Ⅱ. 各論

価後に改めて指示します．D (dysfunction of CNS) についてですが，意識レベルは先ほどと同じです．共同偏視や瞳孔の左右差はなく，四肢に麻痺もありません．

🌱 **すすむ 先生** 軽度意識障害って具体的にはどんな感じ？

🐦 **はじめ 先生** 多弁で注意散漫な印象です．こういう言い方でいいのかわかりませんが，「ソワソワしている」感じです．

🌱 **すすむ 先生** なるほど．そういう状態も意識障害であるときちんと認識できたのはすばらしいね．それこそPrimary surveyで**ABCD**を意識してアプローチしている賜物かな．いわゆる「不穏」と呼ばれる興奮状態も立派な意識障害だし，今回のような「**落ち着きがない**」という程度であっても意識障害だと認識しよう．これらがショックの初期症状であることもあるんだよ．ショックで血圧が落ちるのは，ほかのバイタルサインの変化が出たあととなるということもよくあるんだ[3]．「よくわからない頻呼吸」，「よくわからない頻脈」，「よくわからない軽度意識障害（興奮，不穏を含む）」などをみたら，ショックの初期症状なのかなと疑ってみることが重要だよ．

➡ ショックの初期症状と考えるべき所見

バイタルサイン
- よくわからない頻呼吸
- よくわからない頻脈
- よくわからない軽度意識障害（興奮，不穏を含む）

身体所見
- 毛細血管再充満時間 (capillary refill time：CRT) の延長 (＞2秒)
- 冷汗，皮膚蒼白
- 脈圧の変化（妙に弱くなる，妙に強くなる）

（文献3）より作成）

🐦 **はじめ 先生** わかりました．ただ，今回もそうですけど，これをショックの前兆ととらえると，救急車で来る人全員がショックにみえてしまいます．

👤 **みちお 先生** その気持ちはわかります．そのとおりですね．たしかに，これだと"空振り"が多いですが，それでもショックに気づくのが遅れるよりはいいと思います．

🐦 **はじめ 先生** なるほど．これからはそうします．

🌱 **すすむ 先生** よし，血液ガスの結果が出たよ．確認してPrimary surveyをまとめよう．

血液ガス（動脈）の結果

pH：7.252，PaO_2：98 mmHg，$PaCO_2$：23.0 mmHg，HCO_3^-：9.8 mEq/L，Na^+：138 mEq/L，K^+：5.3 mEq/L，Cl^-：102 mEq/L，Lactate：89.9 mg/dL，Glu：92 mg/dL

🐦 **はじめ 先生** えーっと，anion gap (AG) は26.2 mEq/Lです．AG上昇性代謝性アシドー

シスがあります（解釈の過程はp.167を参照）．AG上昇性代謝性アシドーシスは特に危ないって習いましたけど，今回の症例での原因は，何でしょう……．乳酸が上がっているので乳酸アシドーシスですか？

🌱 **すすむ 先生** 解釈としてはそれでいいんだけど，乳酸アシドーシスとは，乳酸が蓄積した代謝性アシドーシスのことを指しているだけで，原因には言及していないんだ．そして，乳酸アシドーシスの原因にはさまざまな疾患や病態があるということを覚えておいてね．「**病態をみたら原因を考える**」の鉄則のとおり，乳酸アシドーシスの原因についてこれから検索していこう．

🐥 **はじめ 先生** そ，そうですね．でも乳酸アシドーシスの鑑別診断がわかりません……．

🐼 **みちお 先生** 乳酸アシドーシスは，組織灌流低下などによる組織への酸素供給不足によって生じるもの（type A）と，組織への酸素供給不足以外の代謝異常によって生じるもの（type B）に大きく分類されます[4]．もちろん病態の中にはtype Aの要素とtype Bの要素が混在していて，明確にどちらのtypeであると言いづらい場合もありますが，主な治療方針の決定に使えますので，どの疾患・病態がどちらのtypeに分類されるかは覚えておいてください．とはいっても乳酸アシドーシスを呈する疾患・病態はたくさんありますので，遭遇するたびに以下の表を確認して徐々に覚えていきましょう．

> ### ➡ 乳酸アシドーシスの主要な原因
>
> 乳酸アシドーシスをみたら，まずtype Aを想定し，それらの検索・対応を行う．type Aを除外・治療しても改善しない乳酸アシドーシスをみたら，type Bの可能性を考慮する．
>
> **type A（低灌流による組織への酸素供給不足）**
> - ショック（循環血漿量減少性，敗血症性，心原性，閉塞性のすべてを含む）
> - 心肺停止蘇生後
> - 組織循環不全（腸管虚血，四肢の虚血，熱傷，外傷，壊死性軟部組織感染症）
> - 高度な低酸素血症，一酸化炭素中毒
>
> **type B（type A以外の機序のもの）**
> - 糖尿病性ケトアシドーシス*
> - 中毒（アルコール類，コカイン，シアン）
> - 薬剤性（メトホルミン，核酸系逆転写酵素阻害剤，サリチル酸，β_2刺激薬など）
> - 筋肉の過剰運動（けいれん，激しい運動，呼吸筋疲労）
> - ビタミンB_1欠乏
> - 悪性腫瘍（血液腫瘍 > 固形腫瘍）
> - 肝不全
> - ミトコンドリア病
>
> *：糖尿病では，ケトアシドーシスに加えて乳酸アシドーシスも合併することがあると知られているが，機序は不明である．

（文献4～8）より作成）

> **はじめ先生** うーん，現段階では絞りきれないんですけど……．
>
> **みちお先生** はい，それで構いません．**情報も少ない状況で絞り込むほうが危ないです**ね．ここで知ってもらいたかったのは乳酸アシドーシスにも多数の鑑別すべき疾患があることと，その中にショック（循環不全）が入っていることです．
>
> つまり，乳酸アシドーシスをみたときも，この患者はショックなのかもしれないと思ってよいということなんです．
>
> **はじめ先生** なるほど．だから乳酸アシドーシスはCの異常に入っているんですね．

Primary surveyと血液ガスのまとめ

- 「A」：シーソー呼吸・陥没呼吸なし，stridorなし
- 「B」：呼吸数：18回/分，SpO₂：96％（室内気），呼吸音正常
- 「C」：血圧：153/60 mmHg，心拍数：80回/分，左心室・下大静脈に異常なし，心嚢液・胸水・腹水なし，Lactate：89.9 mg/dL（乳酸アシドーシス）
- 「D」：JCS：I-1，GCS：E4 V5 M6，共同偏視なし，瞳孔左右差なし，四肢麻痺なし

Primary surveyのプロブレムリスト

- #1．軽度意識障害
- #2．乳酸アシドーシス
- #3．末期腎不全・血液透析

3 初期検査提出

2 Primary survey を参照．実際の診療では **2** と同時進行となることが多い．今回は血液検査（血算，生化学，凝固）に加え，心電図，ポータブル胸部単純X線をオーダーした．

4 Secondary survey

> **はじめ先生** うーん，ショックかもしれないといっているのに，今のところ，見た目も元気そうですね．でも，あれだけ乳酸が高値を示しているんだから，何かまずいことが起こっているはずですね．小さな異常も見逃さないように，診察は丁寧に行いたいと思います．
>
> **すすむ先生** いいね．急ぎながらも丁寧に．これが大事だね．
>
> **はじめ先生** はい．

＜診察中＞

> **はじめ先生** うーん，両下腿に中等度の圧痕性浮腫があるくらいでしょうか．
>
> **すすむ先生** 意外に異常所見が見つからないんだね．情報を増やしたいわけだし，腹部エコー検査もしてみたら？

▶シナリオ5 「つじつまが合わない」

🌱 **はじめ 先生** はい．ただ，僕ができる腹部エコー検査は腹水と水腎の有無，胆嚢をみることくらいです……．しかも，それも自信があるかというと怪しいです．

🌿 **みちお 先生** いいですよ．しかも，はじめ先生がおっしゃった項目はERでできると役に立つものばかりです．ER診療においてエコー検査の最大のメリットは，ベッドサイドですぐにできる迅速性ですが，実は，ほかの検査に比べてエコーのほうが診断能に優れている可能性だってあるんです．

　前者の例としては水腎症の有無などがよい例です．外来全般で尿路結石の疑いの患者は非常に多いです．しかし，全例CTを撮っていると，非常に時間がかかります．このとき，ベッドサイドで行うことができ，慣れれば5分程度で終わる腹部エコー検査で水腎症の評価ができれば，診療の方向づけがすみやかにでき，診療速度も格段にアップするでしょう．

　後者の例としては胆嚢が最もよい例です．たとえば胆石の中には純コレステロール結石などX線陰性の結石もあるので，検出力がCTよりもよいという報告もあります[9]（詳細はp.148を参照）．

　もちろんエコーの技術にもよりますので一概に胆嚢の評価は腹部エコーが一番とはいえません．ただし，胆嚢という臓器はCTだけでは評価しにくい臓器だという認識をもち，CTだけでなく腹部エコー検査も用いて多角的に評価すると思っておくべきです．

➡ ERで覚えるべき腹部エコー検査

胆嚢（腫大・壁肥厚・胆石），腹水，水腎，肝内胆管・総胆管，膀胱内尿量，腹部大動脈瘤，虫垂，腸閉塞（キーボードサイン，to and fro）

＊これらは描出できるようになっていると，ERにおいて非常に役立つので，すべて覚えるべきである．なかには技術的に難しいものもあるが，ぜひ，しっかり練習して実戦で応用してほしい．

＜すすむ医師がエコー検査を施行＞

🌱 **すすむ 先生** この方は，腹水は見えないね．肝臓，脾臓は萎縮や腫大はしていない．胆嚢壁の肥厚や腫大はないし，胆石も見えないね．

🌱 **はじめ 先生** ありがとうございます．エコー検査では明らかな異常所見はないんですね．まだ手がかりはない状況ですね．では，切り口を変えて，家族に問診に行ってきます．

＜問診中＞

🌱 **はじめ 先生** 聞いてきました．

現病歴
- 1ヵ月前から37.5〜38℃程度の発熱をときどき認めていた．全身倦怠感も同じ頃からずっと続いている．透析をしているA病院で発熱の原因を精査し，抗菌薬や総合感冒薬などの薬剤をもらっていた．
- 本日の起床時から多弁で，話の内容がかみ合わないときがあり，こちらの言葉が届いていないと感じるようになったため，救急要請した．
- それ以外に特に症状はなかった．

157

既往歴
- 高血圧.
- 10年前に慢性糸球体腎炎に対し，透析導入（現在，A病院で維持血液透析中）.
- 25歳時に結核罹患歴あり.

薬剤歴
- 定期内服なし.

その他
- 飲酒歴なし，喫煙歴なし，アレルギー歴なし.

🔵 **はじめ先生** 比較的長い経過の発熱があったみたいです．それ以外は目立った症状はないみたいです．

🌱 **すすむ先生** A病院で加療を受けているね．診療情報提供をA病院に依頼してみよう．抗菌薬が投与されているなら，投与前にはなんらかの感染症を疑う所見があったかもしれないので，抗菌薬投与前の異常所見などを伺うといいね．

🔵 **はじめ先生** はい，電話で確認してみます．

＜電話中＞

🔵 **はじめ先生** 調べて診療情報提供書をFAXしてくださるそうです．

🌱 **すすむ先生** 了解．本人，家族，そしてかかりつけ医からなど，**多方面から情報を得ようとすることは情報量や情報の正確性を増すためにも重要**なことだよ．さて，そろそろ検査結果が出そろったんじゃないかな．

⊙ 血液検査

＜血算＞		＜内分泌＞		Alb	2.0 g/dL
WBC	3,840 /μL	HbA1c	15.0 %	BUN	115 mg/dL
RBC	311万 /μL	TSH	3.6 μIU/mL	Cr	10.4 mg/dL
Hb	10.3 g/dL	cortisol	20 μg/dL	Na	138 mEq/L
Ht	34.3 %			K	5.3 mEq/L
Plt	2.0万 /μL	＜生化学＞		Cl	102 mEq/L
		AST	192 U/L	Ca	6.9 mg/dL
＜凝固＞		ALT	186 U/L	P	8.1 mg/dL
PT%	100 %	LDH	1,238 U/L	Glu	92 mg/dL
PT-INR	1.00	ALP	2,062 U/L	AMY	59 U/L
APTT	30.5 秒	γ-GTP	371 U/L	CRP	8.9 mg/dL
		T-Bil	1.9 mg/dL	TP	5.2 g/dL
		D-Bil	1.2 mg/dL	NH_3	18 μg/dL
		CK	270 U/L		

▶シナリオ5 「つじつまが合わない」

◉心電図

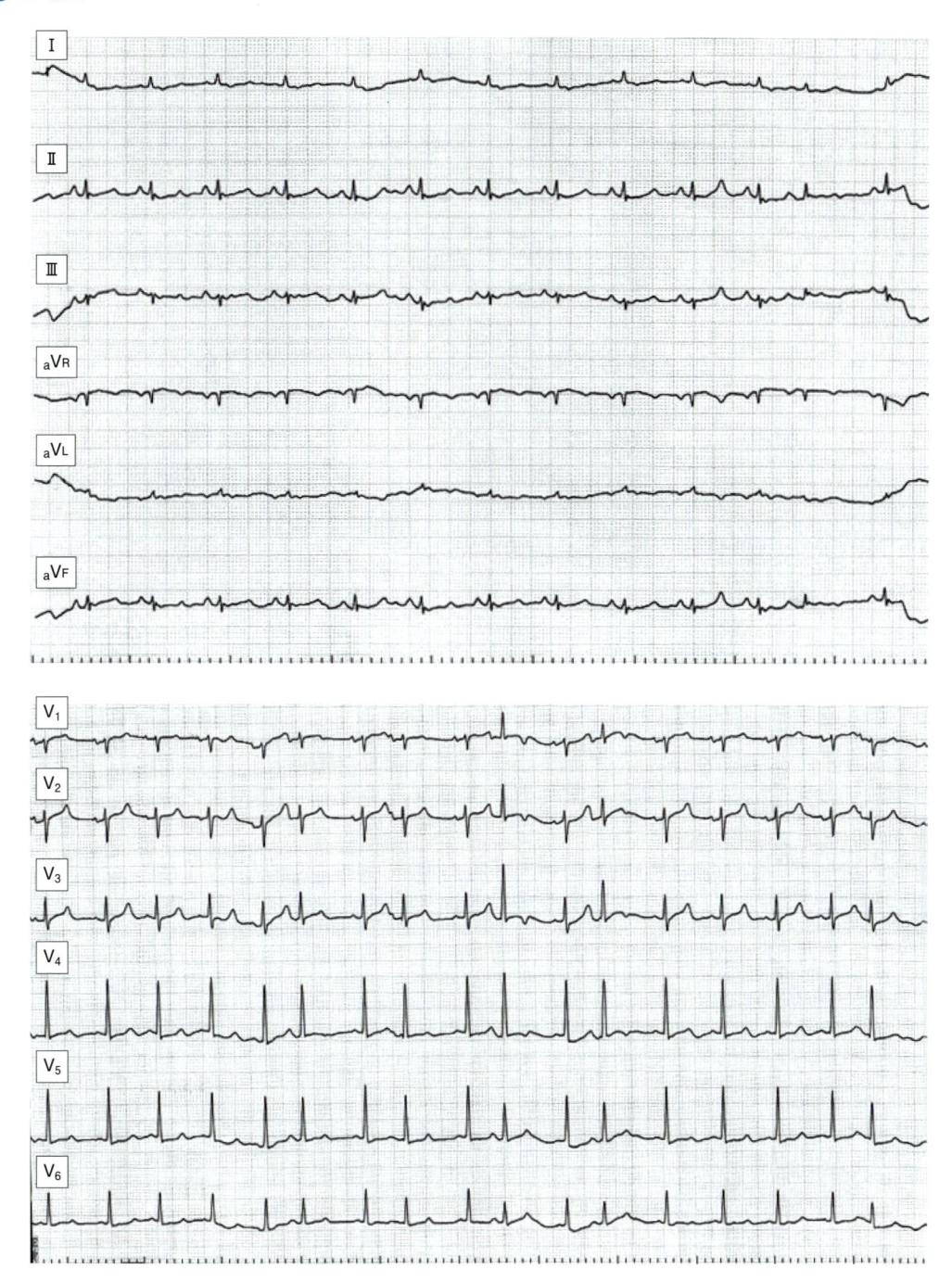

Ⅱ. 各 論

⦿ 胸部X線

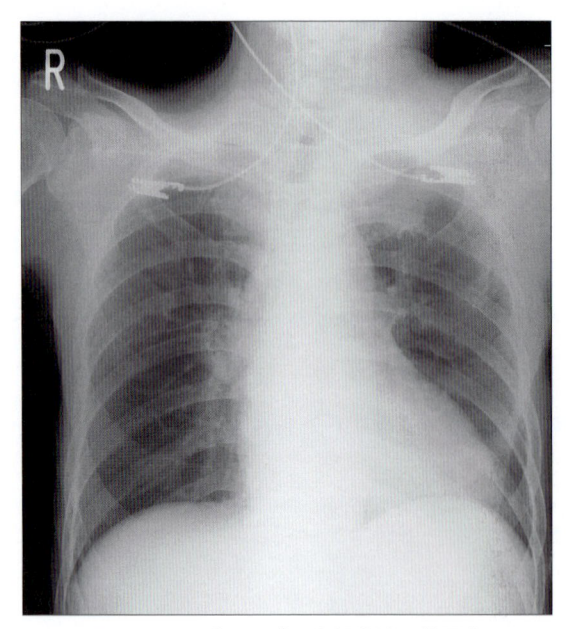

図Ⅱ-15　ポータブル胸部単純X線写真

> **はじめ 先生**　"うわぁ，やっぱりデータ悪っ．とりあえず，心電図はST変化など明らかな異常なし．胸部単純X線（図Ⅱ-15）も，自分がわかる範囲では特に問題はなさそうだな．"
> 　検査結果は異常値だらけでした．やはり，広い意味でのバイタルサインであるPrimary surveyの異常は嘘をつかないですね．
> 　ではプロブレムリストを更新します．

Secondary surveyのプロブレムリスト

\#1. 軽度意識障害
\#2. 乳酸アシドーシス
\#3. 1ヵ月続く発熱
\#4. 下腿浮腫
\#5. 汎血球減少
\#6. 肝酵素上昇（AST：192 U/L，ALT：186 U/L）
\#7. 胆道系酵素上昇（ALP：2,062 U/L，γ-GTP：371 U/L，T-Bil：1.9 mg/dL）
\#8. 炎症反応上昇（CRP：8.9 mg/dL）
\#9. 高リン血症
\#10. 慢性糸球体腎炎
\#11. 末期腎不全・血液透析

🧑‍⚕️ **はじめ 先生**　List upの作業が完了しましたが，やはり，思考がこんがらがってきました．

🌱 **すすむ 先生**　こういうときは，プロブレムの優先順位づけ（Prioritization）をして，以下のような項目を満たす優先順位の高いプロブレムから考えるんだったよね．

> ▶ **優先順位の高いプロブレムを示す"ENTer"**
>
> **E**：emergency（バイタルサインへの影響度が高いもの〔現段階だけでなく，今後悪くなると予想される場合も含む〕）
> **N**：new-onset（新たに発症したもの〔慢性の病態の急性増悪も含む〕）
> **Ter**：treatable（治療可能なもの〔ERで，もしくは入院初日に〕）
> ＊これらの頭文字をとって，"ENTer"="入口"と覚える．

🌱 **すすむ 先生**　透析患者だから腎機能は悪いのはもともとだろうし，高リン血症も慢性の経過の可能性が高いね．両下腿浮腫も急に出現するとは考えにくいね．これらのプロブレムは，ENTerの項目を1つも満たさないから，おそらくERの場では最優先のプロブレムではないね．はじめ先生には申し訳ないけど，いったんプロブレムリストから削除しましょう．

🌿 **みちお 先生**　そうですね．このプロブレムリストは思考の整理が目的ですので，それで構いませんよ．プロブレムリストが膨大すぎて全体像の把握ができなくなり，行動が止まってしまうほうが困りますね．

　それから，今回のように優先順位の低いプロブレムも含めて，たくさん列挙してしまうということがあっても問題ありません．プロブレムリストの整理のときに削除するのは簡単なことですので．その反対に，**すべてのプロブレムを列挙することに固執しすぎて時間が経過してしまい，その結果，治療介入を遅らせてしまう，という状況は避けたほうがいいですね**．

🧑‍⚕️ **はじめ 先生**　わかりました．じゃあ今回は残ったプロブレムの中で，バイタルサインに直結し，ENTerの項目をすべて満たす乳酸アシドーシスを最も優先順位の高いプロブレムとして，まずこのプロブレムから考えていくことにします．といっても汎血球減少や肝・胆道系酵素の上昇も気になるんですが……．

🌿 **みちお 先生**　そうですね．いずれも急性に起こった可能性はありますが，乳酸アシドーシスほどはバイタルサインへは影響を与えないでしょう．なので優先順位は乳酸アシドーシスよりは低くなりますね．

🧑‍⚕️ **はじめ 先生**　わかりました．じゃあENTerの項目を参考にして各プロブレムの優先順位をつけるとこんな感じですね．

⬇

⬇

II. 各論

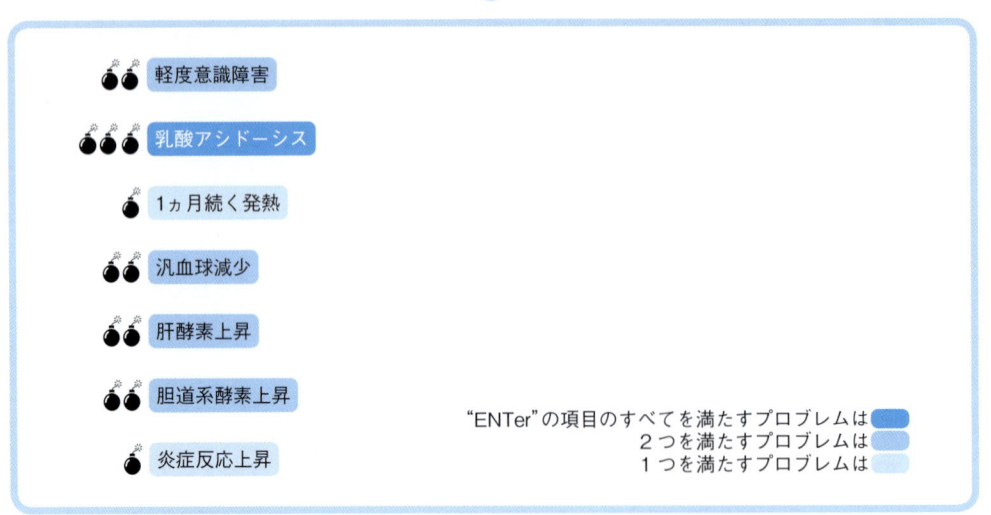

```
💣💣 軽度意識障害
💣💣💣 乳酸アシドーシス
💣 1ヵ月続く発熱
💣💣 汎血球減少
💣💣 肝酵素上昇
💣💣 胆道系酵素上昇
💣 炎症反応上昇
```

"ENTer"の項目のすべてを満たすプロブレムは ■
2つを満たすプロブレムは ■
1つを満たすプロブレムは ■

🐣 **はじめ先生** そこで，最も優先順位の高いプロブレムである乳酸アシドーシスについて考えてみます．さっき教えていただいた乳酸アシドーシスの鑑別診断について考えてみました（p.155を参照）．次にその疾患でほかのプロブレムを説明できるかどうか考えるんでしたよね（Grouping）？ ただ，僕がいくつかあげてみた疾患では，ほかのプロブレムのうち，意識障害しか説明できないです．1つの疾患でこれらのプロブレムを一元的に説明するのは難しそうです．あえていうなら，この鑑別リストの中の悪性腫瘍とかですかね？ それか，ほかのまれな原因があるのでしょうか？

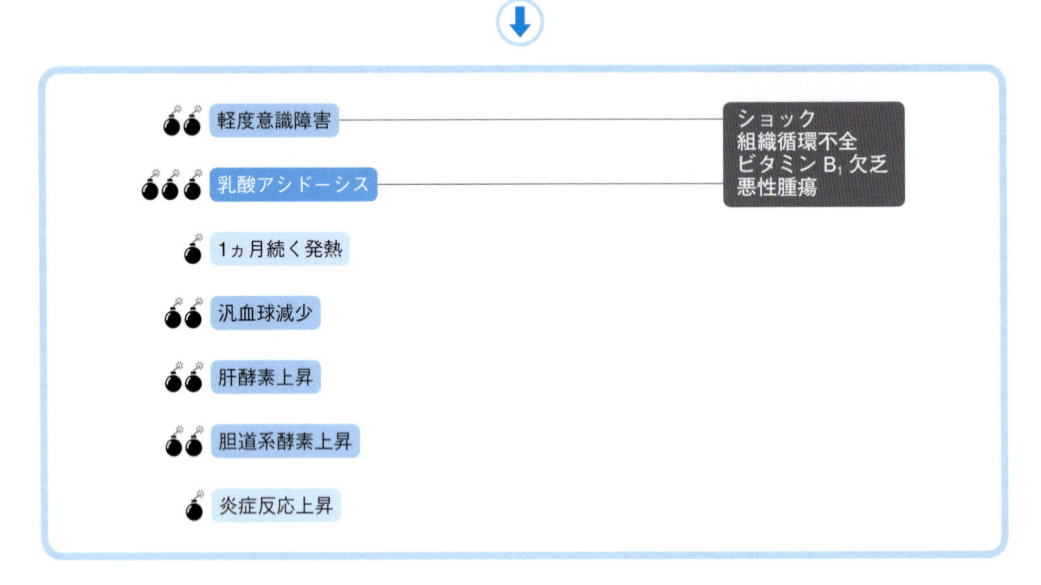

```
💣💣 軽度意識障害 ──────┐  ショック
                              │  組織循環不全
💣💣 乳酸アシドーシス ────┤  ビタミンB₁欠乏
                              │  悪性腫瘍
💣 1ヵ月続く発熱
💣💣 汎血球減少
💣 肝酵素上昇
💣💣 胆道系酵素上昇
💣 炎症反応上昇
```

🌱 **すすむ先生** 待って．乳酸アシドーシスの鑑別では，迷ったときはまずはtype Aの除外から行うんだよ[4]．というのも乳酸アシドーシスの原因はtype Aであることが圧倒的に多いんだ（p.155を参照）．さらにtype Aとtype Bの疾患を見比べてもらえばわかると思う

けど，より時間的に切迫しているのはtype Aだし，type Aの治療のほうがERですぐに行うことができるからね．ちなみにtype Aの治療は，まずはバイタルサインの安定化，適切な輸液，酸素投与が基本となるんだよ．こうやってtype Aに対する十分な治療を行って組織への酸素供給を改善しても，乳酸アシドーシスが改善しない場合にtype Bを考えるというのが合理的だよね．仮にはじめ先生が言ってくれたみたいに乳酸アシドーシスの原因が悪性腫瘍であったとしても，ERですぐに診断はできないね．だからまずtype Aの乳酸アシドーシスを考えて，その対応をする．そしてtype Aで説明できなさそうなプロブレムについてはほかの疾患や病態の存在を考えておく，というのがいいんだ．

🐦 **はじめ先生** なるほど．ということはtype Bの乳酸アシドーシスが鑑別にあがってくるのは，type Aがすべて除外されたときか，ほかのプロブレムについて検討していて，そちらからtype Bの乳酸アシドーシスが考えられるときになるわけですね．じゃあ，まずtype Aの治療を始めるとすると，今回は，バイタルサインは安定していて，呼吸にも問題はないから，あとは輸液ですね．

🌱 **すすむ先生** そうだね．透析患者だからといって必ずしも体液量過剰であるとは限らないよね．必要であれば輸液を行うようにしよう．透析患者は尿が出ないことを除けば不感蒸泄だってあるし，脱水にもなるんだよ．輸液の負荷しすぎもまずいけど，それを恐れてショックや循環不全を見過ごすのはもっとまずいからね．腎臓内科の先生にも相談しながら，必要があればしっかり輸液しよう．今回は，脱水や，敗血症による血管の透過性亢進などから組織低灌流が起こっている可能性もあるので，ひとまず細胞外液を負荷して乳酸アシドーシスの改善があるか反応をみましょう．

🌼 **みちお先生** はい，いいですね．ここまでのポイントは，動いて集めた情報をもとにプロブレムリストを作り，それによって思考を整理して次の行動を決め，その行動の結果を踏まえてまた考えるという，思考と行動の連動ですね．

🐦 **はじめ先生** 動きながら考える，そして考えながら動く，ということですね．

5 追加検査提出，治療介入

🐦 **はじめ先生** さっき教えてもらった鑑別表をみると，type Aの乳酸アシドーシスの原因として腸管虚血もありますね．乳酸アシドーシスも高度ですし，可能性はありそうです．この検索として腹部造影CTを撮ってもいいですか？

🌱 **すすむ先生** うん，そうしよう．それにさっきの血液検査での肝・胆道系酵素上昇の原因として胆道系の問題の有無もみてみたいね．

> **追加検査（頭部〜骨盤CT）の結果**
> - 頭部には明らかな出血，梗塞像なし．
> - 胸部〜骨盤内には両腎萎縮を認めるのみで特記事項なし．

🌱 **すすむ 先生**　明らかな異常所見はなかったね．胆道系も画像上は明らかな異常はなさそうだね．肝・胆道系酵素の上昇の理由は何だろう？

🌿 **みちお 先生**　こういうときは，たとえば，X線陰性の結石であるなど画像の偽陰性の可能性や胆道結石はあったけれども，すでに落石してしまったという可能性も考える必要がありますが，それと同時に，胆道系の閉塞以外の疾患・病態の可能性を考えるようにします．

🐥 **はじめ 先生**　えーと……．でも，胆道系の閉塞くらいしか思いつきません．すすむ先生，ほかに思いつくものはありますか？

🌱 **すすむ 先生**　ほかには悪性腫瘍の骨転移とか？　でもそれでは上昇するのはアルカリホスファターゼ（ALP）だけだなぁ．ほかは思いつかないなぁ．

🌿 **みちお 先生**　まずは，頻度が高く（common），治療可能で（curable），バイタルサインに影響を与える（critical）ような疾患を思いつく限りあげてみましょう．そしてあがった疾患の可能性から検討をしていきましょう．そして，それらがすべて否定的となったときに，ほかの疾患を考えるようにしましょう．診療にかけることができる時間が制限されていたり，診療を進めるうちに情報が追加されていくERという場面では有用な方法となります．

　今回の場合は，微熱ですが発熱があり，肝・胆道系酵素が上昇しているという状況で，上記の条件（common，curable，critical）を満たす疾患といえば，胆管炎が代表です．造影CTで胆道の閉塞を示唆する所見は見つかりませんでしたが，CTでは陰性の結石や胆泥の場合であれば造影CTで所見がなくとも否定はできません．間欠的に発熱を繰り返していたという経過はあまり急性胆管炎らしくありませんが，それまでの発熱と今回の発熱の原因は同じとは限りません．とすると，ほかに有力な疾患が鑑別にあがらないこと，一方で，胆管炎は放置すると急速に進行し，取り返しのつかないことになる可能性もあるため，初療の段階では胆管炎も想定し，治療を行うことについても検討が必要です．胆管炎の治療は抗菌薬投与と胆道ドレナージです．侵襲的に胆道ドレナージを行うかは消化器内科の先生と要相談ですが，ERの時点では胆管炎として抗菌薬による治療を行うのは悪くないと思います．入院後に必要ないと思えば中止することは容易ですので．ただし，今回の症例の胆道系酵素の上昇は，急性か慢性かも現段階ではわからず，発熱も同様です．必ずしも胆管炎ではないかもしれないということは忘れてはなりません．入院後に胆管炎でよいのか，ほかの原因はないか検討する必要があります．

🌱 **すすむ 先生**　なるほど．よくわかりました．

🐥 **はじめ 先生**　でも，それなら何でも手当たりしだいに治療してしまいたいですね．

🌿 **みちお 先生**　あくまで，「治療するメリット」が「治療するデメリット」を超えているという判断でこの考えは成り立っていることを忘れないでください．

🐥 **はじめ 先生**　はい．（シュン）

▶**シナリオ5** 「つじつまが合わない」

⬇

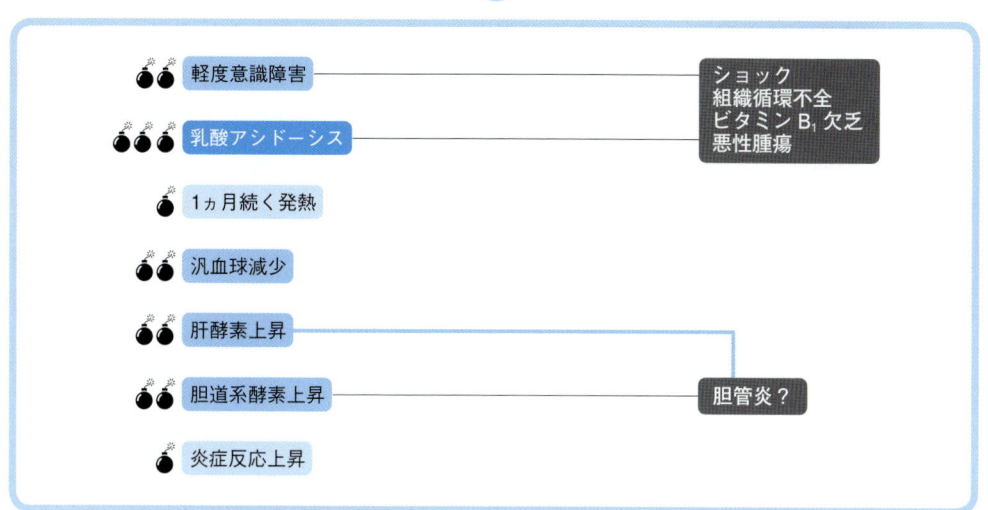

```
💣💣 軽度意識障害 ──────────── ショック
                              組織循環不全
💣💣💣 乳酸アシドーシス           ビタミンB₁欠乏
                              悪性腫瘍
💣 1ヵ月続く発熱

💣💣 汎血球減少

💣💣 肝酵素上昇 ─────────────┐
                              │
💣💣 胆道系酵素上昇 ──────── 胆管炎?

💣 炎症反応上昇
```

🧑‍⚕️ **はじめ 先生** "残った優先順位の高いプロブレムは汎血球減少だけど，これも肝・胆道系酵素の上昇や乳酸アシドーシスとスッキリ結びつけられないな．まず，汎血球減少をきたす疾患を考えてみよう．どれかはわからないけど血液疾患は考えられるなぁ．肝硬変や重症敗血症，薬剤でも汎血球減少になるというけど，今回はそれらしい所見がないよなぁ"

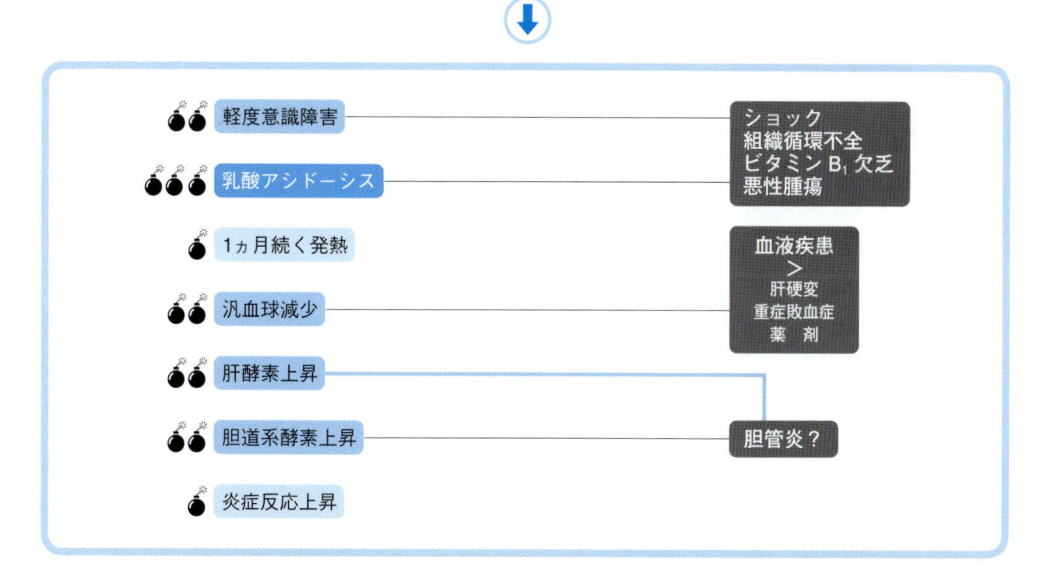

⬇

```
💣💣 軽度意識障害 ──────────── ショック
                              組織循環不全
💣💣💣 乳酸アシドーシス           ビタミンB₁欠乏
                              悪性腫瘍
💣 1ヵ月続く発熱                血液疾患
                                >
💣💣 汎血球減少 ─────────── 肝硬変
                              重症敗血症
💣💣 肝酵素上昇                  薬 剤

💣💣 胆道系酵素上昇 ──────── 胆管炎?

💣 炎症反応上昇
```

🧑‍⚕️ **はじめ 先生** 結局，どのプロブレムについてもこれといった診断がつかず，よくわかりません．次は何をしましょうか？

👨‍⚕️ **すすむ 先生** ERでの最大の目的は…？

🧑‍⚕️ **はじめ 先生** そうでした．ENTerの項目をすべて満たす乳酸アシドーシスというプロブレムがあって，ひととおり検索やできる対応はしたけれども，その解決の目途が立たないという時点で，入院をする必要があるという判断をするんでしたね（Disposition）．

みちお先生 そうですね．経過を追うことでわかることもあるでしょうし，入院後に新たな情報も入ってくることで鑑別診断が絞れる場合もあります．それに時間や医療資源の制約で，ERでは行うことができない検査だってあります．わかっていることとわからないことをしっかり区別し，現段階までの評価を引き継ぐことで入院後の診療の助けになることは間違いありません．そのためにもここで現段階でのプロブレムリストの整理を行いましょう．

> **最終的なプロブレムリスト**
>
> # 1．乳酸アシドーシス
>   → type Aの診断的治療としてERで細胞外液負荷．
>   輸液で改善しない場合，type Bの検索を行う．
> # 2．肝・胆道系酵素上昇
>   → 胆管炎を想定し抗菌薬投与（ただし，入院後再検討が必要）
> # 3．汎血球減少
> # 4．1ヵ月続く発熱
> # 5．慢性糸球体腎炎による末期腎不全・血液透析，高リン血症

はじめ先生 うーん．詰め切れていなくて苦しい感じですが，ここまでで入院依頼するしかありませんね．

すすむ先生 ERは時間や施行できる検査が限られているから仕方ないよ．でも最初に比べたら，かなり絞れてきているとは思うけどね．

みちお先生 実際の現場ではスッキリ診断がつく例も多いですが，今回のようにERで最終診断に至らない症例もしばしば遭遇します．今回は即座に乳酸アシドーシスを発見し，致死的なtype Aの乳酸アシドーシスの検索と治療を行っています．そのほかのプロブレムに関してもERでできる最大限の絞り込みと対応はしています．自信をもって入院担当の先生に引き継ぎましょう．

後日談

- かかりつけ医からのデータが届き，肝・胆道系酵素の上昇，汎血球減少は慢性の経過で進行していた．入院後，繰り返し輸液負荷を行っても乳酸値は改善せず，type Bの乳酸アシドーシスの可能性を検討することとした．汎血球減少も伴っているため，血液疾患を考えて骨髄穿刺を施行した．その結果，悪性リンパ腫の骨髄浸潤が認められた．汎血球減少はリンパ腫の骨髄浸潤による造血抑制，肝・胆道系酵素上昇は肝臓への浸潤によるものと考えられた．
- つまり，診断は悪性リンパ腫であった．ERでは到底診断はつかない．
- このような難解な疾患であっても，目の前の問題点の山に惑わされずに，「今」，着目すべき（= 優先順位が高い）プロブレムを軸に，ERの最大の目的である入院適応の有無の判断を行うことが成功の鍵である．

▶シナリオ 5 「つじつまが合わない」

> ### 本症例のTurning Point
>
> ・診療の過程でさまざまな（一見すると重要そうな）問題点が列挙されるなか，その中でも特に優先順位が高いプロブレムは何かを意識し鑑別を行った（Prioritization）．
> ・確定診断に固執しすぎることなく，入院適応の判断と致死的疾患の除外を行い，入院担当医に引き継いだ（Disposition）．

本症例の血液ガス解釈

pH：7.252，PaCO$_2$：23.0 mmHg，HCO$_3^-$：9.8 mEq/L，Na$^+$：138 mEq/L，K$^+$：5.3 mEq/L，Cl$^-$：102 mEq/L，Lactate：89.9 mg/dL

【1】 pHをみて，アシデミアかアルカレミアか判断する

・pH＝7.252＜7.40であるのでアシデミア．

【2】 アシデミア（アルカレミア）の主となる原因が，呼吸性か代謝性か判断する

・PaCO$_2$とHCO$_3^-$に着目して，どちらが今回のアシデミアの主となる原因か考える．アシデミアの状況で，HCO$_3^-$＝9.8 mEq/L＜24 mEq/Lであるので，主となる原因は代謝性アシドーシスとわかる．ただし，この時点ではAG上昇性かAG正常かは判断できない．

【3】 AG（＝Na$^+$－Cl$^-$－HCO$_3^-$）からAG上昇性代謝性アシドーシスの有無を判断する

・AG＝138－102－9.8＝26.2 mEq/Lとなる．
・AG＞12 mEq/LであるためAG上昇性代謝性アシドーシスがあるとわかる．
・Albはこの時点では結果が出ていないので補正AGは計算できない．
・ただし，今回はAG上昇性代謝性アシドーシスの有無については補正するまでもなく判断できた．

【4】 AGが上昇している場合，⊿AG（＝AG－12）から補正HCO$_3^-$（＝HCO$_3^-$＋⊿AG）を計算し，補正HCO$_3^-$を用いてAG正常代謝性アシドーシス，代謝性アルカローシスの有無を判断する

・⊿AG＝26.2－12＝14.2 mEq/Lであり，補正HCO$_3^-$＝9.8＋14.2＝24 mEq/Lとなるため，AG正常代謝性アシドーシスも代謝性アルカローシスも合併していないと判断する．

【5】 代償式を用いて代償性変化が予測範囲内か確認し，さらなるアシドーシス，アルカローシスの有無を判断する

＊呼吸性，代謝性のいずれが主座でも実測HCO$_3^-$で代償の有無を判断する．
・主となる酸塩基平衡異常は代謝性アシドーシスなので，代償式は「予測PaCO$_2$＝1.5×実測HCO$_3^-$＋8」となり，1.5×9.8＋8＝22.7 mmHgとなる．実測PaCO$_2$＝23.0 mmHgであり，実測PaCO$_2$≒予測PaCO$_2$であるため，さらなる酸塩基平衡異常はないとわかる．

【6】 上記の項目で検出された酸塩基平衡異常の，それぞれの原因となる病態を考える

・上記の項目で，AG上昇性代謝性アシドーシスという酸塩基平衡異常を拾いあげることができた．
・その原因について，本症例の症状や病歴に合わせて検討していく．
・AG上昇性代謝性アシドーシスの鑑別表（p.30の表Ⅰ-5）を参照し，本症例と合致するものを考え

Ⅱ．各論

る．乳酸が上昇していることから乳酸アシドーシスをまず考えることが重要である（乳酸アシドーシスの鑑別診断については，p.155 を参照）．そして乳酸アシドーシスだけで AG の上昇が説明できるか確認する（→ **Mini Lecture**）．

- 今回の症例の場合，ΔAG = 26.2 − 12 = 14.2 mEq/L であることと，乳酸値（Lactate）= 89.9（mg/dL）÷ 9 ≒ 10 mmol/L = 10 mEq/L であることから ΔAG ＞ 乳酸となるため，AG 上昇性代謝性アシドーシスの原因は乳酸アシドーシス以外にもあると判断できる．透析患者であるため，おそらく体から排泄できていない不揮発性の酸がある可能性が考えられる．

以上をまとめると，本症例では，血液ガス所見から乳酸アシドーシス，不揮発性の酸の蓄積を疑い，経過中に状態が悪化する可能性があると考え，それに備えることができる．また，来院時に血液ガスを測定することで（目にみえて状態が悪化する前に），乳酸アシドーシスの原因検索を開始することができる．

Mini Lecture

「AG 上昇性代謝性アシドーシス」の原因が乳酸アシドーシスだけなのか確認する方法

乳酸の単位は mg/dL と mmol/L があり（各施設で採用している機器によって表示される単位が違うため要確認），1 mmol/L = 9.01 mg/dL と換算できる[10]．また，乳酸は一価の酸であるため，1 mmol/L = 1 mEq/L といえる．これらの知識を利用する．

① AG の上昇の程度（ΔAG）を計算する（ΔAG = AG − 12）．
② 乳酸の単位を mmol/L（= mEq/L）に変換する（おおまかに mg/dL ÷ 9 とする）．
③ ΔAG = 乳酸（mmol/L）となっているか確認する．

ΔAG ＞ 乳酸の場合，乳酸以外の AG が上昇する原因があると判断する．

今回の症例の場合，
① ΔAG = 26.2 − 12 = 14.2 mEq/L
② 乳酸（mmol/L）= 89.9（mg/dL）÷ 9 ≒ 10 mmol/L（= mEq/L）
③ ΔAG（= 14.2 mEq/L）＞ 乳酸（= 10 mmol/L = 10 mEq/L）

となるため，AG 上昇性代謝性アシドーシスの原因は乳酸アシドーシス以外にもあると判断できる．この患者は血液透析中であるため，体から排泄できていない不揮発性の酸があると考えられる．

> Column

付き添いの人・家族への配慮

　ERで診療をしていると，時間があっという間に経過していくように感じる．「もうこんなに時間が過ぎてしまったのか」などと感じることも少なくない．一方で，受付で待つ患者の家族が感じている時間はその正反対であり，「どんな状況なのだろうか，まだ結果はわからないのか」などという気持ちで，果てしなく長い時間のように感じているだろう．そんな家族を「単なる情報源」として扱ってしまっているようなことはないだろうか．問診や説明の際に，家族の心中を察するような声かけや，ときには，「お任せください」，「もう大丈夫ですよ」など安心を与える言葉を添える配慮も忘れないようにしたい．

救急隊への配慮

　現代の医療において，多職種間の連携がスムーズな診療には欠かせない．ER特有のスタッフとして救急隊がある．彼らは救急要請を受けた後，迅速に現場に駆けつけ，適切な病院へと患者を搬送する専門職である．彼らのおかげで患者はすみやかに医療を受けることができるのである．もしも，彼らがERへ患者を搬送してくれなければ，医師は医療を行うことすらできない．そんなER診療の根幹を日々支えてくれている彼らに，搬送時にひと言，感謝の言葉をかけるようにしたい．

文献

1) Sarnak MJ, Jaber BL：Mortality caused by sepsis in patients with end-stage renal disease compared with the general population. Kidney Int, 58(4)：1758-1764, 2000.
2) Foley RN, Parfrey PS, Sarnak MJ：Epidemiology of cardiovascular disease in chronic renal disease. J Am Soc Nephrol, 9(12 Suppl)：S16-23, 1998.
3) Strehlow MC：Early identification of shock in critically ill patients. Emerg Med Clin North Am, 28(1)：57-66, 2010.
4) Taal MW, et al：Brenner & Rector's The Kidney, 9th ed. p. 595-639, Saunders, 2011.
5) Andersen LW, et al：Etiology and therapeutic approach to elevated lactate levels. Mayo Clin Proc, 88(10)：1127-1140, 2013.
6) Berend K, de Vries AP, Gans RO：Physiological approach to assessment of acid-base disturbances. N Engl J Med, 371(15)：1434-1445, 2014.
7) Kraut JA, Madias NE：Lactic acidosis. N Engl J Med, 371(24)：2309-2319, 2014.
8) Vernon C, Letourneau JL：Lactic acidosis：recognition, kinetics, and associated prognosis. Crit Care Clin, 26(2)：255-283, 2010.
9) Harvey RT, Miller WT Jr：Acute biliary disease：initial CT and follow-up US versus initial US and follow-up CT. Radiology, 213(3)：831-836, 1999.
10) AMA MANUAL OF STYLE—A Guide for Authors and Editors, 10th edition. SI Conversion Calculator(http://www.amamanualofstyle.com/page/si-conversion-calculator).

シナリオ 6 「屋内で低体温」
思考の早期閉鎖に陥るな！── 診断に違和感がないか常に検討せよ

> **搬送依頼**
> 82歳，女性．自宅内で倒れて動けなくなっているのを家族が発見し，救急車を要請．
> 呼びかけで開眼するが，すぐに傾眠となる．
> 血圧は110/45 mmHg，脈拍は30〜40回/分．体温は腋窩で測定不能（体は非常に冷たい）．

はじめ先生 低体温ですね．冬の時期だからといって家の中で低体温なんか起こるのでしょうか？ もしや薬物中毒とか事件性のあるものを考えないといけないのでしょうか？

すすむ先生 半分正解で半分間違い．薬物中毒による低体温はとても大事な鑑別すべき病態だから，今回も考えたほうがよいというのは正解．でも，屋内だから環境による低体温は起こらないというのは間違い．家の中であっても，どの部屋も暖かいとは限らないし，廊下なんて屋外と変わらぬ寒さなんてことはよくあることだよ．たとえば，自宅内でつまずいて転んで骨折して動けなくなった結果，低体温をきたしてしまうということはありうるよ．体温調節が苦手な子どもや高齢者は特にね．

みちお先生 すすむ先生も慣れてきていますね．いろいろ経験を積んできた証拠でしょうか．頼もしい限りです．はじめ先生も，今回は低体温という事象ですが，ある事象がその状況で起こりうるのだろうかと疑問をもち，ほかの原因でそれが起こりえないだろうかと探る姿勢はいいですね．ERの現場では，当たり前と思ったことの裏に落とし穴が潜んでいることがあるので，「本当にそうなのだろうか？」，「本当にそれでよいのだろうか？」と常に自問自答することが真実の解明につながることがあります．すすむ先生が教えてくださったように，単なる環境曝露による低体温なのか，はじめ先生が疑ってくださったように，何かの病態に続発する低体温なのか調べていきましょう．いつものように，カルテから低体温の誘因になるようなリスクをもっていないか探しておきましょう．

それから，低体温の原因の鑑別も大切ですが，治療としてすみやかに復温を行うことがとても大切です．すぐに復温が開始できるように加温輸液，電気毛布，ヒーターなどを準備しておきましょう．

はじめ先生，すすむ先生 はい！

▶シナリオ6 「屋内で低体温」

0 Preparation

既往歴
- 3年前までは糖尿病，認知症で当院に通院歴あり．その後は自宅近くのクリニックへ通院する方針となり終診．
- 当時は経口血糖降下薬の処方あり．訪問看護を受けている．

はじめ 先生 3年前まで当院に受診していたことがあるようですね．そのときの病名の中に糖尿病があります．認知症もあるようですね．そのためかもしれませんが，訪問看護ありと記載があります．

すすむ 先生 糖尿病があるのであれば，たとえば，SU薬のような経口血糖降下薬が効きすぎて低血糖が起こり，低体温となったという可能性は想定しないといけないね．それに，認知症もあるので薬の量を間違えて多量に飲んでしまったということもありうるね．

はじめ 先生 なるほど．広い意味の中毒ですね．その線が怪しいと思います．

すすむ 先生 まぁ，決めつけずに，ね．低体温だから復温するといっても，はじめ先生まで熱くなりすぎずに．

みちお 先生 その姿勢でしっかり原因を追及していきましょう．ただ，高齢者の場合は，独居であったり，同居家族がいてもその方も高齢であるなど，詳細な病歴や背景の確認が難しいことがありますね．情報の入手の仕方に工夫が必要です．この方の場合は，当院の通院歴も3年前までですので当院のカルテからは現在の状況の把握はできないです．さて，どうしましょう？

はじめ 先生 現在通院しているクリニックに，最近の処方と検査データなどがあればFAXで送ってもらいましょう．

みちお 先生 よいアイデアですね．さらに付け加えるならば，この方は訪問看護も受けているようですね．連絡先がわかれば，そこのスタッフの方々に最近の様子を確認することも1つの選択肢ですね．自宅での生活の様子などは，そちらの方が詳しかったり，発症前の最終接触者である可能性もあったりしますね．

はじめ 先生，**すすむ 先生** なるほどですね．

みちお 先生 臨機応変にさまざまな関係者に連絡をとって情報を集めていきましょう．そろそろ，救急車が到着しますよ．

救急隊からの情報①
- 家の窓が開いていないのを心配して様子を見にいった妹が第一発見者．
- 昨日の午後は，訪問サービスのスタッフが普段どおりであることを確認している．

Ⅱ. 各論

1 Pre-Primary survey

はじめ先生 到着しました．パッと見たところ，全身は血の気がなくて，四肢にはチアノーゼがあります．

"さて，Pre-Primary surveyに取りかかろう．ABCDは……．

「A」(airway)は，声かけで開眼し，弱いけど発語はある．ひとまずOK．

「B」(breathing)は，全体的に胸郭の動きが弱いかな．でも左右差はなし．腹式呼吸なのかな？

「C」(circulation)は，手足の血色悪そう．触ってみると……．うわっ！ すごく冷たい……．しかも脈が触知できない……？ いや，徐脈だけど脈はある．びっくりしたぁ．

「D」(dysfunction of CNS)は，開眼，閉眼の指示は入る．呼びかけに「ハイ」と答えているけど意思疎通は難しい．グーパーはできないな．"

Pre-Primary surveyのまとめ

「A」：発声可能
「B」：胸郭運動が弱く腹式呼吸，胸郭運動の左右差なし，頻呼吸なし
「C」：橈骨動脈の触知可能，徐脈，末梢冷感著明，末梢チアノーゼ
「D」：JCS：Ⅱ-10，GCS：E3 V3 M6

Pre-Primary surveyのプロブレムリスト

#1. 胸郭運動の低下
#2. 徐脈
#3. 末梢チアノーゼ
#4. 意識障害

2 Primary survey

はじめ先生 呼吸が不安定のようなので，まずはマスク5L/分で酸素投与をお願いします．それから低体温が疑われるので，直腸温での体温モニタリングをお願いします．衣服は脱がせて，モニター装着と採血，点滴ルート確保をお願いします．

看護師 わかりました．

すすむ先生 ちょっと待って．低体温の状態では，刺激があると心室細動などの不整脈を誘発することがあるといわれているんだよ[1]．徐脈もあるし，除細動器付き心電図モニターにしよう．濡れた服を脱がすときなど，急な体位変換は刺激になるので急ぎながらも慎重に行うようにしよう．

はじめ先生，看護師 わかりました．

バイタルサイン

血圧：114/42 mmHg，心拍数：38回/分，呼吸数：18回/分，SpO$_2$：100％（マスク5L/分），
体温：29.7℃（直腸温），29.3℃（腋窩温）

はじめ先生 Primary surveyを行います．シーソー呼吸や陥没呼吸はありませんが，やはり胸郭の動きは悪く，呼吸音も弱い印象です．聴診では，すぐ聞いてわかるような明らかな肺雑音はありません．AとBはPrimary surveyとしては大丈夫だと思いますが，気になるのでSecondary surveyで詳しく評価しておいたほうがいいかもしれません．C（circulation）については，心拍数は38回/分と徐脈ですが，ひとまず血圧は保たれています．心エコーでパッと見た感じでは，左心室の動きは保たれていて下大静脈は吸気で虚脱します．心嚢液・胸水・腹水はありません．D（dysfunction of CNS）についてですが，意識レベルは先ほどと同じです．共同偏視や瞳孔左右差はありません．四肢は動かしている様子はないですが十分に従命できず，すぐに評価は困難です．以上がPrimary surveyです．まずCの安定化が必要です．アトロピンは要りますか？

すすむ先生 そうだね．今のところ，徐脈によって循環が破綻しているって印象ではないから，アトロピンの投与は待とうか．これから増悪してきたらいつでもペーシングや除細動できるように除細動器付き心電図モニターにしているしね．で，実際に直腸温での体温はどう？

はじめ先生 直腸温でも29.7℃です．どおりで冷たいわけですね．こんな低い体温は初めてみました．

みちお先生 分類上は中等症の低体温（**表Ⅱ-38**）となりますね[2〜4]．中等症以上の低体温は全身の合併症も伴っていることが多いので，よりいっそう気を引き締めないといけません．そして，34℃以下の低体温は濡れた服を着替えることや毛布をかけるといった受動的な復温方法だけでは復温は難しいとされています[5]．まずは体外から能動的に加温しましょう．先ほど準備しておいた電気毛布や42℃に加温した輸液を使いましょう．それから，低体温の状況では低体温利尿と呼ばれる病態が生じることは知っていますか？ もともと意識が悪くて飲水できていないことに加えて，低体温利尿によって体液量が減少していることが多いのでしっかり輸液をする必要がありますよ[1,2]．

表Ⅱ-38 低体温の分類と症状

分類	体温	症状
軽症	32〜35℃	シバリングあり 高血圧，頻脈，頻呼吸 低体温利尿 膀胱弛緩 構音障害，失調，反射亢進，筋緊張亢進 麻痺性イレウス
中等症	28〜32℃	シバリング消失 低血圧，徐脈，低換気 QT延長，Osborn J波出現 電解質異常，高血糖 意識障害，瞳孔散大，反射減弱，筋強剛 凝固能低下，血液濃縮 膵炎，胃粘膜びらん
重症	〜28℃	心室細動(VF)/心室頻拍(VT)，心静止(Asys)，心房細動(Af)，伝導ブロック 急性呼吸促迫症候群(ARDS) 横紋筋融解症 乏尿 昏睡，対光反射消失 → "脳死"様の神経所見へ至る 播種性血管内凝固症候群(DIC)，出血傾向

(文献3，4)より作成)

🩺 **はじめ先生** わかりました．Primary surveyの心エコーで確認した限り，輸液負荷しても大丈夫そうでしたので輸液全開投与を行います．

🌱 **すすむ先生** 意識が悪いのもこの低体温なら説明つくし，呼吸音の減弱は低体温が原因かもしれないね．ただ，今は原因よりもその程度の評価を優先しよう．血液ガスの結果が出たよ．どう？

血液ガス(動脈)の結果

pH：7.336，PaO₂：194.4 mmHg，PaCO₂：52.4 mmHg，HCO₃⁻：28.1 mEq/L，Na⁺：137 mEq/L，K⁺：4.2 mEq/L，Cl⁻：99 mEq/L，Lactate：9.0 mg/dL，Glu：225 mg/dL

🩺 **はじめ先生** Anion gap (AG)は9.9 mEq/Lです．順を追って解釈した結果，呼吸性アシドーシスと代謝性アルカローシスがありました(解釈の過程はp.188を参照)．呼吸性アシドーシスは，意識が悪いことに加えて低体温そのものによる低換気によると考えます．代謝性アルカローシスは，低体温に伴う循環不全が原因でしょうか？

🌱 **すすむ先生** そうだね．血液ガス分析の解釈はよくできているね．今の状況からも矛盾はないと思う．ただし，低体温だけでよいのか，来院前にはじめ先生が考えていたように，ほかの原因がないかはもう少しデータを集めて判断することにしよう．

> シナリオ6 「屋内で低体温」

Primary surveyと血液ガスのまとめ

「A」：シーソー呼吸・陥没呼吸なし，stridorなし
「B」：呼吸数：18回/分，SpO₂：100％（マスク5L/分），呼吸音減弱（左右差なし），呼吸性アシドーシス
「C」：血圧：114/42mmHg，心拍数：38回/分，心臓の明らかな壁運動異常なし，下大静脈径の呼吸性変動あり，心嚢液・胸水・腹水なし，末梢チアノーゼ，代謝性アルカローシス
「D」：JCS：II-10，GCS：E3 V3 M6，共同偏視なし，瞳孔左右差なし

Primary surveyのプロブレムリスト

\#1．呼吸性アシドーシス
\#2．胸郭運動の低下，呼吸音減弱
\#3．徐脈
\#4．末梢チアノーゼ
\#5．代謝性アルカローシス
\#6．意識障害
\#7．低体温（29.7℃）
\#8．高血糖

3 初期検査提出

2 Primary survey を参照．実際の診療では **2** と同時進行となることが多い．今回は血液検査（血算，生化学，凝固）に加え，尿検査をオーダーした．

4 Secondary survey

🌱 **はじめ先生** 呼吸性アシドーシスはありますが高度ではなく，復温による意識の改善もあると思うので様子をみたいと思います．徐脈も残存していますが，増悪せず安定していますのでSecondary surveyに進みます．低体温の原因を探るためにも状況の確認をしてきますので，すすむ先生，自分が離れている間にバイタルサインの変化がないかモニターの確認をお願いします．

🌱 **すすむ先生** OK！ よろしく．

＜問診中＞

🌱 **はじめ先生** 遅くなりました．情報を入手してきました．

救急隊からの情報②

- 現場到着時，自宅の寝室から出たところの廊下に腹臥位で倒れていた．寝衣を着ており，台所には食事をとった形跡はなかったため，前日夜から倒れていた可能性がある．

- 吐物なし．自宅内に薬の空包の散乱なし．
- 寝室に暖房はあるがスイッチは入っておらず部屋は寒かった．

救急車に同乗してきた妹からの情報
- 高血圧，糖尿病，脂質異常症で近医通院中．認知症があり要介護1．独居．
- 妹は近所に住んでいる．杖歩行でADLは自立しているが買い物，交通機関などの利用はひとりではできず，主に妹が面倒をみている．
- 週に3回，訪問サービスを受けており，買い物，掃除，入浴の介助を受けている．
- よく転倒することがある．
- 薬は妹が曜日ごとに仕分けした箱から自分でとって服薬している．
- 搬送前日の夕方（搬送20時間前）に自宅を訪問した際は普段どおりであった．

薬剤歴
＜妹が持参したお薬手帳より＞
バルサルタン（80 mg）1錠 分1 朝食後（ARB）
グリメピリド（1 mg）1錠 分1 朝食後（SU薬）
ピオグリタゾン（15 mg）2錠 分1 朝食後（チアゾリジン系血糖降下薬）
アトルバスタチン（10 mg）1錠 分1 朝食後（スタチン系脂質異常症治療薬）
ドネペジル（5 mg）1錠 分1 朝食後（認知症治療薬）

すすむ先生 うん，日常生活の様子が具体的にイメージできるような病歴が聞けたね．

はじめ先生 ありがとうございます．

すすむ先生 病歴からは寝室から出たあとに動けなくなった可能性が高いね．よく転倒するというエピソードがあるから，今回も転倒した可能性もあるね．情報も増えたところで，寒冷曝露以外の低体温の原因にも目を向けておこう．

> ### ▶ commonな低体温の原因 "SEND～直ちに搬送せよ"
> **S**：sepsis（敗血症）
> **E**：endocrine/environment（甲状腺機能低下，下垂体機能不全，副腎不全，低血糖／環境曝露）
> **N**：neurogenic（視床下部障害，脊髄損傷，広範囲の脳障害）
> **D**：drug（薬剤（β遮断薬，抗精神病薬，ベンゾジアゼピン，オピオイドなど），アルコール）

（文献4）より作成）

すすむ先生 低血糖はなさそうで，アルコールや，処方内容から薬剤性も可能性はなさそうだね．情報がある程度加わった今でも，やはり環境曝露が一番確率が高そうというのは変わらないね．

はじめ先生 可能性は低いとは思いますが，敗血症も考えておかないといけないですね．血液培養2セットも採取しておきます．

みちお先生 そうですね，今回のはじめ先生のように，"きちんと"当たり前のことを

▶シナリオ6 「屋内で低体温」

当たり前にやるというのはとても大切なことですね．気を抜いたときに，まさかという出来事が起こるものですし，そのときには手遅れとなっていることも多いですから．

＜診察中〜搬送後20分が経過＞

> **バイタルサイン**
>
> 意識：GCS：E4 V4 M6（名前，場所が言えるまで改善）
> 血圧：80/42 mmHg，心拍数：46回/分，呼吸数：20回/分，SpO$_2$：100％（マスク5L/分），
> 体温：30.8℃（直腸温）

◉敗血症

はじめ先生 復温に伴い意識レベルが改善してきました．加温生理食塩水が1,000 mL投与し終えようとしていますが，血圧が低下してきています！

すすむ先生 あれ？　やっぱり敗血症なのか？　加温生理食塩水を全開で追加して．

みちお先生 敗血症の可能性は否定できませんが，血圧低下のタイミングが都合よすぎるかもしれません．まずは復温に伴うrewarming shock（→ Mini Lecture）のほうが考えやすいですね．

はじめ先生，すすむ先生 わかりました．

すすむ先生 輸液に反応して血圧は上がってきた．ひとまずは安心かな．Secondary surveyを続けよう．

＜診察中＞

はじめ先生 頭部に明らかな外傷なく，顔面や頸部も異常ないです．甲状腺も明らかな腫大はなさそうです．胸部聴診では，心音は正常．呼吸音はやはり減弱していますが，副雑音は聞こえません．腹式呼吸で胸部の動きは弱いです．腹部は平坦軟で，蠕動音は正常，圧痛はなし．長時間倒れていたようですが褥瘡はできていません．直腸診では，血便などはありませんが肛門括約筋のトーヌスが低下している印象です．手指・足趾のチアノーゼは改善し，浮腫はありません．

　意識が戻ってきたので神経診察を再度行います．脳神経は異常ありません．四肢の筋力は今も離握手や膝立てはできません．低体温の影響がまだ残っているのかもしれ

Mini Lecture

rewarming shock

低体温利尿などによって体液量が減少している状況で，復温に伴い末梢血管が拡張すると，血管内容量がより減少し，血圧低下をきたす現象[4]．

＊この現象は存在しないという意見もあるが，実際に，復温の途中で血圧低下を経験すること自体は少なくない．

ないですね．腹部や四肢の圧痛に関しても，あいまいな返事ですね．まだ状況がわかっていないのかな．Babinski反射は陰性です．結局，これといった所見はとれていない印象ですね．

🌱 **すすむ先生** うーん，何か違和感はあるんだけども……．とりあえず，血液検査もみてみよう．

● 血液検査

<血算>		<生化学>			
WBC	7,330 /μL	AST	24 U/L	AMY	77 U/L
RBC	462万 /μL	ALT	15 U/L	CRP	0.05 mg/dL
Hb	13.2 g/dL	LDH	288 U/L	TP	6.3 g/dL
Ht	42.3 %	ALP	307 U/L	NH_3	15 μg/dL
Plt	24.5万 /μL	γ-GTP	12 U/L		
		T-Bil	1.7 mg/dL	<尿定性>	
<凝固>		CK	241 U/L	比重	1.030
PT%	95.0 %	Alb	3.8 g/dL	pH	6.5
APTT	31.4 秒	BUN	52 mg/dL	タンパク	2＋
		Cr	1.4 mg/dL	潜血	±
		Na	137 mEq/L	尿糖	3＋
<内分泌>		K	4.2 mEq/L	ケトン	±
HbA1c	5.5 %	Cl	99 mEq/L	WBC	—
TSH	0.98 μIU/mL	Ca	9.0 mg/dL	亜硝酸	—
free T_4	1.34 ng/dL	Glu	225 mg/dL		
cortisol	42.5 μg/dL				

🩺 **はじめ先生** 思ったよりデータは悪くないですね．BUNやCrが少し高いかなと思いますが，体液量減少の結果であったり，もともと腎機能が悪かった可能性もあるし，特にこれまで得た情報に加わるような新たな情報はなさそうです．最初はオーバートリアージでもよいと思い，いろいろ可能性を考えてみましたが，やっぱりつまずいて転倒し，骨折などをして動けなくなり，そのまま環境曝露による低体温となった可能性でいいんじゃないでしょうか．骨折の確認に，椎体や大腿骨頸部の圧痛の確認やX線を追加で撮りましょう．

🌱 **すすむ先生** うーん，そうだといいんだけど……．見落としがないか，ひとまずプロブレムリストで整理してみよう．

> シナリオ6 「屋内で低体温」

> **Secondary surveyの プロブレムリスト**
>
> #1. 呼吸性アシドーシス
> #2. 胸郭運動の低下，呼吸音減弱
> #3. 徐脈
> #4. 末梢チアノーゼ
> #5. 代謝性アルカローシス
> #6. 意識障害
> #7. 低体温（29.7 ℃）
> #8. 糖尿病・高血糖
> #9. 肛門括約筋のトーヌス低下
> #10. 四肢脱力
> #11. 腎機能異常（BUN：52 mg/dL，Cr：1.4 mg/dL）

🔵 **はじめ先生** 今までのプロブレムリストに所見を書き加えました．List upは完了です．つぎは，ENTerの項目を多く満たすプロブレムを，優先順位が高いプロブレムとして優先順位づけ（Prioritization）をするんですよね．

> **優先順位の高いプロブレムを示す "ENTer"**
>
> E：emergency（バイタルサインへの影響度が高いもの〔現段階だけでなく，今後悪くなると予想される場合も含む〕）
> N：new-onset（新たに発症したもの〔慢性の病態の急性増悪も含む〕）
> Ter：treatable（治療可能なもの〔ERで，もしくは入院初日に〕）
> ＊これらの頭文字をとって，"ENTer"＝"入口"と覚える．

🔵 **はじめ先生** 優先順位づけをすると，こんな感じでしょうか？

⬇

⬇

⬇

II. 各論

⬇

- 💣💣💣 呼吸性アシドーシス
  - 💣 胸郭運動の低下, 呼吸音減弱
- 💣💣💣 徐　脈
  - 💣 末梢チアノーゼ
- 💣💣 代謝性アルカローシス
- 💣💣 意識障害
- 💣💣💣 低体温
  - 💣 糖尿病・高血糖
  - 💣 肛門括約筋のトーヌス低下
  - 💣 四肢脱力
  - 💣 腎機能異常

"ENTer"の項目のすべてを満たすプロブレムは ■
2つを満たすプロブレムは ■
1つを満たすプロブレムは ■

🧑‍⚕️ **はじめ先生**　意識障害はすみやかに改善してきているので，優先順位を落としました．

最優先となるプロブレムは徐脈と低体温となりますが，徐脈は低体温の合併症として説明できますし，改善傾向です．

次に優先順位が高いプロブレムの意識障害も，復温のタイミングと一致して改善してきているので低体温の合併症で説明がつきますし，血液ガスの解釈のときに考えたように呼吸性アシドーシスは意識障害の結果として低換気となったとも，低体温による低換気とも説明がつきます．

そして，ほかの優先順位が低いプロブレムも，もともとあったか低体温の合併症で説明つきますよね．

つまり，こんな感じにプロブレムは統合（Grouping）できるということですね？

⬇

⬇

⬇

▶ シナリオ6 「屋内で低体温」

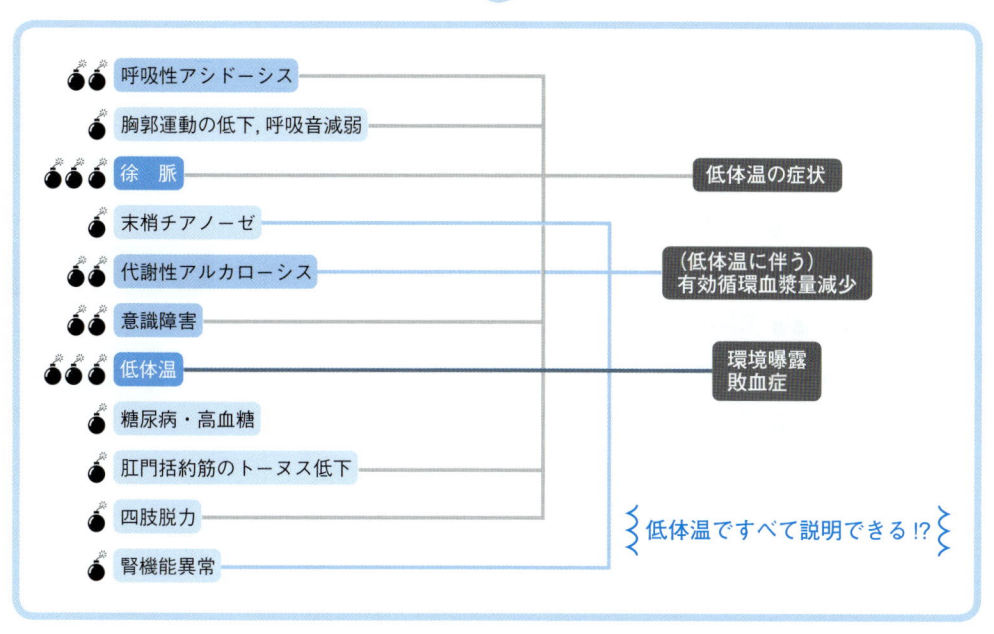

⬇

```
💣💣 呼吸性アシドーシス ─────────────┐
 💣 胸郭運動の低下, 呼吸音減弱 ──────┤
💣💣💣 徐 脈 ────────────────────────┤     ┌──────────────┐
 💣 末梢チアノーゼ ──────────────────┤     │ 低体温の症状 │
💣💣 代謝性アルカローシス ───────────┤     └──────────────┘
 💣 意識障害 ────────────────────────┤     ┌──────────────────┐
💣💣💣 低体温 ───────────────────────┤     │（低体温に伴う）  │
 💣 糖尿病・高血糖                    │     │ 有効循環血漿量減少│
 💣 肛門括約筋のトーヌス低下          │     └──────────────────┘
 💣 四肢脱力                          │     ┌──────────────┐
 💣 腎機能異常                        │     │ 環境曝露     │
                                      │     │ 敗血症       │
                                      │     └──────────────┘
```

〈 低体温ですべて説明できる!? 〉

🌱 **すすむ先生** いや, 低体温ですべて説明するのはダメだね. 書き出して考えてみると, さっきの違和感の原因がわかりました.

☠ **みちお先生** 情報がまとまっていない状態ではモヤモヤとした違和感程度であったものが, このようにプロブレムリストに書き出して見渡してみると, 整理されておかしさに気づけるということですね.

🌱 **すすむ先生** そうなんです. 四肢脱力や胸郭運動の低下が意識障害や低体温に伴うものであれば, 来院後に意識障害と低体温が改善してきているのに, 四肢脱力や胸郭運動の低下がそのままというのはおかしいですよね.

☠ **みちお先生** そうですね. 今回のように, **ERでは症状が良くなったり悪くなったり推移していきます. それに応じてその他の症状も変化するか, もしくは変化しないか, と気を配る**ことができるようになると, よりよいということがわかりましたね.

🌱 **すすむ先生** はい, 気づけてよかったです. 安易にこれらの症状をすべて低体温の症状で結びつけてはいけなかったと反省しています. 低体温やそれに伴う意識障害だけで説明できない症状・所見の真の原因を探るために追加検査が必要ですね.

⬇

⬇

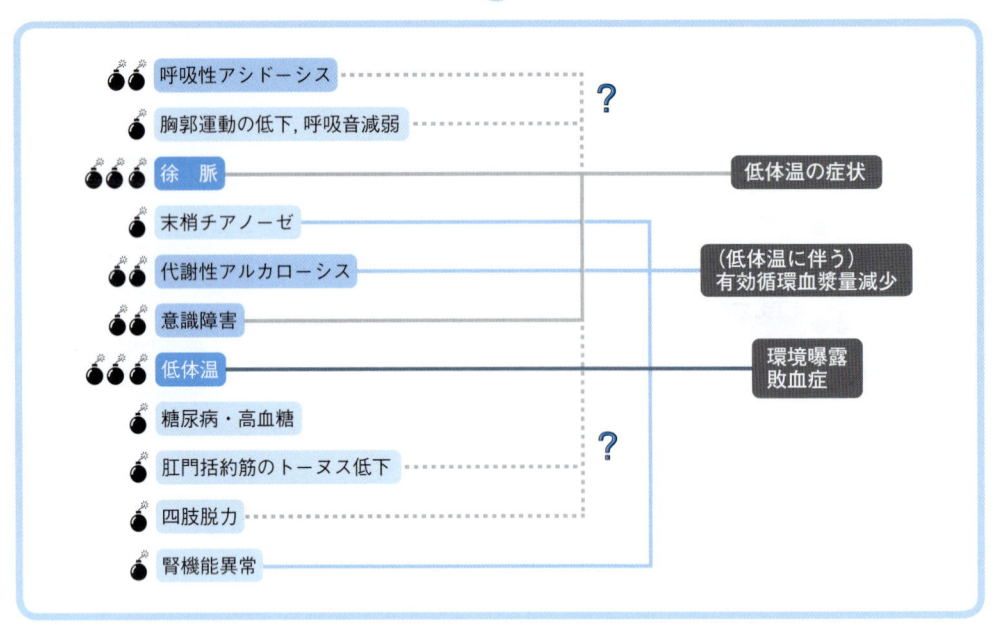

II. 各論

```
┌─────────────────────────────────────────────────────┐
│  💣💣 呼吸性アシドーシス                              │
│  💣 胸郭運動の低下，呼吸音減弱 ─────────── ？          │
│  💣💣💣 徐　脈 ──────────────── 低体温の症状          │
│  💣 末梢チアノーゼ                                   │
│  💣💣 代謝性アルカローシス                            │
│  💣 意識障害                   （低体温に伴う）       │
│                                有効循環血漿量減少     │
│  💣💣💣 低体温 ─────────────── 環境曝露              │
│                                敗血症                │
│  💣 糖尿病・高血糖                                   │
│  💣 肛門括約筋のトーヌス低下 ─────── ？               │
│  💣 四肢脱力                                         │
│  💣 腎機能異常                                       │
└─────────────────────────────────────────────────────┘
```

> 🧑‍⚕️ **はじめ先生** あちゃー．すみません．最初はいろんな可能性について考えなきゃと思っていたのに，いつの間にか，これなら"一元的に説明できる"と思い込んでしまっていました．

> 👨‍⚕️ **みちお先生** その考え方はオッカムのカミソリ（Occam's razor）ですね．対照的な言葉としてヒッカムの格言（Hickham's dictum）という言葉もあります（→ **Mini Lecture**）．いずれも重要な考え方で，多くの場合，オッカムのカミソリが示すように1つの原因です

💬 Mini Lecture

オッカムのカミソリ（Occam's razor）とヒッカムの格言（Hickham's dictum）

　オッカムのカミソリとは，William of Occamが述べた "Plurality must not be posited without necessity."という言葉がもとになっており，医学臨床推論の世界では，「まれな疾患が2つ以上同時に存在することは少ない」，「目の前の事象をできる限り一元的に説明すべき」という意味で使われる．

　ヒッカムの格言とは，John Hickhamが述べた "A patient can have as many diagnoses as he darn (damn) well pleases."という言葉がもとになって，「どの患者も偶然に複数の疾患に罹患しうる」，「目の前の事象が複数の原因によって生じている可能性を検討すべき」という意味で使われる．

＊William of OccamのOccamとは姓ではなく，"Occamという地方"という意味で出身地を示している．

（文献6，7））

べてを説明するように心がけるのはよいことです．ただし，特に高齢者やERに運ばれてくるような重症患者は，ヒッカムの格言が通用するような複数の病態・疾患を同時に抱えていることも多いんです．まさに今回の症例はそのような例なのかもしれません．常にオッカムのカミソリとヒッカムの格言の両方を心にとどめておくと，先ほどから議論していた「自分の思考の違和感」に気づきやすくなるかもしれませんね．

- **はじめ 先生** うーん，なるほどですね．

5 追加検査提出，治療介入

- **すすむ 先生** それでは原因を検索していこう．つまり，四肢脱力の原因の鑑別になるね．はじめ先生，鑑別診断は思い浮かぶ？ どういう検査を追加する？

- **はじめ 先生** えーっと，……．神経所見の鑑別診断って，学生のときから難しくて敬遠しているんですよ……．

- **みちお 先生** そうですね．神経所見の鑑別診断は，症状のある場所と病因がある場所が離れている場合があること，そして，そのせいで1つの検査ではそのすべての場所の評価ができない（病変部位として，脳を疑えば頭部CT・MRI，脊髄なら脊髄のCT・MRI，末梢神経なら神経伝導検査のように，すべてを網羅的に検査で評価しようとするとERでは行いきれない検査の数になってしまう）ことが，難しく感じる1つの要因ですね．

　まず，①大雑把な解剖学的な枠組み（たとえば脳，脊髄，末梢神経，神経筋接合部，筋肉など）でそれぞれの部位らしい所見，らしくない所見を覚えて，それらを組み合わせて病変部位を特定します．そして，②その部位を侵す疾患は何があるか考えてその疾患に特異的な検査を追加する，という二段構えの診断プロセスとなります．神経の専門家の先生は，脳の中の部位や脊髄の高さ，末梢神経の種類までもっと細かく分けていらっしゃるかもしれませんが，まずは検査をすべき場所を特定できる程度の大雑把な分類に分けることから始めましょう（表Ⅱ-39）．脳のどの部位に病変があるかはわからなくても，脊髄や末梢神経よりも脳の病変を強く疑うことができれば，行うべき検査を絞ることができるようになると思います．今回はどうでしょうか？

- **すすむ 先生** 今回は，意識障害は著しく改善しているから，意識障害なしと考えると，脳神経症状もないのに四肢の筋力低下を生じていることから脳以外を考えたいね．

- **はじめ 先生** 腱反射も消失しているから末梢神経でしょうか？

- **すすむ 先生** そうかもしれないけど，いくらGuillain-Barré症候群が急速に進むといっても廊下を歩いている途中で動けなくなるくらい速く進行するかな？ 周期性四肢麻痺も，朝起きたときに動けないというエピソードが典型例だから合わないよね．よく転倒するというエピソードもあるから，歩いている途中に転倒して脊髄損傷した可能性はどうかな？ 脊髄損傷でも超急性期は脊髄ショック期（表Ⅱ-39）といって反射がすべて低下する期間がありえるよ．

- **はじめ 先生** 確かにそうですね．じゃあ，まずは頸部のCTを追加します．

II. 各論

表II-39 急性の四肢筋力低下の鑑別診断

部位／症状	意識障害 脳神経症状	腱反射	病的反射 （Babinski反射など）	具体的な疾患の例
脳	+のことがある	急性期は 正常〜低下	+	（特に脳幹部の）出血・梗塞
脊髄			+ 脊髄ショック期*は −のことがある	横断性脊髄炎 急性硬膜下・硬膜外血腫 脊髄梗塞（頸髄） 椎間板ヘルニア 後縦靱帯骨化症＋外傷
末梢神経	−	低下		Guillain-Barré症候群
神経筋接合部		正常	−	重症筋無力症クリーゼ ボツリヌス中毒 有機リン中毒
筋肉		低下		周期性四肢麻痺

注：これらの解剖学的部位と症状の対応表は絶対的なものではない．また，新旧を問わず複数の病変（たとえば大脳病変＋末梢神経障害など）を認める場合は，上記を逸脱する所見となる．

＊：脊髄ショック≠神経原性ショック
　脊髄ショックとは，横断性脊髄病変の発症初期にみられる一過性の神経機能低下のことを指し，血圧低下の有無は問わないが，一過性に消失する状態をいう[8]．
　神経機能低下とは，病変レベル以下の弛緩性麻痺・感覚消失・腱反射低下・自律神経機能低下，弛緩性膀胱・腸管の運動低下などをいう．

みちお先生　はい，上肢の症状は胸髄や腰髄では説明できないので頸髄病変を狙ってということですね．少し考えていただきたいのは，低体温のときは凝固系カスケードの酵素活性が低下して凝固能は低下します．しかし，検査室に運ばれた検体は，一律に37℃に温度を調整して測定するので検査結果は体内の状況（実際の凝固能）を反映せず，一見正常にみえることがあります[9]．今回の血液検査も一見正常ですが，もしかすると体内では凝固能が低下している可能性があります．ですので，万が一のことを考えて頭部のCTも同時にとりましょう（図II-16）．

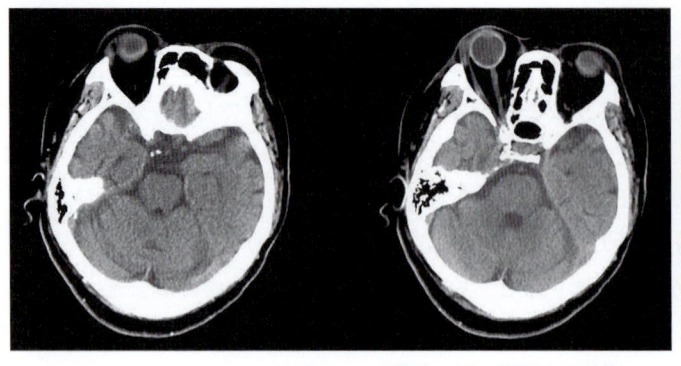

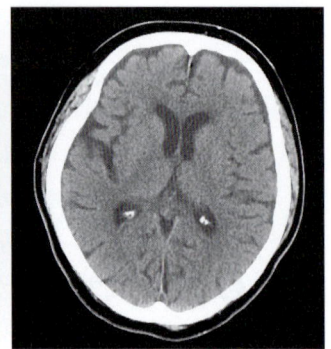

⊙頭部CT

図II-16　頭部CT画像
頭蓋内出血なし，明らかな脳梗塞なし．

◉頸部CT

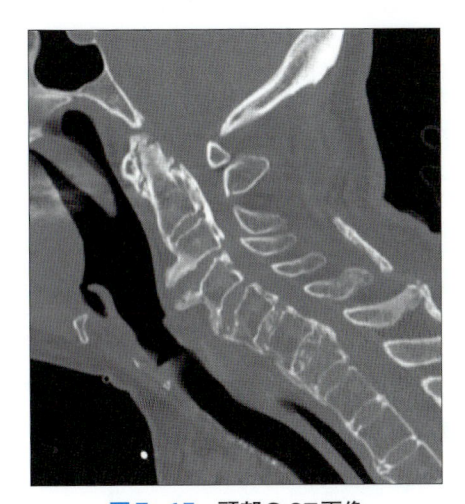

図Ⅱ-17　頸部のCT画像
頸椎の明らかな骨折はなし．椎体後面に縦走する石灰化があり，後縦靱帯骨化症とそれに伴う脊柱管狭窄症の所見として矛盾しない．

🧑‍⚕️ **はじめ 先生**　頭部には明らかな異常はなさそうですね．頸椎に後縦靱帯骨化症の所見があり，脊柱管は狭窄しています(図Ⅱ-17)．とすると，つまずいて前のめりに倒れて頭を打って頸髄損傷になったという可能性が有力になるのですね．これなら先ほどの改善しない四肢の脱力や呼吸筋の筋力低下も説明がつきますね．もしかしたら徐脈や呼吸性アシドーシスもこの影響があるかもしれない，とかでしょうか？

🧑‍⚕️ **すすむ 先生**　そうかもしれないね．その結果は復温や全身状態の管理がすべて終わってからわかることだね．

⬇

⬇

⬇

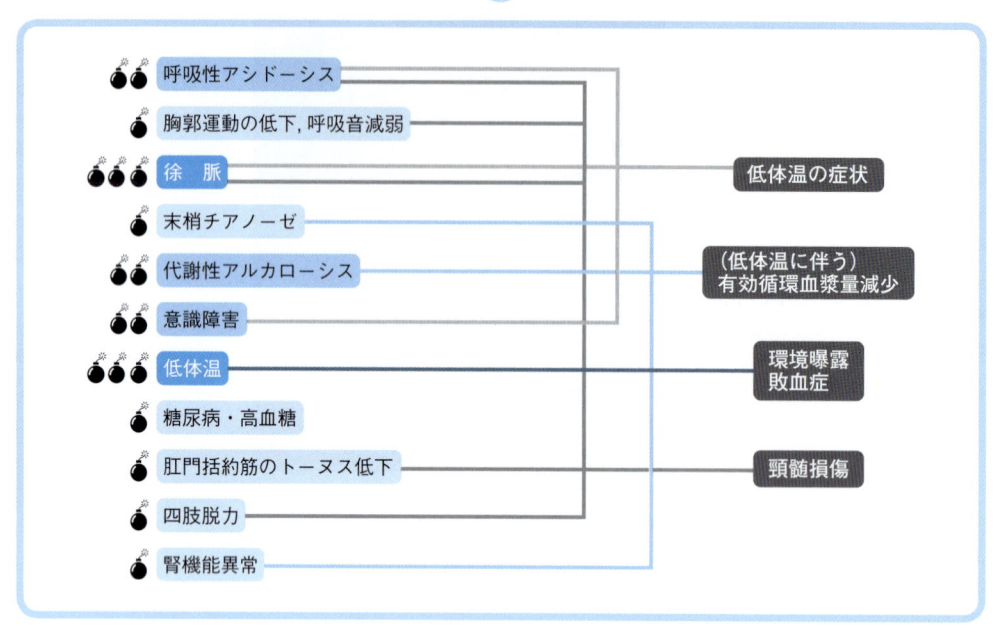

II. 各論

```
💣💣💣 呼吸性アシドーシス ─────┐
💣    胸郭運動の低下，呼吸音減弱      │
💣💣💣 徐 脈 ────────────── 低体温の症状
💣    末梢チアノーゼ ─────────┐
💣💣💣 代謝性アルカローシス ──── (低体温に伴う)
💣💣  意識障害                有効循環血漿量減少
💣💣💣 低体温 ─────────────  環境曝露
💣    糖尿病・高血糖              敗血症
💣    肛門括約筋のトーヌス低下 ──── 頸髄損傷
💣💣  四肢脱力
💣    腎機能異常
```

🔵 **はじめ先生** 敗血症の可能性は，もう消してもいいんじゃないでしょうか？

⚫ **みちお先生** たしかに，転倒して頸髄損傷となったため動けず，寒冷曝露を受け，低体温をきたしたというストーリーですべてが説明可能です．しかし目撃者がいないので，転倒した原因はご本人が完全に覚醒し，そのときのことを思い出して話してくださったときに初めてわかるのです．たとえば敗血症でもうろうとしていて転倒につながった可能性や，実はなんらかの理由でけいれんをして転倒した可能性だってゼロではありません．しかもこれらは治療可能で（curable），致死的になりえる（critical）疾患です．今，この状況で積極的にこれらすべてをカバーしていくという必要性はありませんが，緊急性や予後を意識して重大な見逃しを防ぐといった姿勢として頭の片隅にこれらの可能性を残しておく必要があるのです．そして，引き継ぐときにはその旨をしっかり伝えておくことも重要ですよ．ぜひとも**ERや救急外来では「負けない診断」**[*1]**を心がけて**ほしいと思います．そして，今回のように頸髄に障害があったとすると，もしそれよりも低位の脊髄にも障害があったとしても気づきにくいと思います．ですので，ないだろうとは思いながらも胸腰椎のX線検査かCTを追加しておきましょう．そのうえで，入院の依頼と整形外科の先生に相談しましょう（Disposition）．

🔵 **はじめ先生** 整形外科の先生に相談とは，緊急減圧が必要になりそうかもしれないということでしょうか？

⚫ **みちお先生** よいところに気がつきましたね．すすむ先生はどう思いますか？

🟢 **すすむ先生** 復温中でバイタルサインも不安定ですので，まずは全身管理が優先だと

[*1] 重大な見逃しを防ぐことを第一義とすること．

思います．早期除圧術は今の状況では難しいような気がします．

みちお先生 たしかにそう感じますね．まず，受傷機転もはっきりせず，いつ受傷したかもはっきりしないケースです．そして，すすむ先生がおっしゃるように復温中でバイタルサインも不安定ということもあるので，私もまずは全身管理をしっかりすることが先決だと思います．しかし，圧迫の程度や症状の程度によっては，それでも減圧が必要な可能性もあるかもしれませんし，急性期のステロイド療法などの治療法も選択肢としてあると聞きます．これらの治療の適応は専門性が高いので，疾患の治療経験のない私たちでは判断しないほうがよいと思います．せっかく迅速に診断をつけることができたのに，あとから悔やむことがないように一度治療方針を専門の先生に伺っておきましょう．

> **最終的な プロブレムリスト**
>
> #1. 低体温（意識障害，徐脈，末梢チアノーゼ，呼吸性アシドーシス，代謝性アルカローシス，腎機能低下）
> #2. 頸髄損傷（四肢脱力，胸郭運動の低下，肛門括約筋のトーヌス低下）
> *ただし，これらに至る原因は確実には特定できていない．現段階では，偶然の転倒＞敗血症，けいれん発作と考えているが，入院後に再確認が必要．

本症例のTurning Point

- 一見すると病態を一元的に説明することができると感じても，慎重を期しプロブレムリストとしてまとめ，それ以外の原因の可能性を検討することで背後に潜む（合併する）重要疾患をつきとめた（ヒッカムの格言の応用）．
- 症状の「時間経過に伴う推移」に目を向け，隠された疾患の診断に至るヒントを見つけた．

Ⅱ. 各論

本症例の血液ガス解釈

pH：7.336，PaCO₂：52.4mmHg，HCO₃⁻：28.1mEq/L，Na⁺：137mEq/L，K⁺：4.2mEq/L，Cl⁻：99mEq/L，Lactate：9.0mg/dL

【1】　pHをみて，アシデミアかアルカレミアか判断する

- pH＝7.336＜7.40であるのでアシデミア．

【2】　アシデミア（アルカレミア）の主となる原因が，呼吸性か代謝性か判断する

- PaCO₂とHCO₃⁻に着目して，どちらが今回のアシデミアの主となる原因か考える．
- アシデミアの状況で，PaCO₂：52.4mmHg＞40mmHgであるので，主となる原因は呼吸性アシドーシスとわかる．

【3】　AG（＝Na⁺－Cl⁻－HCO₃⁻）からAG上昇性代謝性アシドーシスの有無を判断する

- AG＝137－99－28.1＝9.9mEq/Lとなる．
- AG＞12mEq/Lでないため，AG上昇性代謝性アシドーシスの合併はないとわかる．Albの値が出ていないのでこの時点では正確に判断することはできないが，この段階でできる限りの判断でよい（血液ガスの解釈の目的は，起こりうる病態を迅速に予測することにあるため）．Albの結果が出て明らかに補正が必要な場合（高度な低アルブミン血症など）には，補正後に再度解釈を行う（実際には，解釈が大きく変わってしまう場面は少ない）．
- 本症例でもAlb：3.8g/dLという値がわかった時点で補正AGを計算してみると，AG＋2.5×(4－3.8)＝9.9＋0.5＝10.4となり，やはりAG上昇性代謝性アシドーシスは合併していないとわかる．

【4】　AGが上昇している場合，⊿AG（＝AG－12）から補正HCO₃⁻（＝HCO₃⁻＋⊿AG）を計算し，補正HCO₃⁻を用いてAG正常代謝性アシドーシス，代謝性アルカローシスの有無を判断する

- AGは上昇していないので，今回はこの項目は考えなくてもよい．

【5】　代償式を用いて代償性変化が予測範囲内か確認し，さらなるアシドーシス，アルカローシスの有無を判断する

- ＊呼吸性，代謝性のいずれが主座でも実測HCO₃⁻で代償の有無を判断する．
- 主となる酸塩基平衡異常は急性の呼吸性アシドーシスなので，急性経過の代償式は「予測HCO₃⁻＝0.1×実測PaCO₂＋20」となり，0.1×52.4＋20＝25.24mEq/Lとなる．実測HCO₃⁻＝28.1＞予測HCO₃⁻となり，代謝性アルカローシスの合併があることがわかる．

【6】　上記の項目で検出された酸塩基平衡異常の，それぞれの原因となる病態を考える

- 上記の項目で，呼吸性アシドーシスと代謝性アルカローシスの2つの酸塩基平衡異常を拾いあげることができた．それぞれの原因について，本症例の症状や病歴に合わせて検討していく．
- 来院時の段階で得られる情報からは，呼吸性アシドーシスは低体温およびそれに伴う意識障害による低換気によるもので，代謝性アルカローシスは，低体温利尿などによる循環不全を反映していると考えることができる．病歴や状況と矛盾はしないため，初療の段階ではこれらの病態の可能性を念頭に置き，循環を改善しようと復温や輸液負荷を行うことは理にかなっている．
- また，最終的な診断を踏まえて考えるとすると，頸髄損傷をきたしていることがわかった．頸髄損傷の場合，C4より上位では横隔膜麻痺による呼吸停止が，下位頸髄～上位胸髄では肋間筋麻痺による低換気が生じる．"最終的には"本症例では頸髄損傷があることがわかり，それによる胸郭の運動低下が呼吸性アシドーシスの原因となった可能性がある．これらは来院時の血液ガス解釈

188

▶シナリオ 6 「屋内で低体温」

のときには誰も予想不可能であり，来院時点では想定する必要はない．しかし，もしも前述のように血液ガスの異常が低体温に伴うものだけであると考えたなら，復温が進み，体温や意識が改善してきたと判明した時点で2回目の血液ガスを採取すべきである．この時点でも遷延する，もしくは増悪する血液ガスの異常があれば，低体温だけで説明することができない病態が存在する可能性を考える必要がある．このときに頸髄損傷の可能性を想起することができればよい．

以上をまとめると，来院時の血液ガスからは低体温とそれに伴う意識障害による低換気と，低体温利尿などによる循環不全を想定し，十分な輸液と復温を行うことができる．そして，復温後に2回目の血液ガスをとり，改善していれば低体温による変化であったと判断でき，不変もしくは増悪していれば頸髄損傷などそれ以外の原因の可能性を疑うことができる．

\Column/

ERにおける病歴の落とし穴

ほかの診療場面と同様に，ERでの診療においても病歴は非常に重要な要素であるのだが，ERにおいては，しばしば，この重要な要素に制限がかかることがある．

ERでは，患者背景をよく知るキーパーソンが到着していないこと，患者背景を把握している人と急変の様子を目撃している人が異なっていて情報が交錯してしまうこと，患者または家族が，切迫する状況において正確な情報を提供できないこと（言い忘れ，思い込みなど）が起こることも少なくない．休日・夜間では，かかりつけ医に情報提供を依頼することすら，ままならない．このような前提があるにもかかわらず，詳細な病歴を集めることに執着し，病歴聴取に時間をかけすぎることは診療を滞らせ，状態の悪化を招くリスクもある．また，かろうじて得られたあいまいな病歴，あいまいな既往歴を信じすぎることで，かえって混乱をきたしたり，誤った診断に導かれたりすることもある．

ERでは，確実な事実のみを拾っていき，入院の必要性と緊急処置の必要性の判断を行うために必要な病歴を得ることを第1に考えることが大切である（詳細な病歴が重要ではないという意味ではなく，ERでは十分に病歴を集めきれない場合や誤った情報が混ざっている場合もあるので，検査などのほかの情報も参考にしながら取捨選択する判断も必要であるということである）．

そして，病歴の中に時間経過をわかりやすく盛り込むことが重要となる．ERに運ばれてくるような疾患は，時間単位や日単位で，めまぐるしく容態や状況が変化する．場合によっては分単位で進行するものさえある．そのため，ERでの病歴には「○月△日」という日付だけではなく，「□時▽分」などできるだけ時刻まで記載するほうがよい．加えて，あとから病歴を検証する（見返す）ときに起点となる時間として，病院到着時刻も記載しておく必要がある．

【病歴の記載例】
最終安全確認は6月9日10時．朝食後，自宅裏にある畑の様子をみにいくと妻に伝え，自宅を出た．その後，12時になっても自宅へ戻ってこないため，妻が畑へ様子をみにいったところ，本人が畑で倒れていた（12時5分）．妻の呼びかけに応答しないため，救急要請となった．12時35分に救急隊が現場に到着した際には，JCS III-100程度の意識障害を認めた．その後，救急車内でも意識レベルに特に変化はなく，12時48分，当院へ搬送された．来院時のバイタルサインは……（以下，略）．

189

> ## Column
>
> ### 既往歴は誰に聞く？
>
> 　医療に詳しくない家族が言う既往歴よりも，内服薬から考える既往歴のほうが役に立つ場合がある．たとえば，「高血圧はありません」と家族が言っていても，患者がアムロジピンのような降圧薬を内服していれば高血圧があることは間違いないし，「糖尿病の予備軍と言われたことがある程度」の人がシタグリプチンやグリメピリドなどのような血糖降下薬を飲んでいれば（少なくともERの場面では）それは糖尿病であるだろうと判断すべきである．
>
> 　また，処方内容を見て既往歴について一歩踏み込んだ問診を行うと，より問診の幅が広がる．たとえば，アスピリンの内服をしていれば，「脳梗塞や心筋梗塞などと言われたことはありませんか？」といった聞き方である．
>
> 　逆に，家族は「○○という病気と言われている」と言っているが，薬剤歴にそれを示唆する薬剤が含まれていないからといって，その疾患の既往がないと判断するのは危険である．たとえば気管支喘息であれば，発作時頓用の処方のみという場合や発作時に受診するようにと言われているだけの場合もある．さらには，なんらかの理由で治療をしていないこともある．たとえば，心筋梗塞後だが，アスピリンのような抗血小板薬が内服されていない症例では，「アスピリンという名前の血をサラサラにする薬を飲んでいませんでしたか？」と聞くことで，「実は，3年前に胃潰瘍をしたときに血が止まらなくて困ったことがありました．それ以来，アスピリンの内服はやめています」などといった，その後の診療の方針に大きな影響を与える情報がわかるという場合もある．
>
> 　病歴だけでなく既往歴も，誰に，どのように聞くかで，情報量が大きく異なることを覚えておくとよい．

文献

1) Brown DJ, et al：Accidental hypothermia. N Engl J Med, 367(20)：1930-1938, 2012.
2) Ulrich AS, Rathlev NK：Hypothermia and localized cold injuries. Emerg Med Clin North Am, 22(2)：281-298, 2004.
3) Biem J, et al：Out of the cold：management of hypothermia and frostbite. CMAJ, 168(3)：305-311, 2003.
4) McCullough L, Arora S：Diagnosis and treatment of hypothermia. Am Fam Physician, 70(12)：2325-2332, 2004.
5) Vanden Hoek TL, et al：Part 12：cardiac arrest in special situations：2010 American Heart Association Guidelines for Cardiopulmonary Resuscitation and Emergency Cardiovascular Care. Circulation, 122(18 Suppl 3)：S829-S861, 2010.
6) Hilliard AA, et al：Clinical problem-solving. Occam's razor versus Saint's Triad. N Engl J Med, 350(6)：599-603, 2004.
7) Stratakis CA："patients can have as many gene variants as they damn well please"：why contemporary genetics presents us daily with a version of Hickam's dictum. J Clin Endocrinol Metab, 97(5)：E802-E804, 2012.
8) Ropper A, Samuels M, Klein J：Adams and Victor's Principles of Neurology 10th ed. p.1242-1243, McGraw-Hill Medical, 2014.
9) Kempainen RR, Brunette DD：The evaluation and management of accidental hypothermia. Respir Care, 49(2)：192-205, 2004.

はじめ先生（初期研修医）， すすむ先生（後期研修医）， みちお先生（指導医）， 看護師

シナリオ 7 「呼吸困難」Part 2
いつでも"動きながら考える"── 超重症例でも行動と思考を使い分け，局面を冷静に俯瞰する

搬送依頼

55歳，男性．近隣の精神科病院から救急転院搬送依頼．本日夕方より呼吸状態悪化．SpO_2：88 %（室内気），酸素5 L/分の投与でSpO_2：92 %．

- **はじめ先生** 転院依頼です．酸素をマスク5 L/分で投与しているのにSpO_2が十分に改善していないというと，かなり呼吸状態が悪そうですね．
- **すすむ先生** 来院後すみやかに対応しないといけないようだね．少しでも早く動けるように情報を集めておこう．

0 Preparation

- **すすむ先生** 当院の受診歴はある？
- **はじめ先生** 当院の受診歴はありませんが，転院なので紹介元の病院の当直の先生から情報をいただきました．

> **現病歴**
> - 精神発達遅滞の病名で長期入院中．本日昼食後までは，いつもどおりであったとの看護記録の記載がある．16時30分頃より呼吸状態が悪化した．夜間当直医が対応し，紹介搬送依頼．
> - 現在は，意識：JCS：Ⅱ-20，血圧：86/41 mmHg，心拍数：93回/分・整，体温：36.5 ℃，SpO_2：92 %（マスク5 L/分），点滴ルートは確保し，生理食塩水500 mLを投与中．

- **はじめ先生** 救急車に同乗してくるスタッフの方からも詳しく話を聞きたいと思います．
- **すすむ先生** それがいいね．今回の紹介元の病院からは早くても20分はかかるので，できれば到着までの時間にも情報収集ができたらもっといいよね．あちらの病院に無理がなければ，当直の先生に直接電話で詳しい状況を教えてもらったり，紹介状や薬剤歴などがわかる情報があるならば，あらかじめFAXで送ってもらえるか交渉してみよう．
- **はじめ先生** そうですね．確認してみます．

> **当直医からの病歴聴取**
> - 精神発達遅滞の診断で，15年前より紹介元の病院に長期入院中．
> - ADL（日常生活動作）は病院施設内では自立している．もともとコミュニケーションをとることが難しく，痛みや空腹の訴えができる程度である．普段は自分の名前は言えている．以前は自傷行為や興奮を頻回に認めていたが治療として複数の薬剤を服用しており，現在，症状は安定している．
> - そのほかに内科的な疾患の既往はなく，手術歴もない．不眠の訴えが強く，睡眠薬を常用している．慢性的に便秘があり緩下剤を常用している．
> - 本日の昼食までは食事は全量摂取できていた．本日16時30分頃，自室で倒れているところを看護師が発見し，当直医が呼ばれ，呼吸状態の悪化を覚知したため搬送依頼に至った．
>
> **薬剤歴**
> ＜定期処方せんの内容＞
> - レボメプロマジン（25mg）3錠 分3 毎食後（抗精神病薬）
> - クエチアピン（200mg）3錠 分3 毎食後（抗精神病薬）
> - ロラゼパム（0.5mg）3錠 分3 毎食後（抗不安薬）
> - 酸化マグネシウム（330mg）6錠 分3 毎食後（緩下剤）
> - バルプロ酸ナトリウム（200mg）4錠 分2 朝夕食後（抗けいれん薬）
> - フルニトラゼパム（2mg）1錠 分1 眠前（抗不安薬・睡眠薬）
> - センノシド（12mg）2錠 分1 眠前（下剤）
> ＊粉薬は本人の拒否が強く，すべて錠剤で処方．

🔵 **はじめ先生** 当直の先生がカルテから収集してくださった情報だそうです．

🟢 **すすむ先生** いろいろ調べてもらってありがたいけど，これだけの情報ではまだ急に呼吸不全に至るようなイメージがわかないなぁ……．きっとこれ以外に何か背後に隠れているはずだから，そこを探っていこう．

⚫ **みちお先生** その調子ですよ．こうやって事前に集めることができる情報をしっかり集めておくことは，外堀を埋めるような作業で地味ですがとても重要です．しかし，外堀が埋まったらいざ出陣です．しっかり手足を動かしていきましょう．さて，そろそろ，救急車が到着しますよ．

1 Pre-Primary survey

🔵 **はじめ先生** 到着しました．救急隊によると，救急車内で嘔吐したようです．たしかに口周囲に吐物が付着しています．ストレッチャーで移動しながらPre-Primary surveyを行います．
"ABCDを意識して……．
「A」（airway）は，呼びかけたら「ハイ」と声を出すことはできる．こもった感じではないし，ひとまずOKとするか．Primary surveyでは，口腔内の吐物の残存を確認しておこう．

「B」(breathing)は，胸郭の動きの左右差はなし．でも，なんだか胸郭の上がりが弱いような……．

「C」(circulation)は，橈骨動脈は触知できるし，脈もそんなに速くない．末梢は温かくも冷たくもなく，普通な印象かな．

「D」(dysfunction of CNS)は，呼びかけに「ハイ」と答えて開眼するけど，開閉眼やグーパーの指示には従ってもらえないな．もともとはどれくらいコミュニケーションとれていたんだろう？　これもあとで再度確認がいるなぁ．"

Pre-Primary surveyのまとめ

「A」：発声可能
「B」：胸郭運動の左右差なし，胸郭の全体的な運動低下，明らかな頻呼吸・徐呼吸なし
「C」：橈骨動脈の触知可能，頻脈・徐脈なし，末梢冷感なし
「D」：JCS：Ⅱ-10，GCS：E3 V2 M5

Pre-Primary surveyのプロブレムリスト

#1. 胸郭運動の低下
#2. 意識障害
#3. 嘔吐

2　Primary survey

はじめ先生　呼吸不全の徴候があるので，マスク5L/分で酸素投与をお願いします．モニター装着と採血，点滴ルート確保をお願いします．救急車内で嘔吐もしているようなので，気道の吸引もお願いします．

看護師　わかりました．

すすむ先生　血液ガスの結果も含めて呼吸不全が進行するようであれば，いつでも気管挿管ができる準備をしておこうね．

はじめ先生　はい！

みちお先生　先ほど送ってもらった情報に処方薬がありましたね．この中で血中濃度が測定できるものにマグネシウムとバルプロ酸がありますね．今回の症状に直結するかわかりませんが，これらの血中濃度も念のため測定しておきましょう．

バイタルサイン

血圧：84/48mmHg，心拍数：62回/分，呼吸数：16回/分，SpO$_2$：92％（マスク5L/分），
体温：37.0℃

はじめ先生　Primary surveyを行います．

A（airway）についてですが，嘔吐をしていたようなので気道閉塞が心配です．もう一度，口腔内を確認してみます．明らかな吐物や異物はなく，気道狭窄音も聴こえません．
　　　B（breathing）について，呼吸数は16回/分で，両肺にcoarse cracklesが聴こえます．
　　　C（circulation）ですが橈骨動脈，足背動脈ともに触れます．チアノーゼはありません．パッと見た感じでは左心室の動きは保たれているようで，下大静脈径の呼吸性変動は保たれています．心囊液もありません．そのままプローブを当て直して胸水・腹水の検索をします．わかる範囲では胸水・腹水はありません．エコーのついでにわかったことですが，腸管ガスが著明で横隔膜が上がっているようです．
　　　D（dysfunction of CNS）についてですが，意識レベルは先ほどと同じです．共同偏視や瞳孔左右差はないです．従命はできていないですが，疼痛刺激では四肢とも動かしますし，疼痛部に手をもってこようとします．もともとのコミュニケーションはどの程度までできているかはわかりませんが，確実に普段よりも意識レベルは悪いと思います．

すすむ先生　そっか．左心不全という印象ではないわけだね．それなら輸液をしぼる必要はないね．血圧も低いわけだし，まず輸液はしっかり行おう．点滴は生理食塩水全開で．じゃあ，血液ガスを解釈してPrimary surveyをまとめよう．

血液ガス（動脈）の結果

pH：7.35，PaO$_2$：62.5 mmHg，PaCO$_2$：58.4 mmHg，HCO$_3^-$：32.3 mEq/L，Na$^+$：135 mEq/L，K$^+$：3.3 mEq/L，Cl$^-$：92 mEq/L，Lactate：9.2 mg/dL，Glu：122 mg/dL

はじめ先生　今回は呼吸不全なので，まずは酸素化を．前にも教えてもらったようにP/F比を求めると，156です（詳細はp.106を参照）．予想どおり，けっこう酸素化は悪いですね．
　　　PaCO$_2$も58.4 mmHgと二酸化炭素が貯留傾向ですが，pHもそんなにアシデミアじゃないですし，このまま酸素投与量を上げて対応しましょう．

すすむ先生　待って．意識レベルもよくなくて，嘔吐もしているということは，今後，確実に気道確保をし続けることができるという保証はないよ．これは挿管の適応となるよね．それに酸素化については，たしかに酸素投与量を上げれば大丈夫かもしれないけど，換気のほうは，意識も悪くて二酸化炭素も貯留傾向な点は気になるね．これだけ呼吸の状態が悪いのに呼吸数は増えていないよ．だから二酸化炭素の貯留は，今後改善する可能性より増悪する可能性のほうが高いよね．ということで，人工呼吸で呼吸を補助しないといけなさそうだね．だから気管挿管・人工呼吸管理の選択が妥当だと思うよ．急いで挿管しよう（p.213の**Column**を参照）．

はじめ先生　はい！

<挿管中>

はじめ先生　上手く入りました！

すすむ先生　早かったね，OK．人工呼吸の設定はやっておくね．換気がしっかりでき

るように設定しておくよ．あとで血液ガスの再検もしておこう．

🌱 **すすむ 先生** それから，さっきの血液ガス解釈の続きを教えて．

🌱 **はじめ 先生** はい．アシデミアで高炭酸ガス血症があるので呼吸性アシドーシスがあります．Anion gap（AG）は10.7 mEq/Lで正常範囲内です．代償式では急性経過と考えると，予測HCO₃⁻は25.84 mEq/Lで代謝性アルカローシスがあります（解釈の過程はp.211を参照）．

　解釈ですが，まず，意識障害による低換気だと思います．それか吐物による気道不全閉塞の可能性もありえますね．

🌱 **すすむ 先生** いいね．さっきエコーで腸管ガスがとても多いって言っていたけど，もしかするとそれも低換気を増悪させている要因となっているかもしれないね．

　じゃあ，代謝性アルカローシスの原因はどう？

🌱 **はじめ 先生** 嘔吐ですかね．

🌱 **すすむ 先生** うん，それが一番考えやすいね．ちなみにほかの可能性はどう？ いつもやっているような**血液ガス解釈の目的やメリット**は，診療の早い段階のうちに，目の前で起こっている病態について方向づけができたり，鑑別の幅を拡げる（こんな病気が隠れているんじゃないかという疑いをもつ）ことができたりすることなんだ．逆に，診断を絞り込んでいくのには血液ガスはあまり向いていないんだ．だから鑑別の幅を拡げるうえで，酸塩基平衡異常の原因については一本釣りをするよりも，こういう可能性もあるのかも，といくつか候補をあげるような感覚で想起するようにしておくことも重要だよ．すると，たしかに嘔吐による代謝性アルカローシスが一番考えやすいけど，可能性のあるものとしては低カリウム血症，有効循環血漿量の低下（contraction alkalosis）などの可能性も考えられるね．これらの推測があると診察での所見や，あとから出てくるほかの検査の結果を見る目も変わるからね．

🌱 **はじめ 先生** なるほど．やっぱり血液ガスって奥深いですね．

🌱 **みちお 先生** そうですね．その調子で診療を進めましょう．すすむ先生の熱血指導の間に，挿管の確認も踏まえて胸部単純X線写真をオーダーしておきましたよ．それから嘔吐を再度しないとも限りませんので，胃管も入れて腹部単純X線写真もオーダーしておきました．状態が不安定なのでポータブルでの撮影としておきましたよ．

🌱 **はじめ 先生**，🌱 **すすむ 先生** ありがとうございます．

Primary surveyと血液ガスのまとめ

「A」：シーソー呼吸・陥没呼吸なし，stridorなし

「B」：呼吸数：16回/分，SpO₂：92％（マスク5L/分），胸郭運動の低下（左右差はなし），両肺にcoarse crackles，呼吸性アシドーシス

「C」：血圧：84/48 mmHg，心拍数：62回/分，左室壁運動良好，下大静脈径の呼吸性変動あり，心嚢液・胸水・腹水なし，代謝性アルカローシス

「D」：JCS：Ⅱ-10，GCS：E3 V2 M5，共同偏視なし，瞳孔左右差なし，四肢完全麻痺はなし

Ⅱ. 各論

> **Primary surveyのプロブレムリスト**
>
> \# 1. 胸郭運動の低下
> \# 2. 呼吸性アシドーシス
> \# 3. 低酸素血症
> \# 4. 両肺のcoarse crackles
> \# 5. ショック
> \# 6. 代謝性アルカローシス
> \# 7. 意識障害
> \# 8. 嘔吐
> \# 9. 腹部膨満

3 初期検査提出

2 Primary surveyを参照．実際の診療では **2** と同時進行となることが多い．今回は血液検査（血算，生化学，凝固）に加え，ポータブル胸部・腹部単純X線写真をオーダーした．

4 Secondary survey

🌱 **はじめ先生** Primary surveyでひとまずABCDについて評価して，その異常に対してすでに対応をしているから，とりあえずひと安心して診療できますね！

🌿 **すすむ先生** そうそう，それがPrimary surveyを行うメリットだからね．いきなり細かく聴診を聞き分けようとしていたり，意識が悪いからといって最初からフルで神経診察を始めていたりしたら，もしかすると診察しているうちに呼吸状態や全身状態がさらに悪化していたかもしれないよね．「そんなことしないでしょ」と思うかもしれないけど，ときどき，バイタルサインが不安定な症例でなぜかそのような状態に陥ってしまうことがあるんだよね……（遠い目をしながら昔を回想）．

　ここからは腰を据えて情報を収集・整理して，どうしてこのような状態になったのか原因を追及していくよ！

🌱 **はじめ先生** はい．Secondary surveyに移ります．頭から足先まで網羅的に診察していきます．

＜診察中＞

🌱 **はじめ先生** 頭頸部には明らかな異常なし．胸部聴診では両肺全体にcoarse cracklesが聞こえます．腹部は膨満あり，腸蠕動音は低下，打診では全体的に鼓音です．手術痕はありません．意識が悪いからか圧痛ははっきりせず，筋性防御もありません．四肢には浮腫や皮疹はありません．意識は来院時と同様です．意識が悪いので従命はできませんが，わずかに四肢をベッド上で自発的に動かしたりしています．Babinski反射やChaddock反射は陰性です．

▶シナリオ7 「呼吸困難」Part 2

💬 **すすむ 先生**　うん，ありがとう．追加の身体診察では，特に新たな異常は拾えなかったということだね．じゃあ次は，さっきポータブルで撮影してもらった胸部単純X線と腹部単純X線を見てみよう（図Ⅱ-18, 19）．プロブレムリストにあがっている胸部の聴診異常と腹部膨満の原因を考えるうえで手がかりになるかもしれないよ．

⦿ 胸部単純X線

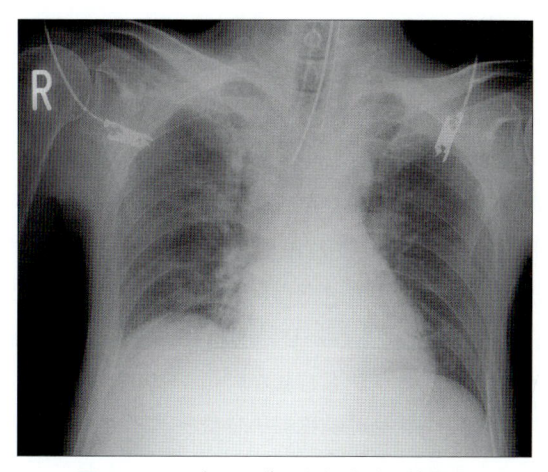

図Ⅱ-18　ポータブル胸部単純X線写真

⦿ 腹部単純X線

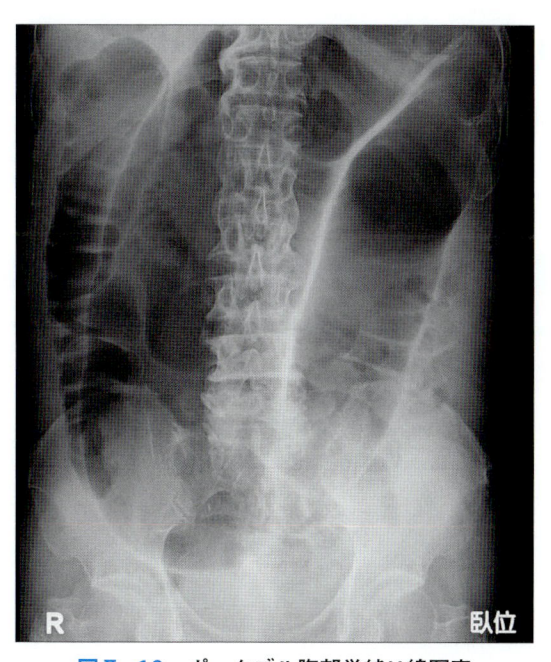

図Ⅱ-19　ポータブル腹部単純X線写真

> **はじめ 先生** わぁ，butterfly shadowがありますね．これじゃあ酸素化も悪いわけですね．あれ？ でも心臓の動きはよかったと思うんですが？ 心臓の大きさもそんなに大きくないですし．

> **すすむ 先生** つまり非心原性肺水腫ということだよ．誤嚥のような肺への刺激を誘因として非心原性肺水腫が起こることがあるんだよ．急性呼吸促迫症候群（acute respiratory distress syndrome：ARDS）とかいわれたりするのを聞いたことない？

> **はじめ 先生** あります．それがこれなんですね．

> **すすむ 先生** うん．正確には肺の直接刺激じゃなくても，全身の激しい炎症の結果として間接的に肺が刺激されることでも非心原性肺水腫が起こりうるんだよ[1]．詳しくはあとでゆっくり勉強してほしいんだけど（→ Mini Lecture）[2]，こういったARDSって状態だと，肺胞が虚脱してしまうからしっかりとした陽圧換気が必要なんだよ[3, 4]．この点でも気管挿管しておいて正解だったね．じゃあ，腹部X線はどう？

> **はじめ 先生** えーっと，ガスだらけというか……．もしかしてと思ったことがあるんですけど……．これってもしかしてcoffee bean signですか？

> **すすむ 先生** うん，そうかもしれないね．S状結腸の拡張と直腸の虚脱（腸管ガスがみられない）の所見はS状結腸軸捻転の特徴とされているね[5]．とすると，S状結腸軸捻転による症状として嘔吐が起こり，誤嚥して呼吸不全に至ったと考えると今回の一連の出来事のストーリーが成り立つね．最初の情報では，何で呼吸不全が起こったのか今

Mini Lecture

心原性肺水腫と非心原性肺水腫

以下の所見は単一で判断するのではなく，複数の項目を踏まえて総合的に判断する（表Ⅱ-40）．

表Ⅱ-40 心原性肺水腫と非心原性肺水腫の鑑別法

	心原性肺水腫	非心原性肺水腫
病　歴	心筋梗塞 慢性心不全の増悪	肺炎 敗血症（熱源は肺以外も可） 誤嚥，膵炎，腹膜炎
診察所見	Ⅲ音 末梢浮腫 頸静脈怒張	／
血液検査 （この値単独では判断しない）	心筋逸脱酵素の上昇 BNP＞500 pg/mL	WBC高値 BNP＜100 pg/mL
胸部X線	心陰影の拡大あり 上縦隔陰影幅[*]＞70 mm 肺門部の浸潤影のみ Kerley's B lineあり	心陰影の拡大なし 上縦隔陰影幅[*]≦70 mm 肺末梢部にも浸潤影あり Kerley's B lineなし
心エコー （弁膜症や収縮不全の評価が得意）	心室径の拡大 左心機能低下	心室径が正常 左心機能正常

＊：上縦隔陰影幅とは，大動脈弓からの左鎖骨下動脈の分岐部を通る頭尾側方向の垂線と，上大静脈と右主気管支の交点を通る頭尾側方向の垂線の距離．

（文献2）より作成）

ひとつわからなかったけど，それならありうるかもと思えるね．その辺の確認も含めて，同乗してきた看護師さんに追加の情報を確認してきてもらっていいかな？　僕は呼吸不全に対する人工呼吸器の設定をやり直しておくよ．

🔵 **はじめ 先生**　わかりました．

＜問診中＞

🔵 **はじめ 先生**　"えーっと，今は疾患や病態が想定されているから……こういうときは，その疾患や病態の発症から現在までの流れについて，狙って詳しくclosedな問診もしなくちゃなぁ……（詳細はp.133を参照）．"

救急車に同伴してきた看護師からの病歴聴取

- もともと薬剤なしでは1週間以上排便がないため，複数の緩下剤を常用していた．それでも排便がないときもあり，腹部の膨満感があるときは適宜浣腸をしていた．これまでもX線写真では腸管拡張がときどき指摘されていて，その都度浣腸で対応していた．最終排便は5日前．
- 本日朝に浣腸をしたが反応便はほとんど認めなかった．本日，昼食後トイレに行く様子を見たとほかの看護師から聞いた．16時30分頃，巡回中に自室で苦しそうに倒れているのを発見し，当直医を呼んだ．自室内のトイレには食物残渣が混じった吐物があり，嘔吐した様子があった．当看護師が当直医の来棟までに口腔内にあった吐物を吸引した．今まで食べ物にむせるようなことはなく，常食を摂取していた．
- もともと口数は少ないが，いろいろなことにこだわりが強く，検査などを拒む傾向があり，施行することが困難なことが多い．そのため，消化管内視鏡などの検査はしたことがない．

🔵 **はじめ 先生**　聞いてきました．やはり嘔吐をしていたみたいです．誤嚥もしていそうです．それから便秘も高度で全然排便がなかったようです．

🌱 **すすむ 先生**　そうかぁ．やはりね．S状結腸軸捻転であれば立派な絞扼性イレウスだから，できるだけ早く解除する必要があるね．消化器内科の先生に内視鏡で解除をお願いしよう！

🌱 **みちお 先生**　ストップです．S状結腸にばかり目がいっていませんか？　まずはバイタルサインですよ．A，B，Cについてとりあえずの評価と対応をしていますが，Cの異常な血圧低下は原因を完全につきとめたわけではありません．もしかすると，腸管壊死の可能性だってあるかもしれませんよ．腸管壊死があれば内視鏡ではなく緊急手術となります[6]ので，紹介先は消化器内科ではなく外科となりますし，仮に腸管壊死がなくてもショックバイタルの改善の目処が立たなければ，おちおち下部内視鏡なんてしていられないですよ．まずはこれらの正確な評価と安定化からです．

🔵 **はじめ 先生**　そ，そうですね．すみません．

🌱 **すすむ 先生**　あ，さっきのPrimary surveyのときにはほかのことに目がいっていて気づかなかったけど，血圧は低いのに脈拍がずっと正常下限なのは気になるなぁ．それこそ腸閉塞であれば，吸収障害から循環血漿量減少傾向になるから頻脈傾向になるは

Ⅱ. 各論

ずなのに，と思って．さっきもらっていた情報にあった薬剤以外にβ遮断薬とかの薬を飲んでいたりしないよね？

🔵 **はじめ 先生** それはなさそうです．入院中のすべての内服は看護師が管理していたそうです．

🌱 **すすむ 先生** うーん，もしかしたら「徐脈＋ショック」の枠組みで考えたほうがいいのかもしれませんね．

⚫ **みちお 先生** そうですね．それがよいと思います．「徐脈＋ショック」の鑑別診断の復習をしましょうか．

🔵 **はじめ 先生** "VF AED ON"でしたね．今回はあるとすればAとかEの要素でしょうか．ほかの除外のために心電図も撮っておきます．

「徐脈＋ショック」の鑑別診断〜 "VF AED ON" [*1]

V：vasovagal reflex（血管迷走神経反射）
F：freezing（低体温）
A：AMI（急性心筋梗塞，特に下壁梗塞），acidosis（高度なアシドーシス），arrhythmia（不整脈，特に完全房室ブロック）
E：electrolyte（電解質異常，特に高カリウム血症，高マグネシウム血症），endocrine（甲状腺機能低下，副腎不全[*2]）
D：drug（薬剤 → A：antiarrhythmics，B：β遮断薬，C：Ca拮抗薬，D：digoxin）
O：opioid（オピオイド中毒）
N：neurogenic shock（神経原性ショック，主に脊髄損傷）

[*1]："VF AED ON"＝ VF（心室細動）に対しAED（自動体外式除細動器）のスイッチをONにするという語呂合わせ．
[*2]：副腎不全は頻脈と徐脈のいずれも呈することがある．ただし，疑わなければ診断が難しい疾患であるため，あえて鑑別に加えた．

（文献7〜9）より作成）

▶シナリオ7 「呼吸困難」Part 2

⊙ 心電図

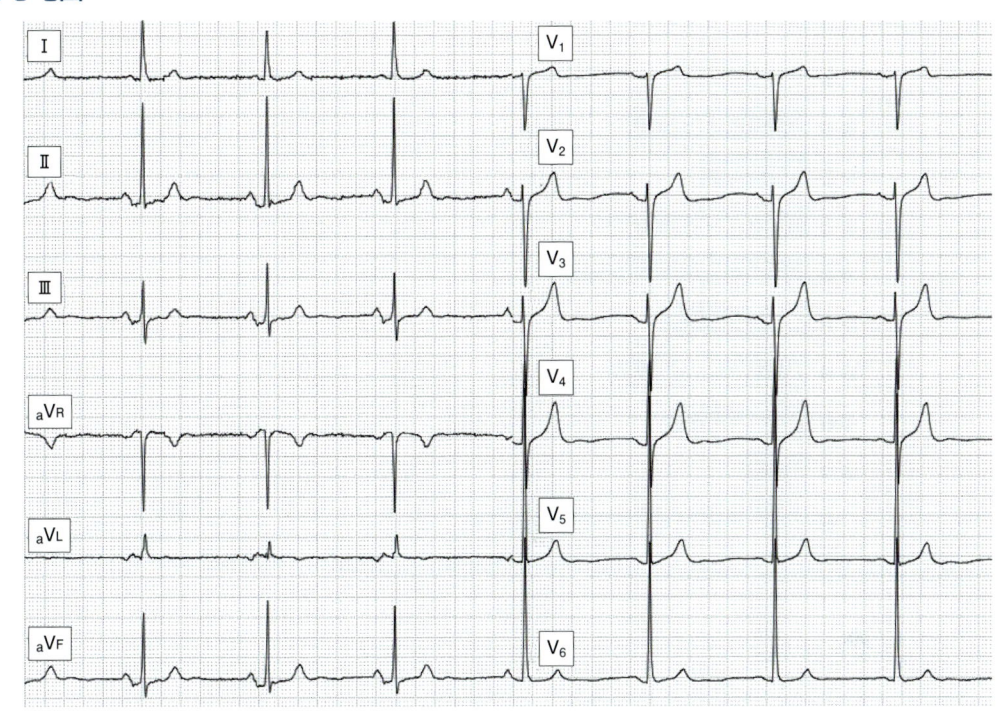

[心電図：I, II, III, aVR, aVL, aVF, V1-V6]

- 🌱 **すすむ 先生** この心電図からは不整脈によるものではなさそうだね．かなり急な発症は典型的ではないけど内分泌系の精査も必要かなぁ．まずは身体所見で，もう1回，甲状腺機能低下症や慢性副腎不全を疑わせるような所見がないかとり直してみよう．
- 🐣 **はじめ 先生** はい．甲状腺腫大もないですし，非圧痕性浮腫もないです．色素沈着は口腔粘膜や手掌線もみてみましたがなさそうです．
- 🌱 **すすむ 先生** そうかぁ．また頭がこんがらがりそうだね．ひとまずさらに輸液負荷をしながら，血液検査が出る前にプロブレムリストを書きあげていこうか(List up & Prioritization)．

⬇

⬇

⬇

Ⅱ．各論

```
💣     胸郭運動の低下
💣💣    呼吸性アシドーシス
💣💣💣  低酸素血症
💣💣    両肺の coarse crackles
💣💣    胸部X線の butterfly shadow
💣💣💣  徐脈＋ショック
💣💣    代謝性アルカローシス
💣💣    急激な意識障害
💣     嘔吐
💣     著明な腸管内ガス像（coffee bean sign）
```

"ENTer"の項目のすべてを満たすプロブレムは ■
2つを満たすプロブレムは ■
1つを満たすプロブレムは □

🔵 **はじめ先生** 今まで見つけたプロブレムを列挙して（List up）書きあげて，"ENTer"に従って優先順位を決めてみました（Prioritization）．

> **優先順位の高いプロブレムを示す "ENTer"**
> **E**：emergency（バイタルサインへの影響度が高いもの〔現段階だけでなく，今後悪くなると予想される場合も含む〕）
> **N**：new-onset（新たに発症したもの〔慢性の病態の急性増悪も含む〕）
> **Ter**：treatable（治療可能なもの〔ERで，もしくは入院初日に〕）
> ＊これらの頭文字をとって，"ENTer"＝"入口"と覚える．

🌱 **すすむ先生** 見つけたものを漏れなく列挙できているし，優先順位もいい感じだね．このまま鑑別診断の列挙と統合（Grouping）をしていこう．鑑別診断を考えるときに，特に優先順位が高いプロブレムとして「低酸素血症」と「徐脈＋ショック」があるけど，それについてはどう？

🔵 **はじめ先生** はい．「低酸素血症」は肺や心臓，胸郭などさまざまな部位の異常で生じることがありますが，今回は聴診所見やX線写真，心エコー所見などからも肺の問題を考えたほうがよいと思いました．すると，病歴や状況から考えると嘔吐からの誤嚥による非心原性肺水腫で低酸素血症は説明がつくと思います．嘔吐の原因については "ENTer" で考えると優先順位は最優先というわけではなさそうなので，あとで考えることにします．

🌱 **すすむ先生** うんうん．じゃあ，「徐脈＋ショック」はどう？

🔵 **はじめ先生** 先ほどの "VF AED ON" の語呂合わせで考えると，今の状況からは電解質の問題や内分泌の問題が疑わしいです．これは血液検査の結果待ちですね．

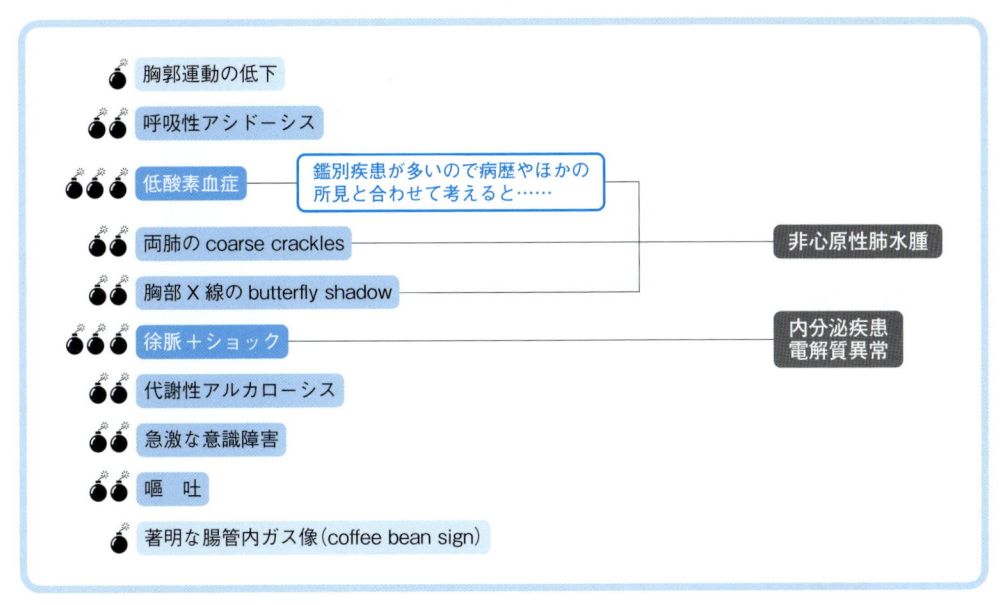

```
                                              ↓
┌─────────────────────────────────────────────────────────────────────┐
│   💣      胸郭運動の低下                                              │
│   💣💣    呼吸性アシドーシス                                          │
│   💣💣💣  低酸素血症 ──┬─ 鑑別疾患が多いので病歴やほかの             │
│                        │   所見と合わせて考えると……                  │
│   💣💣    両肺のcoarse crackles ──────────────┬── 非心原性肺水腫    │
│   💣💣    胸部X線のbutterfly shadow ──────────┘                      │
│   💣💣💣  徐脈＋ショック ──────────────────────── 内分泌疾患         │
│                                                    電解質異常        │
│   💣      代謝性アルカローシス                                       │
│   💣💣    急激な意識障害                                             │
│   💣💣    嘔 吐                                                      │
│   💣      著明な腸管内ガス像（coffee bean sign）                    │
└─────────────────────────────────────────────────────────────────────┘
```

🌱 **すすむ 先生**　なるほど．では次に優先順位が高いプロブレムについて検討しよう．どれから考える？

🦉 **はじめ 先生**　誤嚥の原因となる，という意味で重要度も高い「嘔吐」について考えます．この原因としては腸管の閉塞を考えます．腹部X線のcoffee bean signからはS状結腸軸捻転を疑っています．

🌱 **すすむ 先生**　そうだね．まぁ，たしかにS状結腸軸捻転で説明がつきそうだけど，念のため，ほかの嘔吐の可能性も考えておこう．

🦉 **はじめ 先生**　え，えー，えーっと…．

🌱 **すすむ 先生**　焦らなくていいよ．「嘔吐」というプロブレムは，鑑別診断を考えるうえではlow yieldなプロブレムなんだよ．さまざまな疾患で嘔吐をきたすので臓器も特定しにくいから，ここから鑑別を詰めていくのはけっこう難しいよ．でも，ほかに手がかりや症状がない場合だってあるから，こういうときにどうするかも知っておいたほうがいいかもね．こういう鑑別診断がたくさんあるような症候について考えるときは，**頻度が高く（common），治療可能で（curable），バイタルサインに影響を与える（critical）の3Cの項目のできるだけ多くを満たす疾患や病態がないか考えてみて，思いついた順でよいからあげてみよう．鑑別診断をあがるだけあげたら，まず，それらの可能性を潰しにいく．それですべて消えたら，ほかの疾患の可能性を考え出すんだ．**特に時間制限があるERのような場面では，こういうやり方が有用だよ．

🦉 **はじめ 先生**　あ，そうか．以前も同じようなことを習っていましたね．じゃあ……，急性胆嚢炎とか急性膵炎，急性胆管炎とかですか？

🌱 **すすむ 先生**　これらの疾患で嘔吐して，腸管の拡張の原因となるのは，ショックや急性胆嚢炎，急性膵炎，急性胆管炎による麻痺性イレウスかもしれないということだね．

Ⅱ. 各論

いいね．肝胆道系疾患は嘔吐という症状をきたすことがあるよね．そして，はじめ先生があげてくれた疾患は3Cの項目をすべて満たすね．筋がいいよ．

やはり本命は，はじめ先生が最初に言ってくれていたS状結腸軸捻転だよね．その対抗馬ということだから，まずこのあたりの疾患をあげていればいいと思うよ．必ずしも網羅的で完璧である必要はないからね．ほかのプロブレムが見つかったり，検査結果や経過から鑑別すべき疾患を思いついたり，絞られてくることもあるから．フレキシブルに行こう．

🐳 **はじめ先生** はい！

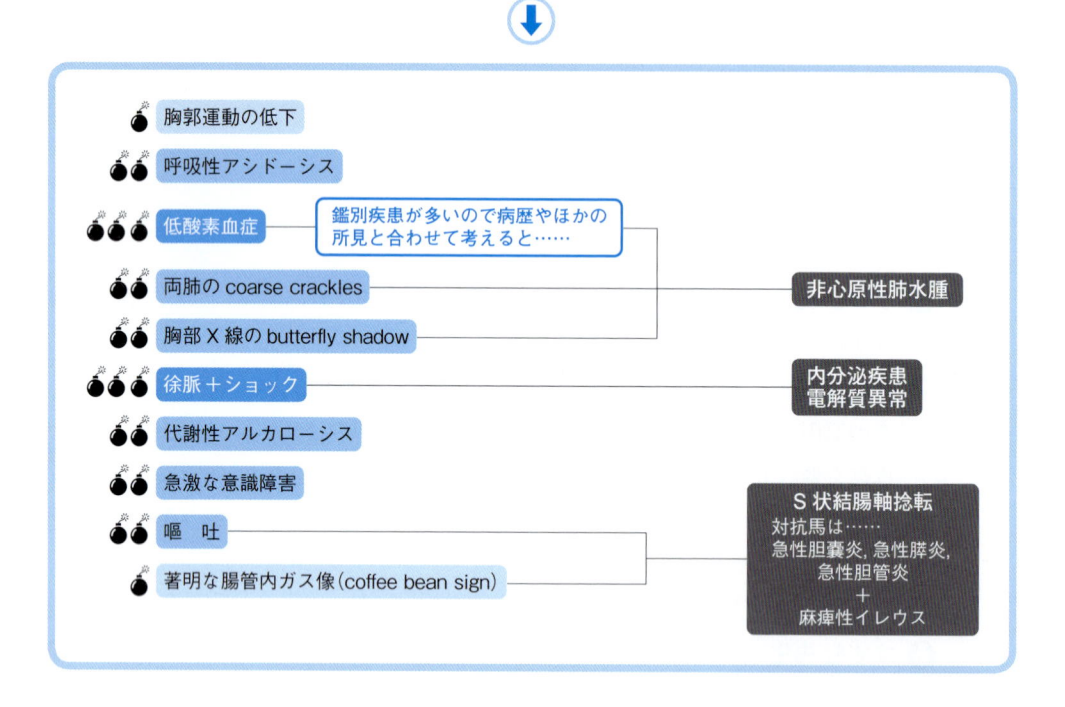

⬇

- 💣 胸郭運動の低下
- 💣💣 呼吸性アシドーシス
- 💣💣💣 低酸素血症 ── 鑑別疾患が多いので病歴やほかの所見と合わせて考えると……
- 💣💣 両肺の coarse crackles ──┐
- 💣💣 胸部 X 線の butterfly shadow ──┴── 非心原性肺水腫
- 💣💣💣 徐脈＋ショック ── 内分泌疾患／電解質異常
- 💣💣 代謝性アルカローシス
- 💣💣 急激な意識障害
- 💣💣 嘔　吐 ──┐
- 💣 著明な腸管内ガス像（coffee bean sign）──┴── S状結腸軸捻転　対抗馬は……　急性胆嚢炎，急性膵炎，急性胆管炎　＋　麻痺性イレウス

🌱 **すすむ先生** じゃあ残った優先順位の高いプロブレムのうちで，次はどのプロブレムについて考えようか？

🐳 **はじめ先生** 「意識障害」とかはどうでしょうか？ "AIUEO TIPS" といった有名な語呂合わせもありますし．

🌱 **すすむ先生** そうだね，残っているほかのプロブレムよりも絞り込みやすそうだしね．じゃあ，その切り口から詰めてみよう．

> ### 「意識障害」の鑑別診断～"AIUEO TIPS"
>
> A：alcohol（急性アルコール中毒）
> I：insulin（高血糖，低血糖）
> U：uremia（尿毒症）
> E：encephalopathy/endocrine/electrolyte（肝性脳症，Wernicke脳症，高血圧脳症，甲状腺クリーゼ，甲状腺機能低下症，副腎不全，汎下垂体機能低下症，高・低ナトリウム血症，高カルシウム血症，高マグネシウム血症）
> O：overdose/opioid/O_2/CO/CO_2（薬物中毒，オピオイド，低酸素血症，CO中毒，CO_2ナルコーシス）
> T：temperature/trauma（高体温・低体温，頭部外傷）
> I：infection（感染症）
> P：psychiatric（精神疾患）
> S：stroke/SAH/seizure/shock（脳卒中，クモ膜下出血，けいれん，ショック）

🧑‍⚕️ **はじめ先生** 非常に急激な発症の病歴と院内発症の状況からは，電解質異常やけいれん，脳血管障害などが考えやすいですね．ほかのプロブレムの鑑別診断ともオーバーラップしています．

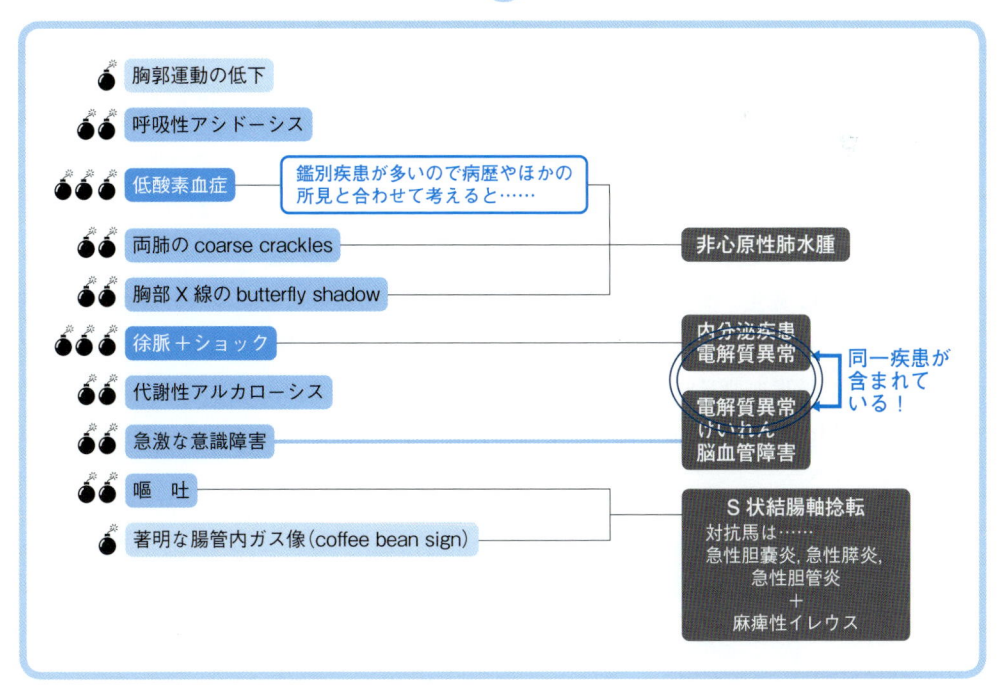

🧑‍⚕️ **すすむ先生** そうだね，けっこう詰めていけたね．

⬇

```
💣   胸郭運動の低下
💣💣  呼吸性アシドーシス
💣💣💣 低酸素血症 ─┬─ 鑑別疾患が多いので病歴やほかの
                  │   所見と合わせて考えると……
💣💣  両肺のcoarse crackles ─────── 非心原性肺水腫
💣💣  胸部X線のbutterfly shadow ──┘
💣💣  徐脈＋ショック ──── 内分泌疾患
                         電解質異常   ┐ 同一疾患が
💣💣  代謝性アルカローシス            │ 含まれて
                         電解質異常   ┘ いる！
💣💣  急激な意識障害 ──── けいれん
                         脳血管障害
💣💣  嘔吐 ──────────── S状結腸軸捻転
                        対抗馬は……
💣   著明な腸管内ガス像(coffee bean sign) 急性胆嚢炎，急性膵炎，
                                        急性胆管炎
                                        ＋
                                        麻痺性イレウス
```

🧑‍⚕️ **すすむ先生** 残りの優先順位が高いプロブレムである呼吸性アシドーシスや代謝性アルカローシスは，来院時の血液ガス解釈のときに考えたように，意識障害であったり，

嘔吐であったりするなど，ほかのプロブレムで説明がつく付随的なものだよね．
- 🧑‍⚕️ **はじめ先生** はい．
- 🌱 **すすむ先生** とすると，今のところ考えている疾患の中に答えがないか血液検査で確認しよう．もちろん，新たな異常，プロブレムが出てきて考え直さないといけない可能性もあることは忘れちゃいけないけどね．
- ☘️ **みちお先生** いいですね．ちょうど血液検査の結果が出ましたよ．見てください．

◉ 血液検査

<血算>		<内分泌>			
WBC	10,900 /μL	TSH	0.6 μIU/mL	CK	168 U/L
RBC	414万 /μL	free T4	1.20 ng/dL	Alb	3.6 g/dL
Hb	12.6 g/dL			BUN	51 mg/dL
Ht	39.0 %	<薬物>		Cr	1.9 mg/dL
Plt	23.0万 /μL	バルプロ酸	25 μg/mL	Na	135 mEq/L
				K	3.3 mEq/L
		<生化学>		Cl	92 mEq/L
<凝固>		AST	23 U/L	Ca	10.1 mg/dL
PT%	92.0 %	ALT	10 U/L	Mg	13.1 mg/dL
APTT	33.4 秒	LDH	256 U/L	Glu	122 mg/dL
		ALP	166 U/L	AMY	42 U/L
<内分泌>		γ-GTP	17 U/L	CRP	0.99 mg/dL
HbA1c	5.0 %	T-Bil	0.2 mg/dL	TP	6.1 g/dL

- 🧑‍⚕️ **はじめ先生** かなり高度な高マグネシウム血症がある（表Ⅱ-41）！さっきのプロブレムリストで鑑別すべき病態としてあげた電解質異常ですね．
- 🌱 **すすむ先生** 本当だね．高マグネシウム血症の症状としてショックや，意識障害，筋力低下による胸郭運動の低下がきてもいいね（表Ⅱ-41）．もしかしたら腸閉塞の影響の有効循環血漿量減少によって腎機能が増悪したのかもしれないけど，腎機能が悪い中でMg製剤を飲んでいたことが高マグネシウム血症になってしまった一番の原因だろう

表Ⅱ-41　血中Mg濃度と臨床症状の推移

症状出現の目安となる血中Mg濃度		臨床症状
mg/dL	mEq/L	
1.7〜2.4	1.4〜2.1	正常
5〜8	4〜7	悪心・嘔吐，皮膚紅潮，徐脈，血圧低下
9〜12	8〜10	腱反射消失，傾眠
>15	>12	呼吸筋麻痺，完全房室ブロック
>20	>16	心停止

（文献10〜12）より作成）

▶シナリオ 7 「呼吸困難」Part 2

表Ⅱ-42 高マグネシウム血症の原因

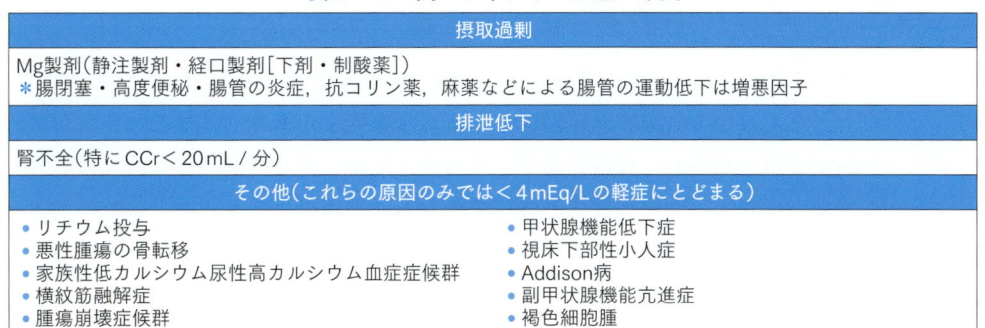

摂取過剰
Mg製剤(静注製剤・経口製剤[下剤・制酸薬]) ＊腸閉塞・高度便秘・腸管の炎症，抗コリン薬，麻薬などによる腸管の運動低下は増悪因子
排泄低下
腎不全(特にCCr＜20 mL/分)
その他(これらの原因のみでは＜4 mEq/Lの軽症にとどまる)
● リチウム投与　　　　　　　　　　　● 甲状腺機能低下症 ● 悪性腫瘍の骨転移　　　　　　　　　● 視床下部性小人症 ● 家族性低カルシウム尿性高カルシウム血症症候群　● Addison病 ● 横紋筋融解症　　　　　　　　　　　● 副甲状腺機能亢進症 ● 腫瘍崩壊症候群　　　　　　　　　　● 褐色細胞腫

腎機能が低下した患者に(医原性に)マグネシウム負荷がかかるという状況が高マグネシウム血症のほとんどである．「その他」の項目は原因というよりも，増悪因子と捉えておくほうがよいかもしれない．

(文献11〜13)より作成

ね(**表Ⅱ-42**)．S状結腸軸捻転で腸閉塞が起こっていたり，もともとの高度な便秘というのは腸管からのMgの吸収を亢進させる可能性があるから，これらも増悪因子として働いたのかも．ということは，「徐脈＋ショック」の原因は高マグネシウム血症だったんだね．輸液していたら血圧も収縮期が90 mmHgくらいには上がってきたし，急いでS状結腸軸捻転による腸管壊死の有無の評価のために造影CTに行こう！

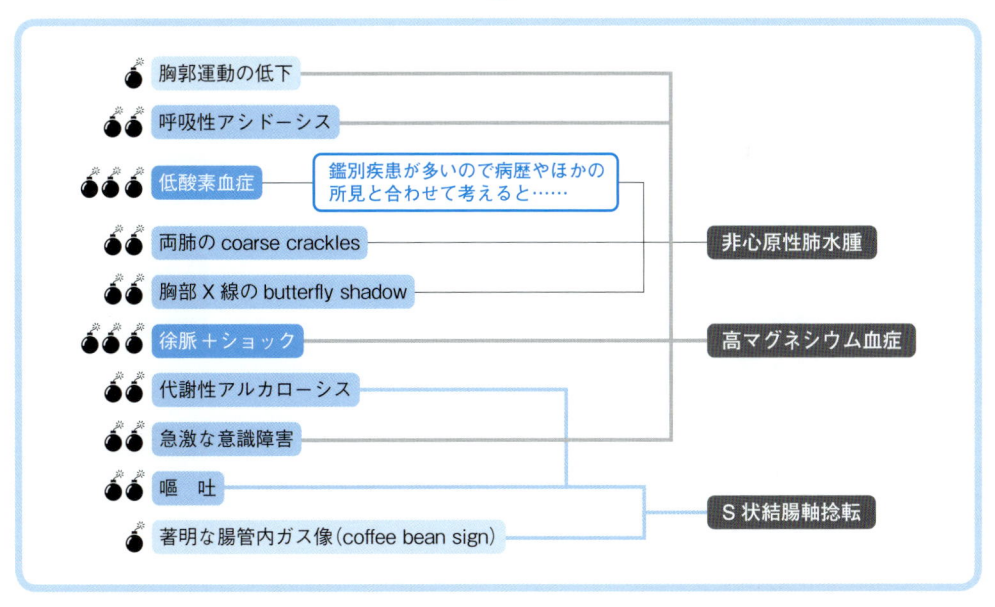

⬇

- 💣 胸郭運動の低下
- 💣💣 呼吸性アシドーシス
- 💣💣💣 低酸素血症 ── 鑑別疾患が多いので病歴やほかの所見と合わせて考えると……
- 💣💣💣 両肺の coarse crackles ── 非心原性肺水腫
- 💣💣💣 胸部X線の butterfly shadow
- 💣💣💣 徐脈＋ショック ── 高マグネシウム血症
- 💣💣 代謝性アルカローシス
- 💣💣 急激な意識障害
- 💣💣 嘔吐 ── S状結腸軸捻転
- 💣💣 著明な腸管内ガス像(coffee bean sign)

🧑‍⚕️ **はじめ 先生**　少し質問してもいいですか？　この方，腎機能もあまりよくなさそうですが，造影CTは撮影してよいものなんですか？

🧑‍⚕️ **すすむ 先生**　あ，そうか．じゃあ造影剤腎症も怖いし，単純CTにしておこう．

🧑‍⚕️ **みちお 先生**　いえ，造影CTにしましょう．

🧑‍⚕️ **はじめ 先生**，🧑‍⚕️ **すすむ 先生**　え？　なぜですか？

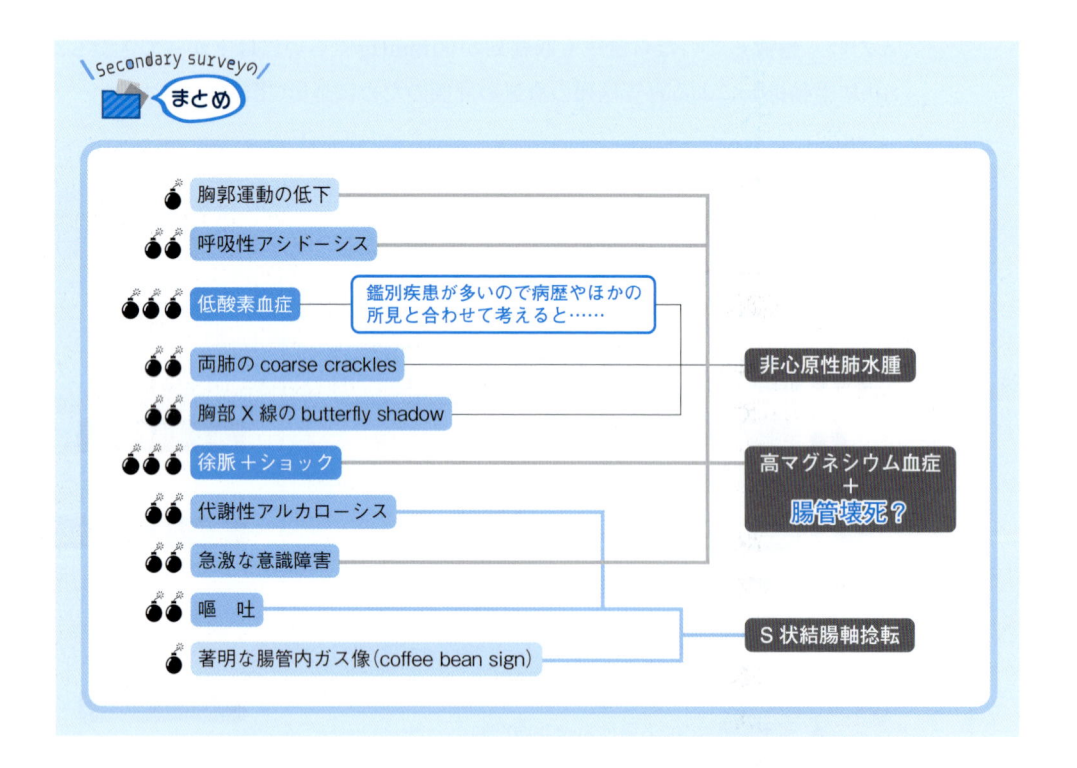

みちお先生 本当に高マグネシウム血症だけでショックになったんでしょうか？ 高マグネシウム血症でショックになるパターンは2つあります．1つ目は，先生方が考えてくださったように高マグネシウム血症そのもので起こるショック．もう1つは，もともとなんらかの原因で血圧が低下するような機序があり，体はそれに対して心拍数や血管抵抗を増やして代償しようとするのですが，高マグネシウム血症の症状として心筋や血管平滑筋などの筋肉の収縮異常があって頻脈になれなかったり，末梢血管抵抗を増加できなかったりするため，血圧が低下するというパターンです．今回の症例では，どちらも視野に入れて対応したほうがよいと思います．高マグネシウム血症だけではなく，S状結腸軸捻転から腸管壊死，その結果としてのショックといった状況も考えたほうがよいでしょう．もちろん造影剤腎症は怖いですが，絶対それが起こると決まっているわけではありません．今回の場合は，それ以上に対応が遅れると致死的になる腸管壊死の十分な検索のほうが重要です．ご家族にしっかり説明して納得してもらったうえで腎臓内科の先生にも相談し，造影CTを撮影しましょう．

Secondary survey の まとめ

- 胸郭運動の低下
- 呼吸性アシドーシス
- 低酸素血症 ── 鑑別疾患が多いので病歴やほかの所見と合わせて考えると……
- 両肺の coarse crackles ┐
- 胸部 X 線の butterfly shadow ┘ → 非心原性肺水腫
- 徐脈＋ショック → 高マグネシウム血症 ＋ 腸管壊死？
- 代謝性アルカローシス
- 急激な意識障害
- 嘔吐 ┐
- 著明な腸管内ガス像（coffee bean sign）┘ → S状結腸軸捻転

はじめ先生，すすむ先生 わかりました．急いで対応します．

みちお先生 はい．造影CTが撮れるまでの間に高マグネシウム血症の治療（拮抗薬）としてカルチコール®（グルコン酸カルシウム）を静注しておきます[9]．腎機能が低下している症例での高マグネシウム血症や，症状を呈しているような重度の高マグネシウム血症の治療は緊急透析が必要になる[9]ので，そのことについても腎臓内科の先生に相談しておいてください．

▶シナリオ 7 「呼吸困難」Part 2

5 追加検査提出，治療介入（図Ⅱ-20, 21）

◉ 頭部単純CT

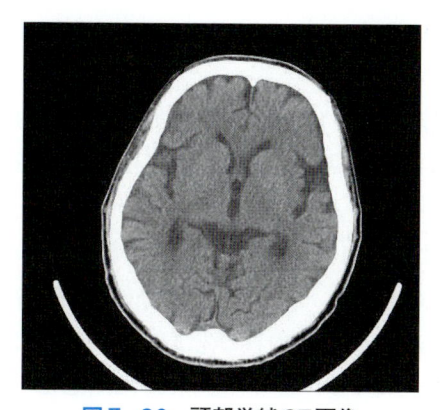

図Ⅱ-20　頭部単純CT画像
明らかな頭蓋内病変は指摘できない．

◉ 胸腹部造影CT

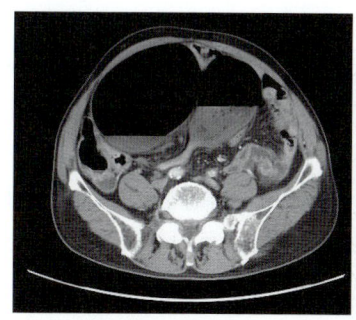

a 水平断 ①

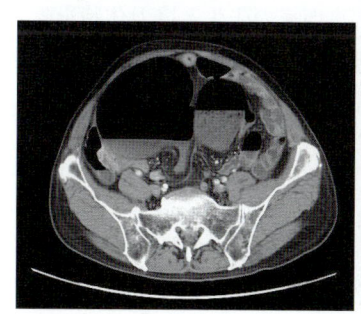

b 水平断 ②

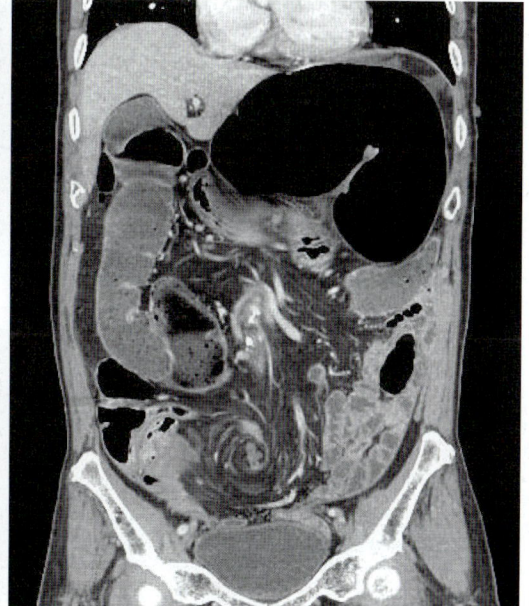

c 冠状断

図Ⅱ-21　胸腹部造影CT画像
a：左方向から右方向に腸管の口径差（caliber change）が生じており，beak signを呈している．
b：右方向から左方向に腸管の口径差が生じており，水平断①と合わせてclosed loopを形成していることがわかる．
c：whirl sign（ループが形成される付近に，時計回りに渦状に巻き込まれた動静脈・腸間膜）を認める．全腸管にわたって，壁の造影不良や腸管壁在ガスはなかった．門脈内ガスや腹水もなく，明らかな腸管壊死を示唆する所見はなかった．

🔵 **はじめ先生** 頭部単純CT（図Ⅱ-20）では明らかな出血はありません．胸部CTでは非心原性肺水腫に矛盾しない所見がありますが，これはX線写真で話がついています．肝心な腸管ですがS状結腸の著明な拡張と絞扼を示唆する所見（beak sign，closed loop，whirl sign）がありますし，直腸は虚脱しています（図Ⅱ-21）．S状結腸軸捻転でよさそうです．

🟢 **すすむ先生** 腸管壁の造影不良や壁内気腫，新規の腹水といった腸管壊死を疑う所見もないね．幸い，今のところはまだ壊死していないのかもしれない．もちろん，画像ではわからないだけ，という可能性はあるけど．

🔵 **はじめ先生** すすむ先生，みちお先生，腎臓内科の先生に高マグネシウム血症に対する緊急透析のお願いはしたんですけど……．ただ，S状結腸軸捻転が絞扼性イレウスの一種であるならば，消化器内科の先生に内視鏡で緊急整復のお願いもしたほうがいいのかなとも思ったんです．どっちを先にお願いしたらよいでしょう？

🟢 **すすむ先生** うーん，すごく悩ましいね……．造影CTで壊死を示唆する所見がないからといって壊死していないとは完全には言い切れないし，今は壊死していなくてもS状結腸軸捻転を解除しないといずれは壊死してしまうし……．でも，今の段階ではなんとか血圧は保てているけれど，血圧低下の誘因である高マグネシウム血症が除去されないと血圧がさらに下がってもおかしくないなぁ……．それに増悪因子が残っていたり，バイタルサインに不安を抱えたままで下部内視鏡に突入したら，施行中に迷走神経反射でも起こってさらに血圧が下がってしまうと，目も当てられないし……．

⚫ **みちお先生** これらの判断は非常に悩ましいです．医学的な適応の判断だけではなく，内視鏡も血液透析もそれぞれの科や施設の状況しだいでは，すぐに対応できないかもしれないということも忘れてはいけません．ですので，まずはこちらから正確に状況を伝え，双方と相談しながら方針を決めることが一番です．優先順位を判断しつつ，状況に応じて臨機応変に対応しましょう．専門家の先生と協力体制を敷き，目の前の患者さんに最良の治療方針を提供することが私たち救急担当医の大事な役割です．ときには良き橋渡しとなることも必要となります．では，急いで消化器内科の先生と腎臓内科の先生に状況を伝えて相談し，最良の治療方針を決定しましょう（Disposition）．

> **その後の経過**
> 消化器内科と腎臓内科に連絡したところ，どちらの当直の先生にもすぐに救急外来に駆けつけてもらえた．両科の医師を交えて今後の治療方針について検討した．話し合いの結果，救急外来で緊急下部消化管内視鏡で整復を先行させた．その間，ICUで血液透析のプライミングを行い，内視鏡的整復が終わりしだい，緊急血液透析を行った．

⚫ **みちお先生** 消化器内科の先生や腎臓内科の先生がすぐに来てくださり，対応していただけたおかげで，すみやかに治療を行うことができましたね．

🔵 **はじめ先生** よかったです．内心どうなることかと思いましたよ．

🌱 **すすむ 先生**　僕は，まだまだだと反省です．判断が軽率でした．

⚫ **みちお 先生**　いえいえ，この症例はとても難しい症例です．救命できて本当によかったです．おふたりが一生懸命考えて動いてくれたからこその結果ですよ．これからもこのERでの勤務は続きますが，この調子で経験を積んで成長していきましょう．そして，こうして得た先生たちの知識や経験を，これからやってくる後輩たちに惜しまず教えてあげていってくださいね．実は，それが先生たちのさらなる成長につながりますから．

🔵 **はじめ 先生**，🌱 **すすむ 先生**　はい！　もちろんです！

最終的なプロブレムリスト

#1. S状結腸軸捻転(循環血漿量減少による血圧低下，嘔吐，代謝性アルカローシス，coffee bean sign)

#2. 高マグネシウム血症(意識障害，徐脈，血圧低下[もしくはその増悪]，呼吸性アシドーシス，胸郭運動の低下)

#3. 誤嚥に伴う非心原性肺水腫(低酸素血症，両肺のcoarse crackles，胸部X線のbutterfly shadow)

本症例のTurning Point

- 当院への受診歴はなかったが，Preparationとしてさまざまな情報収集の手段を検討し，来院前の段階でできる限り情報量を増やした状態で診療を開始した．
- Primary surveyでバイタルサインに影響する優先順位の高いプロブレムを早期に拾いあげ，それぞれに対し適切な評価と状態を安定化させる対症療法を遅らせなかった．
- 鑑別診断は網羅的にあげるのではなく，3C (common, curable, critical)を満たし，「目の前の患者の状況」に即した疾患に限定し列挙した．
- プロブレムをGroupingすることで，絡み合う複雑な病態を適切に把握することができた．

本症例の血液ガス解釈

pH：7.35，PaCO$_2$：58.4 mmHg，HCO$_3^-$：32.3 mEq/L，Na$^+$：135 mEq/L，K$^+$：3.3 mEq/L，Cl$^-$：92 mEq/L，Lactate：9.2 mg/dL

【1】　pHをみて，アシデミアかアルカレミアか判断する

- pH = 7.35 < 7.40であるのでアシデミア．

Ⅱ. 各論

【2】 アシデミア（アルカレミア）の主となる原因が，呼吸性か代謝性か判断する

- $PaCO_2$ と HCO_3^- に着目して，どちらが今回のアシデミアの主となる原因か考える．
- アシデミアの状況で，$PaCO_2$：58.4 mmHg ＞ 40 mmHg であるので主となる原因は呼吸性アシドーシスとわかる．

【3】 AG（＝ Na^+ － Cl^- － HCO_3^-）から AG 上昇性代謝性アシドーシスの有無を判断する

- AG ＝ 135 － 92 － 32.3 ＝ 10.7 mEq/L となる．
- AG ＞ 12 mEq/L でないため，AG 上昇性代謝性アシドーシスの合併はないとわかる．Alb の値が出ていないので，この時点では正確に判断することはできないが，この段階でできる限りの判断でよい（血液ガスの解釈の目的は，起こりうる病態を迅速に予測することにあるため）．Alb の結果が出て明らかに補正が必要な場合（高度な低アルブミン血症など）には補正後に再度解釈を行う（実際には，解釈が大きく変わってしまう場面は少ない）．
- 本症例でも，Alb：3.6 g/dL という値がわかった時点で補正 AG を計算してみると，AG ＋ 2.5 ×（4 － 3.6）＝ 10.7 ＋ 1 ＝ 11.7 となり，やはり AG 上昇性代謝性アシドーシスは合併していないとわかる．

【4】 AG が上昇している場合，⊿AG（＝ AG － 12）から補正 HCO_3^-（＝ HCO_3^- ＋ ⊿AG）を計算し，補正 HCO_3^- を用いて AG 正常代謝性アシドーシス，代謝性アルカローシスの有無を判断する

- AG は上昇していないので，今回はこの項目は考えなくてもよい．

【5】 代償式を用いて代償性変化が予測範囲内か確認し，さらなるアシドーシス，アルカローシスの有無を判断する

＊呼吸性，代謝性のいずれが主座でも実測 HCO_3^- で代償の有無を判断する．
- 主となる酸塩基平衡異常は急性の呼吸性アシドーシスなので，急性経過の代償式は「予測 HCO_3^- ＝ 0.1 × 実測 $PaCO_2$ ＋ 20」となり，0.1 × 58.4 ＋ 20 ＝ 25.84 mEq/L となる．さらなる酸塩基平衡異常がなければ実測 HCO_3^- ≒ 予測 HCO_3^- となるはずだが，実測 HCO_3^- ＝ 32.3 mEq/L であり，比較すると実測 HCO_3^- のほうがよりアルカリ性方向に傾いている．これは代謝性アルカローシスが隠れていることを示している．

【6】 上記の項目で検出された酸塩基平衡異常の，それぞれの原因となる病態を考える

- 上記の項目で呼吸性アシドーシスと代謝性アルカローシスの 2 つの酸塩基平衡異常を拾いあげることができた．それぞれの原因について本症例の症状や病歴に合わせて検討していく．
- 今回のアシデミアの主となる原因の呼吸性アシドーシスから考えることとする．
- 呼吸性アシドーシスの鑑別表（p.31 の表Ⅰ-9）を参照し，本症例と合致するものを考える．呼吸性アシドーシスの原因として最も多いものは意識障害である．急性の呼吸性アシドーシスをみた場合，まずは意識障害の有無を検討する．本症例も意識障害があり，それに伴うものの可能性を考えた．嘔吐もしているため，吐物による気道閉塞の可能性も考慮する必要があると判断し，診察を行ったが幸い本症例ではそのような徴候はなかった．
- 続いて代謝性アルカローシスについて考える．代謝性アルカローシスの鑑別表（p.31 の表Ⅰ-8）を参照し，本症例と合致するものを考える．本症例は嘔吐をしており，それで説明がつく．また，有効循環血漿量の低下も生じていると考えられる．その他の原因の合併の可能性についても検討したが，明らかなものはなさそうであった．

　以上をまとめると，本症例では，血液ガス所見から意識障害もしくは嘔吐に伴う気道閉塞の存在を疑うことができ，気道閉塞であれば早期解除が必要なので，すみやかに気道閉塞の有無について評価を開始することができる．

Column 気管挿管の適応と人工呼吸の適応

　気管挿管と人工呼吸はセットのようなイメージがあり，実際にこれらを同時に行っていることは多い．しかし，気管挿管はしているけれども単に酸素がつながっている状況や，非侵襲的陽圧換気（noninvasive positive pressure ventilation：NPPV）のように，挿管しない状態で人工呼吸を行っている状況を見かけることもある．

　NPPVの登場・発達前は，人工呼吸の適応⊆挿管の適応，のように，人工呼吸の必要があれば挿管が必要となっていたが，NPPVが発達した現在においては，気管挿管の適応と人工呼吸の適応は，必ずしもイコールではなく，それぞれの必要性について検討する必要がある．

　いずれの適応にも原則はあるが，それは数値で決まっているものではなく，主観的ではあるが，必要性を吟味したうえでの状況判断となる．

　まず，(狭義の)気管挿管の適応は，**気道の維持・保護困難**である．気道熱傷や急性喉頭蓋炎などの上気道の閉塞をきたす疾患や，気道内分泌物を自己排出できない場合，高度な意識障害がある場合などが気管挿管の絶対適応となる．**今後，気道の維持・保護困難となることが予想される場合**は，臨床状況に応じて早めに気管挿管を行うとよい．そして，気管挿管をすれば，解剖学的死腔は減少することや，マスクからの漏れもなくなることから，**確実な呼吸管理を行う必要がある場合**も気管挿管の適応となる．また，**従来どおりの人工呼吸を行う場合**も，挿管は必須である．

　人工呼吸の適応は，**酸素化の低下**もしくは**換気の低下(二酸化炭素の貯留)が生じている場合**か，**それらが今後生じると予想される場合**のいずれかである．

　酸素化の低下もしくは換気の低下が今後生じると予想される場合というのは，①現在，酸素化の低下や換気の低下が著しく進行しつつある，②筋力低下が上行しているGuillain-Barré症候群のように，今後，呼吸筋の筋力低下が起こることが強く予想される，③喘息発作や慢性閉塞性肺疾患(COPD)の急性増悪などのように呼吸努力が強く，時間とともにこれが破綻すれば酸素化の低下や換気の低下が生じることが予想される，というような場合などである．

　酸素化の低下，もしくは換気の低下のいずれかが生じる状況で，それがほかの手段(たとえば酸素化の低下であれば，リザーバーマスクでの酸素投与など)を用いて代償できないと判断した場合，人工呼吸を行う．その人工呼吸というのが，従来どおりの挿管管理下の人工呼吸という選択肢と，NPPVという選択肢があるということである．ただし，現時点で急性呼吸不全の治療としてNPPVが強く推奨されている病態は，主にCOPDの急性増悪や心原性肺水腫などに限定されているということも知っておく必要がある[14]．

　また，上記の内容からもわかるように，人工呼吸の適応には明確な数値による基準はないと考えたほうがよい．病勢の進行や呼吸努力による代償が効かなくなることが予想され，酸素化や換気が悪化する可能性が高い場合には，数値だけにとらわれず，早期に人工呼吸を開始すべきである．また，たとえばpHのような数値は呼吸状態以外の影響を受け，pHをアルカリ性の方向に傾けるような要素が存在すれば，一見あまり悪くなさそうにみえることがあるため，数字だけをみて人工呼吸の適応の有無を判断するのは危険である．もちろん，従来から人工呼吸の適応に使われているような数値が悪ければ，人工呼吸の適応があるのは間違いないが，これらの数字が"よい"からといって適応がないとはいえないのである．

Column　ERでの造影CT

　本項目の症例のように，腎機能が悪い場合であっても，必要性があれば造影CTを撮影することがある．それとは逆に，腎機能はそこまで悪くなくても，むやみに造影CTを撮影することは避けるべきである．すなわち，「eGFR＞30 mL/分/1.73 m^{2}だから造影CTを撮っておく」と安易に考えるのではなく，「(想定している疾患の診断・除外に)**必要だから造影CTを撮る**」という考えをいつでももち続けてほしい．

　というのも，腎機能が急性の経過で増悪した場合，Cr値の上昇にはある程度の時間がかかる[15, 16]ため，急性腎障害(acute kidney injury：AKI)の初期では，eGFRは本来のGFRを正確に反映しておらず，実際のGFRは低下しているがeGFRは比較的高値を示す時期がある(その後，eGFRが低下してくる＝Crが上昇する)(図Ⅱ-22)．そのため，ERでの造影CTを撮るかの判断にeGFRを**絶対的な基準**として使用するのにはやや問題がある．

　また，ERに搬入される患者は，脱水の状態にあることも多いが，脱水は造影剤腎症のリスク因子でもある[17]．そのため，ERの患者に行う造影CTは，一般外来や病棟の患者に行う造影剤CTよりも造影剤腎症のリスクは高いと考えられる．

　つまり，「eGFR＞30 mL/分/1.73 m^{2}ではあるものの，脱水という造影剤腎症のリスクがあり，また，AKIの初期でeGFRが実際のGFRを反映していない可能性もあるため，造影剤腎症のリスクはeGFRから推測されるものより高い状態である．しかし，今回想定している疾患の診断には造影CTを撮ることが非常に重要になるため，十分に生理食塩水で輸液を行ったうえで，造影CTの撮影を行う」という思考過程を経由して造影CTを撮影するようにする．

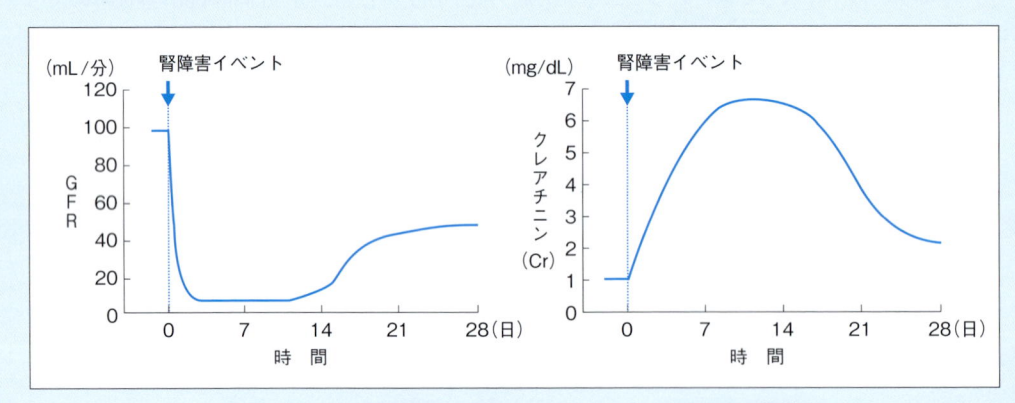

図Ⅱ-22　急性腎障害におけるクレアチニンとGFRの推移

(文献16)より一部改変)

文 献

1) Rocco PR, Pelosi P：Pulmonary and extrapulmonary acute respiratory distress syndrome：myth or reality? Curr Opin Crit Care, 14(1)：50-55, 2008.
2) Ware LB, Matthay MA：Clinical practice. Acute pulmonary edema. N Engl J Med, 353(26)：2788-2796, 2005.
3) No authors listed：Ventilation with lower tidal volumes as compared with traditional tidal volumes for acute lung injury and the acute respiratory distress syndrome. The Acute Respiratory Distress Syndrome Network. N Engl J Med, 342(18)：1301-1308, 2000.
4) Saguil A, Fargo M：Acute respiratory distress syndrome：diagnosis and management. Am Fam Physician, 85(4)：352-358, 2012.
5) Feldman D：The coffee bean sign. Radiology, 216(1)：178-179, 2000.
6) Osiro SB, et al：The twisted colon：a review of sigmoid volvulus. Am Surg, 78(3)：271-279, 2012.
7) Mangrum JM, DiMarco JP：The evaluation and management of bradycardia. N Engl J Med, 342(10)：703-709, 2000.
8) Mokhlesi B, et al：Adult toxicology in critical care：part I：general approach to the intoxicated patient. Chest, 123(2)：577-592, 2003.
9) Topf JM, Murray PT：Hypomagnesemia and hypermagnesemia. Rev Endocr Metab Disord, 4(2)：195-206, 2003.
10) Kontani M, et al：Hypermagnesemia induced by massive cathartic ingestion in an elderly woman without pre-existing renal dysfunction. Intern Med, 44(5)：448-452, 2005.
11) Taal MW, et al：Brenner and Rector's The Kidney：Expert Consult - Online and Print, 2-Volume Set, 9th ed, Saunders, 2011.
12) Marx J, Hockberger R, Walls R：Rosen's Emergency Medicine − Concepts and Clinical Practice, 2-Volume Set, 8th ed, Saunders, 2013.
13) Cohen L, Kitzes R：Pheochromocytoma--a rare cause of hypermagnesemia. Magnesium, 4(2-3)：165-167, 1985.
14) Nava S, Hill N：Non-invasive ventilation in acute respiratory failure. Lancet, 374(9685)：250-259, 2009.
15) Moran SM, Myers BD：Course of acute renal failure studied by a model of creatinine kinetics. Kidney Int, 27(6)：928-937, 1985.
16) Star RA：Treatment of acute renal failure. Kidney Int, 54(6)：1817-1831, 1998.
17) Stacul F, et al：Contrast induced nephropathy：updated ESUR Contrast Media Safety Committee guidelines. Eur Radiol, 21(12)：2527-2541, 2011.

☑ チェックリスト

　以下に，筆者らが考える本書内の重要項目をチェックリスト形式で記載しています．本書の内容の理解度の確認などに利用してください．

I．総論

1．内科救急診療のロジック

＜行動編＞
- ☐ ERにおける行動の6つのステージとは何かを説明できる【解説：p.2】
- ☐ Preparationで行うべきことを説明できる【解説：p.3】
- ☐ Pre-Primary surveyで行うべきことをABCDに沿って列挙できる【解説：p.5】
- ☐ Primary surveyで行うべきことをABCDに沿って列挙できる【解説：p.6】
- ☐ 「Primary surveyを終えたところで1つ異常を見つけた．」どうすべきか説明できる【解説：p.8，p.117】
- ☐ 右側胸部誘導の心電図を撮影するのはどのようなときかを説明できる【解説：p.11，p.111】
- ☐ ポータブルX線撮影と通常のX線撮影の違いについて説明できる【解説：p.11】
- ☐ Secondary surveyで行うことを説明できる【解説：p.12】
- ☐ 「Secondary surveyの途中に予想しない状態の悪化が生じた．」どうすべきか説明できる【解説：p.9】
- ☐ 系統的問診（review of system）とは何か説明できる【解説：p.12】
- ☐ 系統的問診（review of system）の意義を説明できる【解説：p.12】
- ☐ 侵襲的検査やライン確保などの手技を行う際に，注意する点は何かを説明できる（2つ）【解説：p.14】

＜思考編＞
- ☐ 救急車診療と病棟診療でのプロブレムリストの違いを説明できる【解説：p.15】
- ☐ ERにおけるプロブレムリストの作成のstepを説明できる【解説：p.16】
- ☐ ERにおけるプロブレムのList upの作業のコツは何かを説明できる【解説：p.16】
- ☐ List upすべきか迷うプロブレムがあった場合，どうすべきか説明できる【解説：p.16】
- ☐ ERにおけるプロブレムのPrioritizationでは，何を行うかを説明できる【解説：p.17】
- ☐ 優先順位の高いプロブレムを示す"ENTer"とは何かを説明できる【解説：p.17】

- [ ] ERにおけるプロブレムのGroupingでは，何を行うかを説明できる【解説：p.19】
- [ ] ERで優先的に列挙すべき鑑別疾患の"3C"とは何かを説明できる【解説：p.19】
- [ ] ERにおけるDispositionはどのように判断するかを説明できる【解説：p.23】

2. ERで必要なスキル

＜血液ガスの解釈＞

- [ ] ERにおける血液ガス検査の意義は何かを説明できる【解説：p.26, p.32】
- [ ] anion gap（AG）を用いた血液ガス解釈の方法について説明できる【解説：p.28】
- [ ] AG上昇性代謝性アシドーシスの原因について説明できる【解説：p.30】
- [ ] 乳酸アシドーシスの原因について説明できる【解説：p.30】
- [ ] AG正常代謝性アシドーシスの原因について説明できる【解説：p.30】
- [ ] 代謝性アルカローシスの原因について説明できる【解説：p.31】
- [ ] 呼吸性アシドーシスの原因について説明できる【解説：p.31】
- [ ] 呼吸性アシドーシスを呈する患者のpH補正のために，炭酸水素ナトリウム（メイロン®）を投与するとどうなるか説明できる【解説：p.31】
- [ ] 呼吸性アルカローシスの原因について説明できる【解説：p.31】
- [ ] 原因を特定できない（AG上昇性代謝性アシドーシス ＋ ）呼吸性アルカローシスに遭遇したら，まず何を考えるか説明できる【解説：p.31】

＜エコー検査＞

- [ ] ERにおけるエコー検査では，どのプローブを用いるかを説明できる【解説：p.33】
- [ ] RUSH examとは何かを説明できる【解説：p.34】
- [ ] RUSH examのPumpで行う検査項目について説明できる【解説：p.35】
- [ ] RUSH examで用いる心エコーの4つのwindow & viewとは何かを説明できる【解説：p.35】
- [ ] 心嚢液貯留と心タンポナーデの違いは何かを説明できる【解説：p.36】
- [ ] 心嚢液貯留の鑑別診断について説明できる【解説：p.37】
- [ ] 目算で，左心室が収縮良好であると判断できるのはどのようなときか説明できる【解説：p.37】
- [ ] 右心室径と左心室径の比は一般的にどの程度かを説明できる【解説：p.38】
- [ ] RUSH examのTankで行う検査項目について説明できる【解説：p.39】
- [ ] 下大静脈径や中心静脈圧のみで体液量を判断できるか説明できる【解説：p.41】

- [ ] RUSH examにおいて，胸水・腹水の有無の確認はどのように行うか説明できる 【解説：p.42】
- [ ] 気胸のエコー所見について説明できる 【解説：p.43】
- [ ] ultrasound B-linesとは何か，また，それを探す意義について説明できる 【解説：p.44】
- [ ] RUSH examのPipeで行う検査項目について説明できる 【解説：p.45】
- [ ] 破裂しやすい腹部大動脈瘤の径はどの程度かを説明できる 【解説：p.45】
- [ ] Primary surveyで行うべきエコー検査は何かを説明できる 【解説：p.48】

II．各論

シナリオ①

- [ ] 「病態をみたときには○○まで考える」の，"○○"に入る言葉が何かわかる 【解説：p.59】
- [ ] 「診療中に1つの疾患を見つけたので，その治療に専念した．」何が問題か説明できる 【解説：p.60】
- [ ] 患者本人からだけでなく，家族もしくはその他の関係者からも情報を入手することが重要なのはなぜか説明できる 【解説：p.62】
- [ ] 頻度の高い低体温の原因の"SEND"とは何か説明できる 【解説：p.65】
- [ ] DKA／HHSをいつ疑うべきかを説明できる 【解説：p.75】
- [ ] 見逃してはならないDKA／HHSの誘因の"ABCD & P"とは何か説明できる 【解説：p.59, p.76】
- [ ] ケトン体の種類とその特徴について説明できる 【解説：p.76】
- [ ] DKA／HHSの治療の3本柱の"3 I s"とは何かを説明できる 【解説：p.77】
- [ ] DKA／HHSの初期治療の流れを説明できる 【解説：p.77】
- [ ] DKA／HHSの急性期治療目標について説明できる 【解説：p.78】
- [ ] 糖尿病患者が罹患しやすい感染症について説明できる 【解説：p.76】
- [ ] 壊死性筋膜炎の特徴や蜂窩織炎との違いについて説明できる 【解説：p.61】
- [ ] 感染症の治療の3本柱の"3D"とは何か説明できる 【解説：p.71】
- [ ] 抗菌薬の初回投与量は腎機能に応じて調整する必要があるか説明できる 【解説：p.73】

シナリオ②

- [ ] パターン認識の落とし穴は何か説明できる【解説：p.80】
- [ ] ステロイドによって生じる副作用は何かを説明できる【解説：p.81】
- [ ] 細胞性免疫不全で罹患しやすくなる感染症について説明できる【解説：p.81】
- [ ] 「徐脈 + ショック」の鑑別診断を列挙できる【解説：p.84】
- [ ] 内臓痛と体性痛の違いについて説明できる【解説：p.87】
- [ ] high yieldなプロブレムとlow yieldなプロブレムとは何か説明できる【解説：p.89】
- [ ] 下痢の性状による分類について説明できる【解説：p.94】
- [ ] 感染性下痢に対して抗菌薬投与が有害となる状況はいつか説明できる【解説：p.93】
- [ ] 感染性下痢に対して抗菌薬投与が推奨される状況はいつか説明できる【解説：p.93】
- [ ] ERでの初期輸液はどのようなものを選択すべきか説明できる【解説：p.98】
- [ ] 急性副腎不全をいつ疑うべきか説明できる【解説：p.100】
- [ ] ERにおける急性副腎不全のパターンにはどのようなものがあるか説明できる【解説：p.100】
- [ ] 副腎不全の原因となる基礎疾患・薬剤について説明できる【解説：p.100, p.101】
- [ ] 急性副腎不全（副腎クリーゼ）の症状について説明できる【解説：p.93, p.102】
- [ ] ERで副腎不全を疑っているが，診断がつかない場合はどうするか説明できる【解説：p.91】
- [ ] ERにおける副腎不全の初期治療について説明できる【解説：p.103】

シナリオ③

- [ ] P / F比とは何か説明できる【解説：p.106】
- [ ] 酸素流量と吸入酸素濃度（FiO_2）の関係について説明できる【解説：p.107】
- [ ] 突然発症の病歴を聞いたときに，どのような機序の病態を想定すべきか説明できる【解説：p.110】
- [ ] ショックの分類とその鑑別法について説明できる【解説：p.116】
- [ ] ERからの電話コンサルトで注意すべきことについて説明できる【解説：p.119】
- [ ] 肺血栓塞栓症をいつ疑うべきか説明できる【解説：p.121】
- [ ] 肺血栓塞栓症の頻度の高い危険因子について説明できる【解説：p.121】
- [ ] Dダイマー検査の特徴について説明できる【解説：p.122】
- [ ] 肺血栓塞栓症の診断における心エコーの役割について説明できる【解説：p.123】

- [ ] 肺血栓塞栓症の診断アルゴリズムについて説明できる【解説：p.124】
- [ ] Wells scoreと改訂Geneva scoreの違いについて説明できる【解説：p.124】
- [ ] 肺血栓塞栓症の重症度分類について説明できる【解説：p.125】

シナリオ④

- [ ] open questionとclosed questionとは何か説明できる【解説：p.133】
- [ ] パッケージ化した質問法の"OPQRST法"とはどのような質問法か説明できる【解説：p.133】
- [ ] 左側腹部痛を解剖学的分類に基づいて鑑別診断を列挙できる【解説：p.135】
- [ ] 画像検査の読影の際に見逃しを減らす方法について説明できる【解説：p.139】
- [ ] 腹部CTを撮影したときに必ず確認する臓器を列挙できる【解説：p.140】
- [ ] 急性膵炎をいつ疑うべきか説明できる【解説：p.147】
- [ ] 急性膵炎の診断基準を説明できる【解説：p.147】
- [ ] 頻度の高い膵炎の原因の"BAD HITS"とは何か説明できる【解説：p.147】
- [ ] 胆石のリスクの"5F"とは何か説明できる【解説：p.147】
- [ ] 各膵酵素の特徴について説明できる【解説：p.148】
- [ ] 胆道系の画像検査（CTとエコー）の注意点について説明できる【解説：p.148】
- [ ] 急性膵炎の初期マネジメントの"PANCREAS"とは何か説明できる【解説：p.149】

シナリオ⑤

- [ ] ショックの初期症状と考えるべき所見について説明できる【解説：p.154】
- [ ] 乳酸アシドーシスの原因をtype Aとtype Bに分けて列挙できる【解説：p.155】
- [ ] 「List upしたプロブレムについて明確な診断がついていなかったため，ERで時間をかけてとことん調べあげた．」何が問題か説明できる【解説：p.165】
- [ ] AG上昇性代謝性アシドーシスの原因が乳酸アシドーシスだけか確認する方法について説明できる【解説：p.168】

シナリオ⑥

- [ ] 低体温の患者を診察するときは，特に愛護的に扱う理由を説明できる【解説：p.172】
- [ ] 低体温の分類と出現する症状について説明できる【解説：p.174】
- [ ] 低体温の復温の途中に生じるトラブルについて説明できる【解説：p.177】
- [ ] ERにおいて，時間をおいて繰り返し身体所見を取り直すことのメリットについて説明できる【解説：p.181】
- [ ] オッカムのカミソリとヒッカムの格言とは何か説明できる【解説：p.182】
- [ ] 急性の四肢筋力低下の鑑別診断を障害部位ごとに列挙できる【解説：p.184】
- [ ] 脊髄ショックとは何かを説明できる【解説：p.184】
- [ ] ERにおける病歴・既往歴の聴取の注意点について説明できる【解説：p.189, p.190】

シナリオ⑦

- [ ] S状結腸軸捻転の腹部単純X線写真の特徴とCTの特徴について説明できる【解説：p.198, p.210】
- [ ] 心原性肺水腫と非心原性肺水腫の鑑別法について説明できる【解説：p.198】
- [ ] 頻度の高い意識障害の原因の"AIUEO TIPS"とは何か説明できる【解説：p.205】
- [ ] 高マグネシウム血症の症状について説明できる【解説：p.206】
- [ ] 高マグネシウム血症の原因について説明できる【解説：p.207】
- [ ] 高マグネシウム血症でショックになる理由について説明できる（2つ）【解説：p.208】
- [ ] 気管挿管の適応と人工呼吸の適応の違いを説明できる【解説：p.213】
- [ ] 現時点で腎機能がよいからといって，むやみに造影CTを撮影するのが好ましくない理由を説明できる【解説：p.214】

おわりに

　2013年の梅雨頃に，松原知康医師より「ERでの内科救急診療に関する個人的見解」と題した文書を見せてもらったのが本書の始まりでした．飯塚病院では，すべての研修医は救急車診療に従事することとなっており，後期研修医は診療の中心として働くほか，初期研修医の指導役も担います．当時，松原医師は後期研修医として救急車診療に従事するなかで，初期研修医に伝えるべき内容をまとめる作業をしていました．松原医師の指導医的立場にあった私が相談を受け，内容についてアドバイスをしたり，やり取りをするなかで，書籍出版の話が出てきて，共同執筆者として加わることになりました．そうして出来上がったのが，この『内科救急診療のロジック』です．

　本書は，救急車診療における暗黙知をわかりやすく形に（可視化）することを試みた内容となっています．特に総論における行動編と思考編は，"研修医が動きながら考えることを手助けする"ために，松原医師が編み出した方法論です．救急を専門とする医師や経験豊富な上級医の方々にとっては当たり前のことを，若手ならではの視点で，なんとか「わかりやすい形」にした点が最大の特徴です．暗黙のうちに行っている行動や思考のなかにある原則を，「わかりやすい形」にすることにこだわりました．ある程度経験を積み，救急車診療を苦手とする若手の気持ちがわからなくなっていた私には，思いつかない視点が多くありました．今回提示した行動と思考のプロセスは，絶対的なものではありません．しかしながら，そこにある原則に沿って診療を行うことで，経験豊富な医師がスムーズに動ける理由を実感できるのではと思います．

　後期研修医が初期研修医を教えながら知識を整理していく，そして指導医を巻き込みながらより実践的な知識へと昇華させていくことを繰り返しながら形となった本書ですが，その背景には私の恩師である飯塚病院副院長・総合診療科部長の井村 洋 先生の教えがあります．「出る杭は打たずに引き抜く」といった，研修医が自分たちで学び・教えるための企画・提案は，常に尊重するという指導方針です．そうした素晴らしい文化のなかで学び，このような形で後輩の執筆に携わることが出来ました．改めて，井村 先生に感謝の意を表します．

　2016年1月

吉野 俊平

Index

日本語

あ 行

握雪感	61
アシデミア	27
アシドーシス	27, 75
圧痛	61, 134
アミラーゼ	138, 148
アルカレミア	27
アルカローシス	27
アンダートリアージ	128
意識障害	154
──の鑑別診断	205
インスリン	59, 77
右室梗塞	111
右心不全	106
右側胸部誘導	10, 111
エコー検査	33, 35, 39, 45
──のメリット	157
壊死性筋膜炎	61, 67
嘔吐	194, 203
オッカムのカミソリ	182

か 行

外頸静脈怒張	110
改訂Geneva score	125
下肢深部静脈血栓症	46
下大静脈径	39
患者のアセスメント	15
患者の背景	3
感染症	60
──（細胞性免疫不全による）	81
──（糖尿病患者の）	76
──の治療の3D	71
感染性下痢	93
鑑別診断	19
既往歴	190
気管挿管	194
──の適応	213
気胸	43
きつくて動けない	56
気道閉塞	194
救急車診療	2
──でのプロブレムリスト	15
──で見逃しやすい所見	12
急性呼吸促迫症候群	198
急性腎障害	214
急性膵炎	139, 147
急性肺血栓塞栓症	121
急性副腎不全	93, 100
吸入酸素濃度	106
胸水	42
胸部単純X線の撮影方法	11
菌血症	93
緊張性気胸	117
クレアチニン	214
経胸壁エコー	46
軽度意識障害	154
系統的問診	12
血液ガス	26
血液ガス解釈法	28
血液分布異常性ショック	116
血中アミラーゼ	139, 148
血中リパーゼ	140, 148
ケトン体	76
下痢	92
下痢症の分類	94
抗菌薬	71, 93, 150
──の初回投与量	73
高血圧	104, 128
高血糖	70, 75
高浸透圧高血糖症候群	58, 75
高マグネシウム血症	206
絞扼性イレウス	199
高齢者	62, 171
誤嚥	198
呼吸困難	104, 191
呼吸性アシドーシス	31
呼吸性アルカローシス	31
呼吸性変動	39
呼吸不全	194
コルチゾール値	91, 102
コンサルト（ERからの）	119

さ 行

細胞性免疫不全	81
左心室の収縮力	37, 116
左心不全	106
酸塩基平衡異常	30
──に対する生理的代償性変化	29
四肢筋力低下の鑑別診断	184
四肢脱力	183
脂質異常症	104, 128
循環血漿量減少性ショック	116
純コレステロール結石	142, 148
上部消化管出血	70, 87

項目	ページ
ショック	84, 116, 208
——の鑑別	48
——の鑑別法（心エコーによる）	117
——の初期症状	8, 154
ショック患者へのエコー操作	34
「徐脈＋ショック」の鑑別診断	84, 200
心エコー	35, 112, 117, 123
心窩部痛	80, 87
心筋梗塞	81
神経所見の鑑別診断	183
心原性ショック	116
心原性肺水腫	198
人工呼吸	194
——の適応	213
心室径の比較	38
侵襲的検査	14
心タンポナーデ	117
心電図	10
浸透圧脳症	70, 78
心嚢液貯留の鑑別診断	37
深部静脈血栓	46
心不全	106
膵炎	139, 147
ステロイド	100
——の副作用	81
ストレス	70, 100
精神発達遅滞	191
脊髄ショック	184
脊髄損傷	183
造影CT	123, 214
造影剤腎症	207, 214
臓器のスクリーニング（腹部CTでの）	140
総胆管結石	142, 149
側腹部痛	128

た行

項目	ページ
第一印象	6, 80
代謝性アルカローシス	31
体性痛	87
大動脈解離	45
胆管炎	164
胆石	139, 142
——のリスクの5F	141, 147
胆石性膵炎	141, 147
胆泥	143, 148
胆嚢炎	87, 148
胆嚢結石	148
タンポナーデ	36
致死的所見の拾いあげ	7
中心静脈圧	40
腸管壊死	199, 208
つじつまが合わない	152

項目	ページ
低カリウム血症	77
低血糖	171
低酸素血症	202
低体温	170
——の原因	65, 176
——の分類	174
低体温利尿	173
低マグネシウム血症	78
低リン血症	78
デブリドマン	71
電解質異常	205
殿部の皮疹	61
透析患者	152
糖尿病	56, 75, 171
糖尿病患者で注意すべき感染症	60, 76
糖尿病性ケトアシドーシス	58, 75
動脈血酸素飽和度	106
ドレナージ	71

な行

項目	ページ
内科救急診療のロジック	2
内頸静脈	41
内臓痛	87
入院（帰宅）の判断	23, 165
乳癌	104
乳酸アシドーシス	30, 64
——の鑑別診断	155, 162
尿中アミラーゼ	140, 148
認知症	128, 171
脳浮腫	70, 78

は行

項目	ページ
肺エコー	43
敗血症	68, 186
肺血栓塞栓症（肺塞栓）	39, 46, 110, 117, 121
——の心エコー	123
肺水腫	44
バイタルサインの異常	9, 87
肺野の透過性	108
パターン認識	80
発熱	60, 158
皮疹	61
非心原性肺水腫	198
非チフス性サルモネラ	94
ヒッカムの格言	182
病棟診療でのプロブレムリスト	15
病歴聴取	12, 189
——（家族からの）	62, 158
副腎クリーゼ	93, 100
副腎不全	91
——の原因（となる薬剤）	101
腹水	42

項目	ページ
腹部エコー検査	157
腹部大動脈瘤	45
ふらつき	80
プロブレム	15
──の統合	19
──の優先順位づけ	17
──の列挙	16
プロブレムリスト	15
閉塞性ショック	116
便秘	199
蜂窩織炎	61
補正AG	28
補正HCO_3^-	28

項目	ページ
ポータブル撮影装置	11

ま～ら行

項目	ページ
慢性糸球体腎炎	152
慢性副腎不全	102
問診	12, 133
薬物中毒	170
有効循環血漿量	31
優先順位の高いプロブレム	18
輸液	98
利尿薬	130
リパーゼ	140, 148
臨床推論	182

外国語

項目	ページ
ABCD & P（DKA/HHSの誘因）	59, 76
AG（anion gap）	27
──上昇性代謝性アシドーシス	30
──正常代謝性アシドーシス	30
AIUEO TIPS（意識障害の鑑別）	204
AKI（acute kidney injury）	214
ARDS（acute respiratory distress syndrome）	198
βヒドロキシ酪酸	76
BAD HITS（膵炎の原因）	147
beak sign	210
butterfly shadow	198
closed question	133
coffee bean sign	198
CVP（central venous pressure）	40
Dダイマー	114, 122
D-shape	39, 112
DKA（diabetic ketoacidosis）	58, 75
DKA/HHSの治療アルゴリズム	70, 77
ENTer（優先順位の高いプロブレム）	17, 64, 89, 136, 161, 179, 202
ER	
──からのコンサルト	119
──でのエコー検査	33
──での抗菌薬投与	73
──での診療	2
──での造影CT	214
──での病歴聴取	189
──での輸液	98
──で必要なスキル	26
ESC（European Society of Cardiology）ガイドライン	126
essential RUSH exam	48
FiO_2	106
Fournier壊疽	67
GCS（Glasgow Coma Scale）	5
Geneva score	125

項目	ページ
HCO_3^-	27
HHS（hyperosmolar hyperglycemic syndrome）	58, 75
Hickham's dictum	182
high yield	89
intimal flap	45
JCS（Japan Coma Scale）	5
kissing sign	37
Kussmaul呼吸	58
low yield	89
lung point	43
Occam's razor	182
open question	133
OPQRST法	134
P/F比	106
$PaCO_2$	27
PaO_2	106
PE（pulmonary embolism）	121
PESI（pulmonary embolism severity index）	126
pH	27
review of system	12, 133
rewarming shock	177
RUSH（rapid ultrasound in shock）exam	33
S状結腸軸捻転	198
SⅠQⅢTⅢパターン	111
seashore sign	43
SEND（低体温の鑑別診断）	65, 176
septal flattening	39, 113
sliding motion	43
snap diagnosis	80
TOP TEN（肺血栓塞栓症の原因）	122
top to bottom approach	12
ultrasound B-lines	44
VF AED ON（「徐脈＋ショック」の鑑別診断）	84, 200
Wells score	124
whirl sign	210

本書を書き上げるにあたって，以下の皆様にご協力いただきました．
この場を借りてお礼申し上げます．

安倍　俊行 氏	飯塚病院 総合診療科	
安藤　　諭 氏	国立病院機構名古屋医療センター 総合内科	
井藤　英之 氏	橋本市民病院 内科	
江本　　賢 氏	飯塚病院 総合診療科	
太田黒崇伸 氏	飯塚病院 救急部	
尾田　琢也 氏	福岡赤十字病院 小児科	
坂井　正弘 氏	東京ベイ・浦安市川医療センター 総合内科	
高増　英輔 氏	東京都立多摩総合医療センター リウマチ膠原病科(リウマチ内科)	
橋本　忠幸 氏	橋本市民病院 内科	
馬場　隆太 氏	市立三次中央病院 糖尿病・代謝内分泌内科	
山田　　徹 氏	東京ベイ・浦安市川医療センター 総合内科・消化器内科	
吉野　麻衣 氏	飯塚病院 総合診療科	

(五十音順)

動きながら考える!
内科救急診療のロジック　　　　　　　　　©2016

定価（本体3,500円+税）

2016年 3月10日	1版1刷
2016年 5月30日	2刷
2017年 1月20日	3刷
2017年 8月30日	4刷

著　者　　松原　知康
　　　　　吉野　俊平

発行者　　株式会社　南山堂
　　　　　代表者　鈴木幹太

〒113-0034　東京都文京区湯島4丁目1-11
TEL 編集(03)5689-7850・営業(03)5689-7855
振替口座　00110-5-6338

ISBN 978-4-525-41081-0　　　　　Printed in Japan

本書を無断で複写複製することは，著作者および出版社の権利の侵害となります．
JCOPY　<（社）出版者著作権管理機構　委託出版物>
本書の無断複写は著作権法上での例外を除き禁じられています．複写される場合は，
そのつど事前に，（社）出版者著作権管理機構（電話 03-3513-6969，FAX 03-3513-6979，
e-mail: info@jcopy.or.jp）の許諾を得てください．

スキャン，デジタルデータ化などの複製行為を無断で行うことは，著作権法上での
限られた例外（私的使用のための複製など）を除き禁じられています．業務目的での
複製行為は使用範囲が内部的であっても違法となり，また私的使用のためであっても
代行業者等の第三者に依頼して複製行為を行うことは違法となります．